남자는 털고,
여자는 닦고

심봉석 교수의 생활 속 비뇨기과 이야기

남자는 털고, 여자는 닦고
심봉석 교수의 생활 속 비뇨기과 이야기

ⓒ심봉석 2014

초판 1쇄 발행 2014년 10월 9일

심봉석 지음

펴낸곳 도서출판 가쎄 [제 302-2005-00062호]
*gasse•헬스는 도서출판 가쎄의 임프린트입니다.

주소 서울 용산구 이촌동 302-61 201
전화 070. 7553. 1783
팩스 02. 749. 6911
인쇄 정민문화사

ISBN 978-89-93489-43-9

값 18000원

남자는 털고,
여자는 닦고

심봉석 교수의 생활 속 비뇨기과 이야기

차례

비뇨기과라는 이름의 의학에 관한 단상

"누구에게 물어보기도 창피해서 말도 못 했어요."
"소변볼 때 불편하면 오는 데가 맞지요?"
"남자들만 가는 곳인 줄 알았어요."

진료실로 들어서면서부터 얼굴이 빨개지는 50대 여성분이다. 이분은 우연히 라디오방송에서 생각지도 못했던 남사스러운 오줌 이야기가 나오는 걸 듣고는, 모처럼 용기를 내서 찾아오셨다. 그동안 어디 가서 감히 얘기도 못 꺼내고 혼자서만 끙끙 앓고 있던 배뇨장애를 속 시원하게 하소연하는 것만으로도 다 편해진다고 하신다.

인터넷에서 비뇨기과를 검색하면 발기부전, 남성수술, 정력제 등 섹스나 성병에 관련된 내용이 대부분이다. 오래전부터 비뇨기과란 남성 성기능이나 성병을 주로 보는 과로, 남성들만이 은밀하게 드나든다는 잘못된 인식을 가지고 있었다. 그러다 보니 소변에 관련된 불편함마저도 '야하거나', '창피하거나', 아니면 '지저분하다'는 생각으로 비뇨기과에서 진료받기를 꺼리거나 부끄러워 그냥 지내면서 저절로 낫기만을 바라는 경우도 많다.

소변과 성, 그리고 생식에 관련하는 요로생식기계는 은밀하긴 하지만 부끄러운 기관은 아니고 우리 몸을 유지하고 인류를 보존하기 위해 중요하고 위대한 역할을 하는 장기들이다. 비뇨기과에서 다루는 영역은 남녀 모두에서 소변과 관련된 요로(尿路)기관, 신장 위에 붙어있는 내분비기관인 부신, 그리고 남성의 생식기관인 고환, 음낭, 정관, 전립선, 음경이다. 생명유지 장기인 요로기관은 소변을 만드는 신장, 만들어진 소변을 방광으로 전달하는 요관, 소변을 저장하고 밖으로 배출하는 방광, 몸 밖과의 연결통로인 요도로 구성되어 있다.

이러한 요로생식기계에서 발생하는 종양, 손상, 감염, 결석, 배뇨장애, 신장의 기능 이상, 불임, 성기능, 남성 갱년기, 선천성 기형 등 다양한 질환을 전문적으로 다루는 진료과가 비뇨기과인 것이다. 주된 업무라고 잘못 알려진 성병은 수많은 요로생식기감염질환 중에서 일부분인 '성행위에 의해 전파되는 감염질환'이고, 남성 성기능은 남성의 임신과 생식을 담당하는 생식기관의 많은 기능 중에서 한 가지에 불과하다.

요로생식기계는 특성상 우리의 생활과 밀접한 관계가 있으며 삶의 질에 많은 영향을 끼친다. 배뇨는 노폐물을 걸러서 몸 밖으로 내보내는 단순한 생리현상이 아니라 '배설의 쾌감'을 선사하는 일상이며, 성생활은 자손의 증식을 위한 수단이 아니라 사랑과 소통의 즐거움을 준다. 그래서 요로생식기계에 문제가 생기면 고통과 괴로움이 동반하고 살아가는 재미가 없어지게 된다. 특히 40대 이후 '건강한 소변'과 '즐거운 섹스'는 삶의 중요한 활력소이기도 하다.

하지만 진료실이나 방송에서 이렇게 중요한 비뇨기계 질환에 관해 설명을 하면, 사람들 대부분은 아리송한 표정과 함께 '너무 복잡해요'라는 반응을 보인다. 많은 분이 실제 궁금해하는 것들은 의학 교과서적인 설명이 아니라, 일반생활에서 체험하고 느끼는 실질적인 문제들이고 이를 의사가 아닌 일반인의 입장에서 쉽게 이해가 될 수 있는 이야기를 원하는 것이다.

그래서 그동안 잘못 알고 있었거나 섹스에 관한 호기심 위주의 글에서 벗어나, 우리 일상과 관련된 비뇨기과 이야기를 '쉽고 재미있게' 풀어보고자 했다. 집중하지 않고 여유롭게 편하게 읽으면서 필요한 정보를 얻을 수 있고자 하였다. 창피하고 쑥스러워 어디 가서 묻기도 어렵고 시원하게 답을 얻을 수 없었던 전반적인 항목을 모두 포함하였다. 될 수 있으면 쉬운 표현을 찾았고 우리 생활과 관련이 있고 실질적인 도움이 되는 내용이지만, 비뇨기과에서의 의학적 근거를 지키는 것을 원칙으로 하였다. 환자들의 사례는 실화를 바탕으로 하였고, 등장하는 이름은 당연히 가명이다. 학문적이 아닌 일상생활과 관련된 일부 내용에 있어서는 비뇨기과 의사의 입장에서 쓴 글로, 다른 과 전문의나 일반인들의 정서와는 맞지 않을 수 있으니 양해를 부탁드린다.

언제나 우리와 함께하고 평소 생활에서 흔히 접할 수 있는 비뇨기과에 관해서 이야기하는 이 책자를, 남녀노소 누구나 당당하고 편안하게 읽을 수 있으면 좋겠다. 복잡하고 어려운 이 시대를 살아가는 우리의 어머니와 아버지, 중년과 어르신들에게 새로운 에너지가 되고 희망을 주는 좋은 건강 지침서가 되기를 바란다.

 끝으로 이 책의 출간에 물심양면으로 도움을 주시고, 좋은 인연을 맺게 된 가쎄 출판사의 김남지 대표님께 진심으로 감사를 드린다. 또한 그동안 원고를 같이 읽어주고 공감해준 사랑하는 가족들에게도 고마움을 전한다.

2014년 9월

정문기, 추천사

부산광역시의료원장
부산의대 비뇨기과 교수
전 부산의대학장 및 의학대학원장
전 대한비뇨기과학회 이사장 및 회장

"지금 내가 보고 있는 초록색과 당신이 보고 있는 초록색이 다를 수 있다." 어떤 과학 다큐멘터리 비디오에서 이 말을 들었을 때 "아!" 하고 감탄, 탄식 각성의 외마디가 나도 모르게 터져 나왔다.

눈에 들어오는 색깔도 이럴 진데, 시인의 눈, 화가의 눈, 음악가의 귀에 따라 사물이 어찌 달리 보이고 듣기고 느껴지지 않겠는가. 범인이 미처 보거나 듣지 못한 또 느끼지 못한, 그렇지만 보여주고 느끼게 해 주면 감탄하지 않을 수 없는 것들을, 그분들이 먼저 예민하게 따뜻하게 보고 느끼고 알려 주기 때문에 그분들을 존경하게 된다.

요즘 모든 분야에서 인문학의 중요성이 새삼 화두가 되고 있다. 발전하기에 바빠서 그간 잊고 있었던 근원을 다시 찾고 싶어지는 반동 현상이 아닐까? 의학도 예외가 아니다. 의학이란 것이 그 근본은 과학임에는 절대 틀림없다. 그럼에도 불구하고 의학의 적용은 결코 과학적으로만 될 수 없다. 그 이유는, 적용의 주체와 객체가 모두 사람이기 때문이 아니겠는가? 그래서 그 어느 분야보다도 의학은 인문학과의 연결이 중요할 수밖에 없다. 요즘 의과대학에서 의료인문학 강좌가 더욱 활발히 개설되고 심화하는 것도 모두 이런 당위성을 반증하고 있기 때문일 것이다.

심봉석 교수는, 첫 만남에서 이 추천서를 의뢰받은 지금까지 항상 여일하게 내게 준 인상이 바로 그랬다. 같은 사물을 놓고도 뭔가 다르게 볼 줄 아는 사람이란 것. 요즘 이슈가 되었기에 나도 알아차리게 된 것이, "아, 심 교수가 인문학적 소양이 풍부해서 그랬었구나."

모든 사람이 Yes 할 때 No 라 할 수 있는 그런 사람의 차원을 훨씬 넘어서, 심 교수는 때로는 화이부동 때로는 대동소이 때로는 부화뇌동을 자유롭게 넘나들었다. 비틀고 꼬집었는데도 전혀 눈치 못 채게 하기에 이 사람이 떠난 후에야 비로소 그렇게 당한 것을 알아차리곤 픽 웃게 만드는 그런 사람이었다.

그런 심 교수가 틈틈이 긁적거렸던 의학 관련 이야기들을 모아서 책으로 낸다기에 흔쾌히 추천에 동참하기로 했다. 왜? 재미있을 게 틀림없을 테니까. 의학과 인문학을 잘 비벼 놓았을 것이 틀림없을 테니까, 최소한 다른 시각으로 사물을 본 흔적이 남아 있을 테니까.

낼모레면 환갑을 앞둔 작지 않은 나이인데도 꽃다운(?) 30대 중반 그를 처음 만났을 때부터 지금까지 전혀 변함없는 개구쟁이 실눈웃음을 살살 흘리는 의사 심봉석 교수의 글을 그래서 추천합니다.

신혜원, 추천사

방송작가
방송인들의 나눔단체 (사)문화나눔초콜릿 대표

'적당한 교수님'...
누군가 제게 심봉석 교수에 관해 물을 때마다
얼른 답하게 되는 말입니다

너무 무겁지 않게
너무 어렵지도 않게
편안하고 수월하게
설명하고 상담하는
적당하고 알맞은 느낌의
참 좋은 연사
아주 좋은 의사
비뇨기과전문의 심봉석 교수의 매력입니다

방송작가와 라디오 건강프로그램 출연자로 만나
어느새 훌쩍 10년의 세월이 지나갔습니다.

전립선, 요실금, 오줌소태...
증상이 괴롭고 궁금한 청취자들은
라디오 상담을 통해 하소연합니다.

그때마다 교수님은 추임새로, 힘들어하는 환자를 안심시킵니다.
'불편하시겠네요' '그럼요 괴롭죠' '그럴 수 있습니다'
'걱정하지 않아도 됩니다. 괜찮아요'

누구나 그럴 수 있고,
나만 그런 게 아니라 다른 사람들도 그렇다는
의사의 다독이는 말 한마디가
때로 눈물 날만큼 위로가 되고 힘이 된다는 걸 아시는 거죠.

그리고 비뇨기과적 특성상
행여 표현에 민망해 할까 배려하는 마음에
어려운 의학용어들을 일상 언어로 풀어가며
자연스럽고도 쉽게 설명하고 적절한 치료법을 알려줍니다.
그렇게 따뜻하면서도 분명한 처방을 주시는 심봉석 교수는
그래서 참 좋은 연사, 아주 좋은 의사입니다

이 책을 통해서도 느껴지리라 믿습니다.
그리고 나만 겪는 괴로운 증상이지 않을까 걱정하는 분들에게
나이가 든 탓이려니 참고 견디는 것으로 불편을 이어가는 분들
에게도
위로와 조언과 치료의 길잡이로 역할을 하리라 기대합니다.

박후기, 추천사

시인

색(?)다른 의사를 만나보고 싶다면, 당신은 이 책을 읽어야 한다. 3분이면 끝나는 진료 시간과 달리, 당신은 3일 동안 이 책을 손에서 놓지 못할 것이다. 자칫 어렵고 무겁게 느껴질 수 있는 비뇨기 관련 이야기를 경험을 녹여낸 다양한 지식과 성찰을 통해 쉽고 재미있게 전달하고 있다. 때론, 몇 알의 알약보다도 가슴이 따뜻해지는 위로와 긍정의 처방이 필요할 때가 있다. 지루한 당신의 생활에 활력을 찾아주는 '그곳'에 관한 색다른 이야기!

남자는 털고 여자는 닦고, 시작합니다

남자는 털고
여자는 닦고

남자는 1~2번 털고 후딱 집어넣지 말고 5초 정도 기다려 후부요도에 있는 오줌이 앞으로 나오게 한 후 털어 깔끔하게 마무리. 여자는 문지르지 말고 가볍게 두드리듯 앞에서 뒤쪽으로 닦아 방광염의 위험을 줄이고 깨끗하게 마무리.

1. 요로생식기계, 제대로 알기

[오줌 이야기]

일전에 화장실에서 나오다가 우연히 친구를 만나 악수를 하였는데, 마침 내 손이 축축했던지 얼굴을 살짝 찡그리며 손을 잽싸게 뺀다. 손을 씻고 물기가 덜 마른 상태여서 그런 건데 다른 생각을 했나 보다. 사람을 어떻게 보고, 설마 손에 오줌을 묻히고 나왔을까? 하지만 요즘 사회적으로 손의 위생이 강조된 때문으로 이해하려고 한다.

사실 비뇨기과의사는 아무런 스스럼없이 남의 오줌을 손으로 만지는 건 물론 뒤집어쓰고 얼굴에 튀기기도 하면서 먹고사는 직업이다. 이렇게 오줌 덕분에 살아가기 때문에 비록 지린내가 나긴 하지만 비뇨기과에서 오줌은 신성시된다. 자신의 오줌이 얼마나 다양하며 고운 색깔을 가졌는지 관찰한 적이 있는가? 만약 없다면 지금 당장 투명한 유리병을 준비해 오줌을 시간마다 나눠서 받아보도록 하자. 며칠만 살펴보더라도 아마 똑같은 색깔은 한 번도 볼 수 없을 것이다.

일반적으로 오줌의 색깔은 희석뇨일 경우 투명한 맑은 물과 같고, 농축뇨에서는 황색이나 호박색이다. 다시 말해서 물을 많이 마신 후보다는 오랫동안 갈증을 겪은 후가 더 짙은 색깔의 오줌이 나온다. 다양한 색깔의 오줌은 몇 가지 약제에 의해서 만들어진다. 피리딘(pyridine)계나 리팜핀(rifampin) 등의 약물에 의해 오렌지색이나 붉은색으로, 메틸렌 블루(methylene blue)나 인디고 카민(indigo-carmine)에 의해 파란색의 오줌이 만들어진다. 갈색의 오줌은 니트로푸란토인(nitrofurantoin) 복용 후에 나타나고, 약간의 붉은빛을 띤 오줌은 도파(dopa)계열이나 메트로니다졸(metronidazole)을 먹으면 나타난다. 약물이 아닌 쉬운 방법으로는 수박을 열심히 먹다 보면 환상적인 붉은색의 오줌을 만들어 낼 수도 있어, 오줌색깔을 자유자재로 바꿀 수 있다는 사실에 놀라기도 한다.

가끔 뿌연 오줌을 보고는 많이들 걱정하는데 전혀 그럴 필요가 없다. 요도염을 일으킬만한 의심스러운 과거 행적이나 다른 증상이 없다면 걱정하지 않아도 된다. 이럴 경우 자신의 오줌에 식초 몇 방울을 떨어뜨려 보면 감쪽같이 맑아지는데, 이는 육류 등을 많이 섭취함으로써 생기는 인산뇨인 경우가 대부분이기 때문이다.

바로 받아놓은 신선한 오줌은 냄새가 거의 없거나 향긋한 약한 방향취만을 풍긴다. 그런 사람들이 싫어하는 강렬한 지린내라는 특유의 냄새는 오줌을 실온에서 오랫동안 방치해 두었을 때 세균에 의해 변성이 되어 발생하는 것이다. 따라서 오줌을 장기간 보관하고자 할 때는 - 이런 경우가 있을지 모르겠지만 - 필히 밀봉된 용기에 담아서 냉장 보관하는 것이 좋다.

이처럼 오줌은 아름다운 색조와 은은한 향기를 가진, 우리 스스로가 만들어내는 '신비의 액체'이다. 그럼 오줌이란 무엇이고 또 그 역할은 무엇인가? 우리 몸을 유지하기 위해서 24시간 진행되고 있는 신체 대사과정에서는 여러 가지 노폐물이 발생한다. 노폐물 중 유기화합물인 요소, 크레아틴, 요산 등은 수용성으로 배설하기 위해서 물에 녹여지는데 이것이 바로 '오줌'이라는 신비하고 오묘한 물질이다. 오줌이 제대로 배설되지 않으면 이러한 노폐물이 몸에 쌓이게 되어 요독증이라는 심각한 상태에 빠지게 된다.

이러한 노폐물이 섞인 오줌을 열심히 내보내기 위해 우리에게 또 다른 즐거움을 준다. 다름 아니라 남몰래 혼자만이 즐길 수 있는 배설의 쾌감인데, 아름다운 색깔의 오줌을 시원하게 내보내는 것이다. 맥주 한잔한 후 아무도 보지 않는 뒷골목에서 벽에 그려진 커다란 가위를 배경으로 힘차게 뻗어 나가는 오줌 줄기를 감상한 적이 한 번쯤은 있을 것이다. 남녀를 막론하고 참았던 오줌을 누고 난 후의 시원함은 이루 말할 수 없고, 겪어보지 않은 사람도 없을 것이다.

만들어질 때부터 아름답고 향긋함을 가지고 있을뿐만 아니라 우리에게 최고의 쾌감까지 선사하는 이 신비한 오줌에게 그 누가 감히 더럽다고 할 수 있겠는가? 최근에는 몇 가지 약제를 오줌에서 추출하여 인류 건강에도 기여하는 바가 크며, 더구나 오줌을 마시거나 오줌통에서 목욕하는 요법도 있다. 하지만 오줌이 항상 깨끗하고 맑기만 한 것은 아니다. 박테리아가 침범한 오줌(요로감염증), 나쁜 세포로 범벅된 오줌(신장암, 방광암), 배설의 쾌감을 잃어버린 오줌(전립선비대증, 과민성방광, 요도협착)이 바로 그것이다. 이런 오줌을 깨끗하고 건강한 오줌으로 복구시키기 위해서 온몸으로 오줌과 함께하는 사람들이 바로 '비뇨기과의사'들이다.

암만 깨끗한 오줌이라도 오래 되면 부패하여 악취를 풍긴다. 또 오줌공장(신장)에 문제가 생기면 통로(요관)와 보관창고(방광)의 오줌에도 문제가 생긴다. 그래서 비뇨기과에는 이런 격언이 있다.

"고인 오줌은 썩는다."

"윗 오줌이 맑아야 아래 오줌도 맑다."

[오줌의 기원, 소변과 오줌]

제목의 '기원'이란 단어에서 오줌의 탄생 비화를 기대할지도 모르겠지만, 똥을 쑥과 마늘에 100일간 재워놨더니 오줌으로 바뀌었다거나, 하늘에서 내려준 황금알이 깨지고 노란색 오줌이 흘러나온다는 그런 거창한 얘기는 아니다. 일전에 '오줌건강'이라는 제목의 원고를 써서 신문사에 제출했는데, 발행된 칼럼에서는 원고에 40개나 포함되어 있던 '오줌'이란 단어가 몽땅 '소변'으로 바뀌어 있었다. 혹시 오줌은 방송이나 신문에서 사용이 금지된 단어인지를 찾아보았더니 어디에서도 그런 규정을 찾을 수 없었다. 그래서 비록 인문학자는 아니지만 비뇨기과 의사로서 오줌에 관한 한풀이(?)를 좀 하려고 한다.

배설기관에서 만들어지는 최종결과물은 '똥오줌'을 뜻하는 변(便)이라 하는데, 대변(大便)과 소변(小便), 즉 똥과 오줌으로 나뉜다. 이를 몸 밖으로 내보는 행위를 우리말에서는 똥과 오줌 모두 '싸다' 혹은 '누다' 라고 표현하지만 똥과 오줌은 엄연히 다른 것이다. 정확하게 정의하자면, 대사로 인해 생긴 노폐물인 오줌을 몸 밖으로 내보내는 행위는 배설(排泄)이라고 하며, 똥을 누는 것은 소화되고 남은 음식물 찌꺼기를 단순히 몸 밖으로 내보내는 배출(排出)과정이다. 많은 영어 표현이 있지만, 의학영어로는 '똥/똥을 싸다' 는 'feces/defecate' 와 '오줌/오줌을 싸다' 는 'urine/urinate' 라는 단어를 사용한다.

명확하게 밝혀져 있지는 않지만 똥의 어원은 '뒤' 에서, 오줌의 어원은 '앞' 이란 말에서 비롯되었다고 한다. 오줌의 원래 옛말은 '오좀' 이었는데, 오줌을 싸는 행위를 점잖게 이르는 표현이 '소변보다' 라고 하였다. 소변이라는 한자어 대신에 오줌을 완곡하게 이르는 우리말로는 '소마' 혹은 '소피' 가 있었는데 요즘에는 거의 쓰이지 않는 말이다. 정말로 예전부터 소변이 오줌보다 더 점잖은 말로 취급받았는지 또 어느 말을 주로 사용하였는지는 확실치가 않다. 다만 '언 발에 오줌 누기', '개가 장승 무서운 줄 알면 오줌 눌까', '오줌 누는 사이에 십 리 간다', '발등에 오줌 싼다' 등 오줌과 관련된 속담들이 많은 걸로 미루어 오줌이 소중하게 대우를 받았을 것으로 짐작할 뿐이다.

오줌은 원래 무색무취이나, 특유의 지린내는 오줌을 상온에 방치하였을 때 오줌 성분인 요산이 세균에 의해 분해되어 암모니아로 바뀌어서 나는 냄새이다. 오줌냄새를 풍기는 식물들에는 이름에 오줌이 들어가는데, 잎사귀에서 지린내가 나는 '노루오줌풀', 뿌리에서 지린내가 나는 '쥐오줌풀', 그리고 '여우오줌풀' 등이 있다. 혹시라도 이런 이름의 꽃을 보게 되면, 그냥 눈으로만 감상하지 말고 냄새를 맡아서 확인해보면 더 재미있을 것이다. 또 암모니아에는 때를 없애주는 세정효과가 있어 오줌으로 세수를 하거나 빨래를 하였다고 한다. 삼국지 위지동이전에는 오줌으로 손을 씻는다는 내용이 있고, 규합총서에는 오줌으로 세탁을 했다는 기록이 있다. 중국의 양귀비도 피부의 탄력을 위해 오줌 목욕을 애용하였다고 한다.

'오줌 누는 소리를 듣고 외상을 준다.'라는 옛말처럼 오줌은 건강을 재는 척도로 여길 정도로 중요하게 여겨졌다. 흔히들 오줌을 더러운 배설물로만 취급하나 음식물 소화에 필요한 세균이 포함된 똥과는 다르다. 오줌은 우리 핏속에 들어있는 물질들로 구성되어 있고 세균이 존재하지 않는다. 오줌의 성분들은 여러 장기의 대사과정에서 만들어진 결과물이기 때문에 현대의학에서도 오줌을 통해서 요로계의 상태뿐만 아니라 신체의 균형, 영양 상태, 간 기능, 혈당 조절, 전해질 상태, 생활형태 등 전반적인 건강상태를 가늠한다. 정확한 분석은 병원에서 검사기기를 이용하여야 하지만, 가정에서도 오줌의 색깔, 냄새, 탁한 정도를 잘 보면 이상 유무를 발견할 수 있다.

오줌의 옅은 색깔이나 약한 냄새는 먹은 음식의 종류나 물의 양에 따라 조금씩 달라질 수 있다. 하지만 그 정도가 심하거나 계속되면 요로계의 이상이나 신체의 다른 질환 때문일 수가 있다. 일반적으로 하루에 배설되는 소변은 1.5~2리터 정도이고 요소, 요산, 크레아틴 등의 유기물질과 무기물질, 호르몬 등이 포함되어 있어 산도는 4.4~8.0, 비중은 1.003~1.035이다. 가벼운 거품이 보이는 경우 대부분은 정상인데, 서서 오줌을 누는 남자들에게서 흔히 보이고, 고열이나 탈수, 육류를 많이 먹고 난 후에는 오줌이 일시적으로 탁해지거나 거품을 보일 수 있다.

한자어 소변(小便)의 우리말 풀이는 '오줌을 점잖게 이르는 말'이라고 되어있다. 오줌과 소변, 어떻게 불리든지 간에, 비뇨기과에서는 귀하게 다뤄지는 물질이다. 그렇다면, 비뇨기과의사들은 점잖은 한자어인 '소변'을 사용해야 하나요? 아니면 순수 우리말인 '오줌'이라고 하는 게 좋은가요?

[잠시만요, 오줌 건강 확인하고 가실게요]

오줌은 똥과 같은 종류의 배설물로 취급을 받지만, 음식물에서 영양분을 흡수하고 남은 찌꺼기이고 세균이 포함된 똥과는 전혀 다르다. 오줌은 신체를 유지하기 위한 대사 과정에서 생긴 부산물이 피에 녹아 있는데, 이를 신장에서 걸러서 물에 녹여서 만들어진 액체이다. 콩팥이라고도 하는 신장은 피 속의 물질들을 거르고 물에 녹여 오줌을 만드는 과정에서, 우리 몸의 과다한 수분 및 나트륨이나 칼륨과 같은 전해질을 조절하는 기능을 한다. 그래서 오줌은 수분과 함께 전해질, 각종 무기화합물 및 유기화합물이 들어있는 귀중한 물질인 것이다.

24시간 쉬지 않고 작동하여 오줌을 만드는 신장과 오줌을 이동시키고 저장하고 밖으로 내보내는 역할을 하는 장기인 신우, 요관, 방광, 요도를 합쳐서 비뇨기계로 불린다. 비뇨기계의 역할은 건강한 오줌을 만들어서 원활하게 흐르고 얌전히 저장했다가 때가 되면 시원하게 방출하도록 한다. 그래서 한자어로 '편하게 흐를 비(泌)'와 '오줌 뇨(尿)'를 써서 비뇨기계(泌尿器系)라고 한다. 대사과정과 전해질 조절의 결과로 만들어진 오줌은 건강함의 척도이고, 오줌이 자연스럽게 흐르게 해주는 비뇨기계는 삶의 질과 밀접한 관계가 있다. 오줌이 제대로 만들어지지 않거나 흐름과 배출에 문제가 생기면 배뇨장애라는 불편함뿐만 아니라 수분과 노폐물이 쌓여서 '요독증'이라는 치명적인 상태가 발생하고, 심장병과 뇌혈관질환의 위험도와 사망률도 높아진다.

신라 시대 김유신 장군의 누이가 온 동네가 잠기는 오줌을 누는 꿈을 언니에게서 산 덕분에 태종무열왕의 왕비가 되었다는 일화도 있듯이, 오줌은 고대신화에서도 생명과 힘의 상징으로 귀하게 여겨졌다. 오줌에 들어있는 다양한 성분 때문에 옛날에는 여러 가지 용도로 사용되었는데, 클레오파트라와 양귀비는 피부의 탄력을 유지하기 위하여 오줌으로 목욕을 하였다고 한다. 세탁세정제로 쓰이기도 하였고, 인도의 아유베다요법에서는 치료제로 사용되었다. 아직도 혈전용해제인 유로키나제는 오줌에서 추출하여 만든다.

대부분의 사람은 평소 화장실에서 아무런 생각 없이 오줌을 누면서, 오줌의 이미지로는 특유의 지린내가 나는 노란색을 떠올린다.

하지만 바로 받은 신선한 오줌은 냄새가 없고, 색깔이 없거나 아주 옅은 갈색 정도를 띠는 것이 정상이다. 냄새는 오줌에 들어있는 요소나 요산이 공기에 노출되어 암모니아로 바뀌어서 지린내가 나는 것이고, 색깔은 수분이 증발하고 남은 성분 중 유로크롬이란 물질 때문에 노랗게 보이는 것이다.

오줌의 성분은 그냥 노폐물이 아니라 여러 장기로부터 만들어진 다양한 물질과 전해질로 구성되기 때문에 각 장기의 건강 정도에 따라 오줌 상태가 달라진다. 화장실에서 소변을 관찰하는 것만으로 건강 상태를 쉽게 짐작할 수 있는데, 오줌 누는 횟수, 급한 정도, 시원함 등 배뇨상태와 오줌의 양, 색깔, 냄새, 혼탁도를 살펴보면 된다.

보통 한번에 300mL씩 여름에는 6회, 겨울에는 8회 정도 오줌을 눈다. 물을 많이 마시거나 수분 함량이 많은 식품을 섭취하면 오줌 횟수가 잦고 양도 많아진다. 또한 커피나 녹차에 들어있는 카페인이나 맥주는 신장에서 수분 배출을 증가시켜 오줌을 많이 만드는 이뇨 효과가 있어 역시 오줌을 많이, 그리고 자주 보게 된다. 그래서 오줌의 양이 많고 자주 본다고 생각되면 하루 식사일지와 배뇨일지를 함께 적어보는 것이 도움이 된다.

오줌의 냄새가 진해지거나 색깔에 이상이 있더라도 반드시 병적인 상황은 아니다. 물을 마시지 않거나 땀을 많이 흘려 탈수가 심하면 오줌이 농축되어 샛노래지고, 먹는 음식이나 약제에 따라 색깔이 바뀔 수 있다. 과로했거나 육류, 우유, 치즈를 많이 먹었을 때는 오줌이 뿌옇게 된다. 오줌의 거품은 남자들이 서서 오줌을 눌 때 오줌 줄기의 각도나 변기에 부딪히는 정도에 따라 생기고, 고기를 많이 먹었을 때도 거품이 생길 수 있다. 술이나 카레, 양파를 먹은 후에는 역한 냄새를 풍기기도 한다. 자신의 오줌 상태가 정상과 다를 때 무조건 걱정하지 말고 우선은 하루 생활을 확인해 보는 것이 필요하다. 단 선홍색이나 붉은색의 오줌은 비뇨기계의 급성출혈 때문인데, 40대 이후라면 암 때문일 가능성이 있으므로 어쩌다 한번 혈뇨를 보였다 하더라도 바로 비뇨기과를 찾아 정밀검사를 받는 것이 좋다.

오줌을 누기 위해 화장실 가는 횟수가 일 년에 무려 2,000회 이상이 될 정도로 비뇨기계는 우리 일상의 많은 부분을 차지한다. 평소에는 특별히 의식하지 않고 지내다가 불편함이 생긴 후에야 우리 생활과 얼마나 밀접하고 중요한지를 알게 되는 것이 오줌이다. 보통 새해에는 한해의 각오와 건강에 대해 다짐을 하는데, 괜히 이것저것 쓸데없이 어려운 결심보다는 건강을 위해 하루에 한 번씩이라도 자신의 오줌을 확인하는 습관을 갖도록 해보자.

[소변보고 손 씻지 말자?]

(본 칼럼은 비뇨기과의사 입장에서 쓴 것으로써 다른 과의 전문의나 일반인들의 정서와는 맞지 않을 수 있습니다.)

"소변보고 난 후 꼭 손을 씻어야 할까?"

이 문제로 페이스북에서 토론을 한 적이 있다. 평소 소변을 아끼고 소변 덕분에 먹고사는 비뇨기과의사 입장에서 당연히 "손을 씻지 않아도 된다."라는 의견을 펼쳤는데, 반대쪽 의견이 워낙 많아 역부족으로 논쟁에서 밀리는 바람에, 다른 비뇨기과 선생님들에게 의견을 달라는 도움을 청하게 되었다.

"저는 항상 소변 시 소변기를 끄집어내기 전에 손을 씻습니다. 그게 비뇨전문가의 자세라고 생각합니다." (△△대학 비뇨기과 박ㅇㅇ 교수)

이분은 전문가로서의 의견인지, 본인의 습관인지 모를 답변을 자랑스럽게 얘기하셨다.

"배설물은 더럽다. 소변은 배설물이다. 따라서 소변도 더럽다. 잘못된 논리와 잘못된 상식 때문에 생긴 오해라고 생각합니다. '소변은 깨끗하니까요~' '나는 소중하니까요~'" (XX 비뇨기과클리닉 박○○ 원장)

소변의 깨끗함은 동의하는데, '나는 소중하니까' 부분은 좀...ㅋㅋ

"화장실 변기랑 손잡이가 완전 세균 득실 득실하다고 들었어요~ 그래서 화장실 이용 후, 흐르는 물에 꼭 손 씻기 실천하죠!!" (채○○ 비뇨기과 전문간호사)

세균 때문에 손을 씻는다? 그런데 화장실에 세균이 득실거리는 이유가, 혹시 소변 때문에?

소변은 세균이 많고 더럽기 때문에 소변을 본 후에는 반드시 손을 씻어야 하는 게 맞는 얘기일까? 정말 그런지를 알기 위해서 우선 소변이 뭔지를 알아보도록 하자.

우리 몸의 대사과정에서 만들어지는 여러 부산물은 피에 녹은 상태로 신장으로 운반된다. 신장은 피 속에 들어있는 요소, 요산,

크레아틴 등 불필요한 노폐물을 걸러내고 물에 녹여서 소변을 만든다. 그런데 소변의 주성분인 물은 단순히 노폐물을 녹이기 위한 용액으로서의 기능을 할 뿐 아니라, 배설과 재흡수를 통해서 수분과 전해질의 균형을 조정한다. 이렇게 해서 최종적으로 만들어진 소변은 요관이라는 가는 관을 통해 방광까지 전달되어 여기서 일단 저장되었다가 일정량이 차면 비로소 요도를 통해 몸 밖으로 배출되는 것이다.

신장, 요관, 방광, 요도로 구성된 요로(尿路)는 소변을 통해서 노폐물의 배설과 생명유지를 위한 필수장기로써의 역할을 한다. 따라서 소변에는 세균이 단 한 마리라도 있으면 안 되는 것이다. 이 점이 음식물의 분해에 필요한 대장균이 존재하는 대변과는 다른 점이다. 그런데 항문 주위에 있는 대장균이 요도로 이동하여 원래는 세균이 없어야 하는 깨끗한 방광에 침입하여 염증을 일으키기도 하는데, 이것이 방광염이다. 방광염은 여성에게서 흔히 생기는 질환으로, 여성의 요도는 길이가 짧으면서 질, 항문과 가까이 있어 질의 분비물이나 대변에 오염되기 쉬우며, 성생활이나 생리현상에 의해 세균이 침입할 기회가 많다.

따라서 손을 씻어야 하는 이유가 세균 때문이라고 한다면 소변보고 난 후 구태여 손을 씻을 필요는 없는 것이다.

그래도 소변보고 그냥 나오는 건 왠지 찜찜하다? 그렇다면 '소변이 튀어서 손에 묻을 수 있기 때문에 손을 씻는다.' 라는 다른 이유에 대해서 알아보자.

대부분 남자들이 소변이 튀어 손에 묻는 경우는 소변을 보고 난 후 요도에 남아 있는 소변을 털어서 마무리할 때이다. 특히 오랜 시간에 걸쳐서 소변을 보는 사람들일수록 마지막에 급하게 끝내다 보면 손에 묻는 경우가 많다. 소변의 마무리로 음경을 잘 터는 것이 요령인데, 소변줄기가 끝나자마자 1~2번 털고 후딱 집어넣지 말고 5초 정도 기다려서 후부요도에 있는 소변을 앞으로 나오게 한 후 털어야 깔끔하게 마무리가 된다.

여자는 다행히도 요도에 소변이 남는 불편함은 생기지 않는다. 대신 소변보고 난 후에는 잘 닦아야 하는데, 문지르지 말고 가볍게 두드리듯이 닦아야 방광염의 위험을 줄일 수 있고 손에 묻지 않는다.

어떤가? 소변에는 세균도 없고 또 요령껏 하면 손에 소변이 묻지 않는다. 그러니 이제부터 손 씻기는 평소 생활에서 열심히 하고, 소변보고 난 후에는 과감하게 남의 눈치 보지 말고 바로 나와도 되지 않겠는가?

그러나 선택은 여러분의 몫이다. (^ ^)

[콩팥, 콩과 팥]

　오줌길, 즉 요로(尿路)의 가장 중요한 기능은 소변을 만들어서 옮기고 저장했다가 몸 밖으로 내보내는 일이다. 요로기관 중에서 중심 역할을 하는 장기는 신장(腎臟, kidney)이다. 신장은 우리 몸의 대사 과정에서 만들어진 노폐물을 걸러내어 소변으로 만들고 수분, 산과 염기, 그리고 전해질을 조절하여 체내 항상성(homeostasis)을 유지하는 기능을 하는 필수기관이다. 요로기관은 외부 충격에 손상을 받지 않도록 후복막 깊숙이 위치하고 근육, 뼈, 다른 장기들로 둘러싸여 있다. 특히 신장은 부드러운 조직으로 구성되어 있어 대단히 약하기 때문에 갈비뼈, 척추, 등 근육과 단단한 피막에 의해 철저하게 보호되고 있다.

　몸 밖에서 봤을 때, 신장은 좌·우측 갈비뼈 아래 옆구리에 하나씩 있으며, 크기는 주먹과 비슷한데 길이 12cm, 폭 5cm, 두께 3cm

정도로 하나의 무게는 150g이다. 하루에 신장을 통과하는 혈액량은 200리터이고 분비와 재흡수 과정을 통해서 만들어지는 소변의 양은 하루에 2리터 정도이다. 신장은 직접 혹은 간접적으로 호르몬을 생성하여 혈압 유지, 적혈구 생산, 칼슘 대사 등에 관여한다. 이러한 분비 물질 중 레닌(renin)은 안지오텐신(angiotensin) 시스템을 가동하여 혈장과 혈압을 유지한다. 프로스타글란딘(prostaglandin)은 혈관을 확장시켜 혈류량을 늘려서 나트륨과 수분의 배설을 증가시키고, 에리트로포이에틴(erythropoietin)은 골수를 자극하여 적혈구 세포의 생성을 촉진시킨다.

신장에는 다양한 질병이 발생할 수 있다. 기능적인 질환으로 사구체신염, 간질성신염, 신증후군, 요세관결손 등이 있고, 세균성 감염 질환으로 신우신염과 신장결핵이 있다. 구조적인 이상을 초래하는 질환으로는 신세포암, 신우이행상피세포암, 신장결석, 수신증, 신낭종 등이 있다. 신장 질환 대부분에서 소변검사를 하면 혈뇨와 단백뇨를 보이는 것이 특징이다. 신장이 제대로 기능을 못하는 만성신부전에서는 수분이 저류되어 몸이 붓고, 고혈압과 빈혈이 생기게 된다.

신장의 모양이 콩과 비슷하게 생겼고 팥의 색깔을 띠고 있다고 해서, 우리말로는 콩팥이라고 한다. 콩팥은 신장의 우리말 표현이지만, 콩과 팥을 아우르는 단어이기도 하다. 건강을 유지하기 위해서 평소 좋은 식품을 꾸준히 섭취하는 것이 좋은데, 노랑, 빨강, 초록, 흰색, 검정 등의 색깔을 가진 칼라푸드들이 도움이 된다. 그런데 콩은 대표적인 검정식품이고, 팥은 대표적인 빨강 식품이다. 우연히도 신장을 의미하는 콩과 팥은 효능이 뛰어난 칼라푸드로, 특히 요로생식기계의 건강에 도움이 되는 기능식품이다.

대두(大豆)라고 하는 콩은 중국이 원산지로 4,000년 전부터 재배되었으며 한국에는 삼국시대 초기부터 재배되었다고 한다. 콩은 영양분이 많고 소화가 잘되고 단백질이 풍부하다. 특히 검은콩에는 플라보노이드(floavonoid)인 안토시아닌(anthocyanin)과 이소플라본(isoflavone)이 많이 함유되어 있어 강력한 항산화 효과와 소염작용이 있고, 갱년기 증상을 완화시킨다. 또 레시틴(lecithin)은 기억력과 집중력 향상, 두뇌 발달 및 치매 예방 효과가 있으며 콜레스테롤을 낮추는 효과가 있다. 비타민 B1과 아르기닌(arginine), 시스테인(cysteine)이 풍부하여 모발 성장에 도움이 되고 탈모를 예방한다. 비뇨기과적으로는 신장 기능을 활발하게 해 주고, 전립선염과 전립선암 예방 효과가 있다. 콩밥, 콩조림, 두부, 청국장, 두유 등 어떠한 형태로 섭취하더라도 콩의 효능이 있으나, 많이 알려진 식초에 절인 콩이 더 효과적이라는 의학적 근거는 없다.

역시 콩과식물인 팥은 소두(小豆) 혹은 적소두(赤小豆)라고 하며,

중국, 일본과 우리나라에서 오래전부터 재배되어 왔다. 콩에 비해 소화가 잘되지는 않지만, 팥밥, 팥죽으로 먹거나 빵의 속으로 사용한다. 성분은 단백질, 탄수화물, 폴리페놀, 그리고 미네랄, 비타민 등의 영양소와 사포닌(saponin)이고 식이섬유가 풍부하다. 팥은 항산화 효과, 지질 개선, 혈액순환 촉진, 변비 예방, 신장 기능 강화 등의 효능이 있다. 비뇨기과적으로는 소변량을 늘려 요로결석을 예방하고 배뇨에 도움이 된다. 한 가지 재미있는 사실은, 붉은색의 팥이 질병이나 귀신을 쫓는다고 알려져, 동짓날 팥죽을 쑤어 먹거나 고사를 지낼 때 팥 시루떡을 찌는 풍습이 있다.

최근 건강과 장수에 대한 관심이 늘면서 건강기능식품으로 칼라푸드가 각광을 받고 있다. 우연인지 선견지명인지는 몰라도 신장을 의미하는 콩과 팥이 비뇨기과 건강에도 효능을 보이고 있다. 갱년기 장애를 완화시키는데도 도움을 주므로 콩이 함유된 두부나 콩 관련 제품을 많이 먹는 것이 좋겠다. 건강에 도움이 되려면 하루에 콩 단백질 25 g 이상을 섭취하는 것이 좋다.

[방광아, 방광아, 뭐하니?]

하루에 소변을 보는 평균 배뇨횟수는 6~8회로, 일 년이면 대략 2,500회나 된다. 물론 대변 볼 때 동시에 소변을 보기도 하지만 그 횟수는 많아야 400회 정도이니, 화장실에서 순수하게 소변만 보는 횟수는 최소한 일 년에 2,000회 이상이나 된다. 이렇게 빈번한 일상사임에도 불구하고 평소에 우리는 소변을 어떻게 보는지를 의식하지 못하고 지낸다. 하지만 요로에 이상이 생겨서 소변보기가 불편해지면 비로소 소변을 보는 역할을 하는 장기인 방광이 우리 생활과 얼마나 밀접하다는 걸 알게 되는 것이다.

"요로(尿路)는 뭐고? 방광은 또 뭐야?"

요로는 '소변을 만들고 내보내는 기관' 전체를 말하는데, 혈액 속의 노폐물과 수분을 걸러 소변을 만드는 '신장(kidney)', 만들어진 소변을 방광까지 전달하는 '요관(ureter)', 소변을 저장하는 '방광

(bladder)', 몸 밖으로 소변이 배출되는 통로인 '요도(urethra)'로 구성된다. 이 중에서 방광은 소변이 300cc 정도 찰 때까지 아무런 문제 없이 저장하였다가 방광 근육을 수축하여 밖으로 내보내는 단순하지만 아주 중요한 역할을 한다.

"채우고 내보내고... 아~ 무지 단순한 일을 하네."

단순? 천만의 말씀이다. 일단 소변이 차는 동안 우리가 아무런 느낌을 갖지 않도록 방광은 일정하게 낮은 압력을 유지한다. 일정량의 소변이 차게 되면 대뇌에 충분히 찼다는 신호를 보내는데, 이를 전달받은 대뇌는 화장실을 가야 한다는 판단을 하고 모든 준비자세가 끝나면 내보내도 된다는 지시를 방광에 내린다. 이후 소변이 새지 않도록 닫혀 있던 요도괄약근이 열리고, 방광근육이 수축함으로써 요도를 통해 소변을 배출하게 되는 것이다.

"방광의 불편함이 그게 그거지, 뭐 특별한 게 있겠어?"

방광의 역할이 단순하지 않듯이 방광으로 인하여 생기는 문제 역시 복잡하다. 불편함은 우선 크게 네 가지로 분류되는데, 소변이 차는 동안에 계속 마려운 느낌이 생기는 '방광자극 증상', 소변을 밖으로 배출시키기 어려운 '폐쇄증상', 방광의 근육이나 신경의 이상으로 인한 '감각증상' 그리고 소변을 누고 난 후 깔끔하게 마무리가 되지 않는 '배뇨 후 증상' 등이 있다. 그리고 이러한 증상들 하나하나가 여러 세부증상으로 복잡하게 다시 나뉘어 있다.

"음~ 좀 복잡한 거 같기도 한데... 그런 문제는 왜 생겨?"

소변의 불편함을 일으키는 대표적인 질환으로는 전립선비대증이나 과민성방광증후군 등이 있지만, 아쉽게도 아직 원인이나 발병과정이 명확하지 않은 경우가 많다. 스트레스나 잘못된 배뇨습관, 변비, 비만 등이 위험요인으로 작용하고, 노화에 따라 발생빈도가 증가하긴 하지만 노화의 자연스러운 현상은 아니다.

"소변을 오래 참으면 안 좋다고 하던데..."

소변을 억지로 오랫동안 참게 되면 골반근육 및 방광근육의 긴장도를 증가시켜서 배뇨증상을 일으키거나 악화시키게 된다. 심한 경우에는 소변이 한 방울도 나오지 않는 '급성요폐'와 같은 심각한 상태도 발생하므로 특히 주의가 필요하다.

"물을 적게 마시면, 화장실에 덜 가지 않을까? 아니면 무슨 다른 방법이라도?"

물을 적게 마시면 소변이 진해져서 방광의 자극이 더 심해질 수 있다. 물을 넉넉하게 마시는 게 방광뿐만 아니라 신체의 건강에 도움이 된다. 신선한 채소와 과일을 많이 먹고 규칙적인 배뇨습관을 가지는 것이 중요하다. 또한 자극성 있는 음식을 자제하고, 과음을 피하고 금연을 하는 것이 필요하다.

"비뇨기과 가기가 쑥스러운데, 그냥 지내도 어떻게 괜찮아지지 않을까 생각하는데…"

소변을 누는 행위는 '시원하다'는 쾌감으로 표현된다. 그러나 방광에 문제가 생기면 이러한 혼자만의 은밀한 쾌감이 일상의 고통이 되고, 그 불편함은 남들에게 쉽게 얘기하지 못하는 경향이 있다. 이런 배뇨장애를 제대로 치료하지 않으면 심리적으로 위축되고 사회 활동의 제약을 가져오는데, 심해지면 '왜 나만 그럴까?' 하는 생각으로 우울증에 빠지기도 한다.

"그래도 방광의 문제가 뭔지 잘 모르겠어."

배뇨장애는 횟수에 있어 하루 8회 이상, 잠자는 동안 2회 이상 등의 기준은 있지만, 무엇보다도 중요한 것은 숫자가 아니라 소변 때문에 생활에 지장이 있느냐 하는 것이다. 남들과는 뭔가 다르다는 생각이 들고 화장실을 항상 염두에 두고 생활해야 한다면 방광에 문제가 있는 것이다. 즉 이런 경우에는 비뇨기과의 진료가 필요하다는 의미이다.

"아~ 뭐 별거 없네…"

맞는 얘기이다. 특별한 비법이 있는 건 아니다. 건강한 방광을 유지하기 위해서는 일반적인 건강관리를 철저하게 하는 것이 중요한데, 특히 40대 이후라면 '갱년기'라는 위험요인 때문에 더더욱 신경 써서 관리 해야 한다.

[남자는 털고, 여자는 닦고]

"소변볼 때 마무리가 깔끔하게 되지 않아요. 계속 방울방울 떨어지고 언제 끝내야 할지 느낌이 없어요."

"소변 다 보고 나서 바지 지퍼 올리고 돌아서면, 나도 모르게 몇 방울이 떨어져 바지까지 적시게 돼요."

전립선비대증 환자를 진료하다 보면 드물긴 하지만 가끔은 이런 불편함만으로 오시는 분들도 있다. 첫 번째 경우는 전립선비대증으로 인하여 방광의 수축력이 저하되어서 나타나는 증상이지만, 두 번째 경우는 방광에 의한 것이 아니라 요도의 문제로 일어나는 증상이다.

어릴 적 개구쟁이가 아니더라도 남자아이들은 함께 어울려 놀다가 한 명이 오줌을 누기 시작하면 하나둘 옆에 서서 같이 누기 시작한다. 이때 소변으로 이름 쓰기, 멀리 보내기, 오래 누기 등 서로 경쟁을 하게 되고 이긴 아이는 괜히 으쓱해진다. 여자들이 화장실 같이 가면서 친해지듯이 남자아이들은 소변으로 겨루기 장난을 하면서 친해지는 것이다. (고추친구, 불알친구가 이래서 생긴 말일지도 모르겠다.) 그런데 암만 남자아이들과 친하고 스스럼없이 지내는 여자아이라 하더라도 남자아이들의 소변 장난을 따라 할 수 없어 그저 부러워서 보기만 해야 할 정도로, 소변 장난은 남자아이들만의 특권이다.

남자아이들이 이런 장난을 할 수 있는 것은 여자들과는 다른 요도의 특성 때문이다. 성인여성의 요도는 5cm 정도로 짧고 직선 모양으로 괄약근이 충분히 발달하지 않은 상태이지만, 남성의 요도는 20cm 정도이고 S자 모양을 하고 있고 괄약근이 잘 발달되어 있다. 또 방광과 연결되는 요도는 전립선이 둘러싸고 있고, 앞으로 돌출되어 있는 음경에 요도가 관통하고 있다. 이런 특징으로 인해서 여자는 소변보는 중간에 마음대로 멈추기가 어렵고 요실금이나 방광염의 위험도가 높다. 반면에 남자는 소변 장난도 할 수 있지만, 전립선으로 인한 배뇨장애의 위험도를 가지고 있으며 완전히 내보내지 못하고 요도에 남아있는 소변으로 불편함을 겪기도 한다.

남성의 요도는 안쪽부터 점막, 평활근, 해면체로 구성되어 있는데, 소변의 마무리 단계, 즉 방광이 다 비워진 후 요도평활근이 수축하여 요도에 남은 오줌을 마저 처리하여 내보낸다. 그런데 요도의 평활근은

얇고 약하기 때문에 나이가 들거나 전립선에 문제가 있는 경우 충분히 작동하지 못하게 된다. 특히 방광의 수축력이 저하되어 방광의 소변을 한꺼번에 내보내지 못하는 경우 요도에 남게 되는 소변의 양도 많아지게 된다. 이렇게 되면 소변을 다 본 것으로 생각되어 마무리를 하고 바지 지퍼를 올리고 돌아서는 순간, 요도에 남아있던 소변이 주르륵 흘러 팬티나 바지, 심지어는 허벅지를 타고 양말까지 적시게 된다.

아내들은 혹시라도 40대 이후의 남편이 화장실에 갔다 온 후 양말이 젖어있다면 소변을 제대로 보라고 야단치지 말자. 현명한 아내라면 전립선이나 요도에 문제가 있는지를 걱정해야 한다. 아내가 야단을 치지 않더라도 남편들은 소변에 옷을 버리게 되어 축축하고 냄새가 나서 대인관계나 사회생활에 많은 문제를 초래할 수 있다.

그러면 남자들의 요도에 남는 오줌은 어떻게 해야 하나? 안타깝게도 아직은 의학적으로 뚜렷한 해결책이 없다. 항문을 조이는 운동이 도움된다고는 하나 확실하지 않고 그저 소변보고 난 후 잘 터는 수밖에 없다. 보통 소변을 오랜 시간에 걸쳐 보는 사람들일수록 마지막에는 급하게 끝내는 경우가 많은데, 집중해서 열심히 털어야 조금이라도 불편함을 줄일 수 있다. 특히 공중화장실에서는 기다리는 사람들 때문에 더 서둘러서 마무리하는데, 딴사람 눈치 볼 것 없이 느긋하게 잘 털고 끝내야 한다. 또 제대로 터는 것도 요령인데 소변이 끝나고 1~2번 털고 후딱 집어넣지 말고, 5초 정도 기다려서 후부 요도에 있는 오줌이 앞으로 나오게 한 후 털어야 깔끔하게 마무리가 된다.

다행히 여자는 요도가 짧아서 요도에 남겨진 오줌으로 인한 불편함은 생기지 않는다. 대신에 요도 입구 바깥쪽으로 주름진 음순이 위치하고 있어 끝 무렵에 소변줄기가 약해져서 음순에 소변이 묻게 되므로 소변보고 난 후에는 잘 닦아야 한다. 그런데 닦는 것도 아무렇게나 하면 안 되는데, 문지르지 말고 가볍게 두드리듯이 앞에서 뒤쪽으로 닦아야 방광염의 위험을 줄이고 깨끗하게 처리할 수 있다.

최근 화장실의 청결과 위생을 이유로 남편에게 앉아서 소변을 보게 하는 부인이 많아지고 또 실제 그렇게 하는 남성들이 늘어나고 있다고 한다. 물론 남자가 앉아서 소변을 보면 도움이 되는 부분도 있겠지만 마무리 문제는 제대로 해결할 수 없다는 사실도 알아야 한다. 이유는 좌변기의 구조와 자세, 그리고 어떻게 털어야 하는지를 생각해보면 알 수 있다. (절대로 앉아서 털어 보라고 시키지는 말고, 상상만 하자^^;;)

한 초등학교 동창회에서 남자들이 어릴 때 했던 소변장난 얘기를 옆에서 듣던 여자 동창생이 장난스럽게 끼어들었다.

"니네만 한 게 아니라 우리도 어릴 때 소변장난 많이 했어."

"정말? 무슨 장난했는데? 설마 이름 쓰기?"

"아니, 우린 누가 깊이 파나"

"흐흐흐…"

[고추 이야기]

비뇨기과의사가 '고추'에 대해 이야기한다고 하면 다른 '고추'인 것으로 기대하는 사람들이 있는데 죄송하지만 그 '고추'가 아니라 순수한 '고추' 이야기이다. 이렇게 얘기하니까 어떤 고추가 어떤 건지 나도 헷갈린다. 오리지널(?) 고추는 가짓과의 한해살이풀의 열매로 처음에는 초록색이나 익을수록 빨갛게 되며 껍질과 씨는 매운맛을 낸다. 우리나라 사람들의 근성을 나타내는 김치나 고추장의 매운맛은 고추 때문인데 사실 고추의 원산지는 한반도가 아니라 멕시코다. 영어로는 빨간 후추(red pepper)인데 콜럼버스가 미국을 처음 발견했을 때 고추를 후추의 일종으로 착각했기 때문이라고 한다.

콜럼버스 이후 고추는 포르투갈로 전래되어 유럽의 음식문화에 영향을 미쳤고, 16세기에 인도로 전래되었다. 포르투갈 선교사에 의해 전래된 일본에서는 초창기에 식용이 아니라 관상용이나 독약으로 사용되었다고 한다. 우리나라에는 임진왜란 때 일본이 화학무기로 가져옴으로써 전래되었다는 것이 통설로 되어 있다. 우리가 고추장을 담가 먹고 김치에 고춧가루를 넣어서 매운맛을 즐기기 시작한 것은 17세기 초 무렵부터였다고 한다.

고추는 반찬이나 매운맛을 내기 위한 양념으로뿐만 아니라 소화제, 진통제 등의 약용으로도 사용되었다. 사실 고추의 매운맛은 미각신경이 아니라, 캡사이신(capsaicin) 성분이 통각신경을 자극하여 나타나는 느낌이다. 우리 몸에서 캡사이신은 처음에는 강한 자극을 주지만 시간이 지나면서 통증 전달물질의 분비를 억제하여 진통효과를 나타낸다. 또 부신에서 아드레날린의 분비를 증가시키고 강심작용을 하며, 발열감을 일으키고 지방연소를 촉진함으로써 체중을 감소시키는 효과가 있다. 최근 연구에 의하면 캡사이신이 헬리코박터 파일로리(Helicobacter pylori)에 감염된 위 점막의 염증을 억제하는 효능도 있다고 한다. 방광점막이 과도하게 예민해져서 소변을 자주 보고 마려우면 참지 못하고 급한 과민성방광 환자에게 캡사이신을 방광에 주입하면 신경을 마비시켜 증상을 완화시켜준다.

우리나라에는 아이를 낳으면 금줄을 대문 앞에 거는 풍습이 있는데, 아들이면 고추와 숯을 금줄에 끼우고 딸이면 솔가지와 숯을 끼웠다. 짚단으로 만든 금줄은 풍요로운 삶과 건강을 상징하고, 숯은 깨끗함과 청결, 붉은 고추는 행운과 귀신을 쫓고, 푸른 솔가지는 생명력을 상징하였다고 한다. 그런데 고추는 붉은색도 의미가 있지만 남자아이의 음경 모양을 닮았다는 상징성도 있었다고 한다. 고추는 남성의 생식기관인 음경의 속어로, 보통은 어린아이의 조그맣고 귀여운 자지를 이르는 말이다. 아마 원뿔 모양의 고추가 어린아이의 그것과 비슷하여 그렇게 불리었던 것 같은데, 사실 성인 남성의 음경은 고추와는 모양이 전혀 다르다.

음경(陰莖)은 남성의 외부생식기관인데 옥경(玉莖), 양경(陽莖), 경물(莖物), 남근(男根) 등으로 불리고 영어로는 페니스(penis)이다. 내부는 2개의 음경해면체(corpus cavernosum)와 1개의 요도해면체(corpus spongiosum)로 이루어져 있다. 요도해면체의 가운데로 소변과 정액이 통과하는 요도가 있다. 음경해면체는 성적으로 흥분되면 혈액이 차서 팽창하여 음경이 딱딱해지는데 이를 발기라 한다. 음경의 끝에는 둥그런 모양을 한 귀두가 있는데 말초신경이 많아 민감하고, 부드러운 귀두가 성행위 시 여성의 자궁 경부가 받아야 하는 충격을 줄여준다. 또한 얇은 피부가 귀두를 덮고 있는데 이 포피가 뒤로 젖혀지지 않는 상태를 포경(包莖, phimosis)이라고 하고 이를 제거하는 시술이 포경수술(circumcision)이다.

남성들이 흔히 가지는 육체에 대한 관심사는 음경의 크기이다.

일반적으로 음경의 길이는 음경의 위쪽 치골에서 귀두까지의 길이를 재는데, 한국인 평균은 발기 전 7cm, 발기 시 12cm 정도이다. 많은 남성이 자신의 음경이 작다고 생각하는데 실제 5cm 이상 발기되면 만족한 성관계가 가능하다. 신체부위와 음경의 크기에 관한 속설이 많지만 코, 입, 엄지 등 특정부위와 키나 몸무게를 비교한 연구에서 아무런 상관관계가 없다고 한다.

음경이 크고 튼튼하길 바라는 남성들의 심리 때문에 많은 정력제가 등장하였고 특히 동물의 음경을 먹으면 효과가 있으리라는 기대를 한다. 수많은 암컷을 거느리는 수컷 물개의 음경과 고환인 해구신(海狗腎)과 속칭 만년필이라고 하는 개의 음경은 대표적인 강정제이다. 실제 효과가 있다는 사람이 있긴 하지만 의학적으로는 아무런 근거가 없는, 단지 심리적인 효과일 뿐이다. 남성의 고추와 비슷한 모양을 한 고추에는 캡사이신뿐만 아니라 비타민 A와 C, 베타카로틴이 풍부하여 항산화 효과가 크고 면역력을 높여준다. 이러한 항노화 효과와 함께 캡사이신은 혈관 강화작용으로 음경의 발기력에 도움이 되므로 고추를 먹는 것이 웬만한 정력제보다 도움이 될 수 있다. 하지만 정력에 좋다고 너무 많이 먹으면 위 점막을 자극하여 속이 쓰릴 수 있으므로 주의하여야 한다.

[비뇨기과와 수술]

대개 '성(性)'과 '소변(小便)'은 은밀한 장소에서 이루어지는 즐거움이다. 그래서 성과 소변에 관한 문제를 주로 다루는 비뇨기과는 언제나 창피하면서도 묘한 상상의 대상으로 취급된다. 하지만 성은 단순한 쾌락의 수단이 아니라 생명체에 있어 가장 중요한 종족 번식을 위한 필수 과정이다. 그리고 소변은 냄새나고 창피한 것이 아니라 대사과정에서 생긴 노폐물을 걸러내서 우리 몸을 유지하기 위한 필연적 물질이다. 따라서 인류의 생존을 위해서는 활기차게 성생활을 유지하고, 건강한 소변을 만드는 일이 대단히 중요한 것이다.

비뇨기과는 남성과 여성 모두의 비뇨기계와 남성의 생식기계를 다루는 전문 분야이다. 남성의 생식기계에는 성기능과 남성 임신에 관여하는 음경, 고환, 정관, 정낭, 전립선과 내분비계인 부신이 포함된다. 비뇨기계는 신장, 요관, 방광, 요도가 연속으로 연결된 하나의 통로인데, 소변을 만들어서 저장했다가 몸 밖으로 내보내는 기능을 한다. 콩이나 팥과 모양이 비슷하여 '콩팥'이라고도 불리는 신장은 양쪽 옆구리에 위치하고 피로부터 노폐물을 걸러 소변을 만들어낸다. 이 소변은 '요관'이라는 링거 줄 정도의 가느다란 관을 통해 아랫배에 위치한 방광까지 전달되는데, '방광'은 소변을 저장하다가 300~400cc가 차게 되면 '요도'를 통해서 몸 밖으로 내보낸다. 피에 섞여 있는 신체 대사활동의 부산물인 여러 가지 노폐물들이 신장에서 걸러져 물과 함께 만들어진 것이 소변이다. 만약에 소변이 만들어지지 않거나 제대로 배출되지 못하면 '요독증(uremia)'이라는 심각한 상황이 초래되고, 이 소변을 저장하고 배출하는 과정이 제대로 이루어지지 않으면 '배뇨장애'라는 불편함이 발생하게 된다.

흔히 수술이라고 하면 '외과'라는 명칭이 붙어있는 진료과들을 생각하게 되지만, 비뇨기과에서 다루는 비뇨기계와 남성 생식기계의 질환들도 수술적 치료를 필요로 하는 경우가 많다. 일반적인 외과수술과 마찬가지로 비뇨기과의 수술도 오래전부터 전통적으로 행해지던 방법은 피부를 절개하는 개복수술이었다. 그러나 최근에 가장 많이 시행되는 수술법은 내시경 수술이다. 원래는 비뇨기계 내부를 들여다보는 진단 목적으로 내시경이 주로 사용되어 오다가, 화질의 개선과 시술용 부속기구들이 발달하면서 내시경을 이용한 수술적 치료가 보편화된 것이다.

비뇨기과에서 내시경 수술의 기본은 요도를 통해 방광에 진입하는 요도방광내시경(uretrho-cystoscopy)이다. 전립선비대증, 방광암, 방광결석, 요도협착 등 대부분의 하부요로질환에서 이용되는데 가장 대표적인 수술이 전립선내시경 수술로, 전립선을 절제하는 기기에 따라 전립선전기절제술, 전립선레이저절제술 등으로 불린다. 또한 80년대 이후 전자공학의 발달로 굵기가 가늘어진 내시경이 개발되었는데, 3~4mm 굵기의 가는 요관으로도 진입할 수 있는 요관내시경(ureteroscopy)의 사용으로 요관이나 신장 등의 상부요로에 생긴 신우결석, 요관결석, 요관협착 등도 내시경으로 치료할 수 있게 되었다.

빛과 영상을 전달하는 광섬유의 개발로 딱딱하고 직선 형태의 강성내시경이 굴곡형의 연성내시경으로 개선되어 환자들에게 부담과 고통을 적게 주고 보다 섬세한 수술이 가능해졌다. 복강경 수술 역시 내시경을 이용하기는 하지만, 요도나 방광처럼 원래의 비뇨기계 통로를 이용하는 것이 아니라, 피부에 0.5~1.5cm의 구멍을 뚫고 이산화탄소를 인체 내부의 후복막에 넣어 부풀려서 공간을 만들고 이공간에 내시경과 수술 장비를 넣어서 하는 수술이다.

최근 의료계의 수술에 있어서 최대 화두인 로봇수술은 복강경과 마찬가지로 피부의 작은 구멍을 통해 로봇 팔을 몸에 넣어 수술하는 방법이다. 기존의 내시경 시술 장비는 가위나 집게처럼 단일 방향으로만 움직이므로 미세한 동작이 어려웠는데, 로봇수술에 사용되는 로봇 팔은 사람의 손목처럼 360도 자유자재로 움직일 수 있기 때문에 복잡한 동작이 가능하다. 또한 고해상도의 3차원 입체영상을 통해 충분한 시야가 확보되고 로봇 팔로 전달되는 술자의 손 떨림도 보정되어 정교한 수술이 가능해졌다. 비뇨기과에서는 전립선암 수술에 많이 이용되는데, 전립선이 골반강 내 깊숙이 위치하고 있어 접근이 어렵고 공간이 좁아 수술 시 조작이 어려운데 로봇수술이 이러한 난관을 해결할 수 있기 때문이다.

로봇수술은 많은 장점에도 불구하고 아직은 로봇 장비의 가격이 너무 비싸고 유지보수 및 수술 소모품 구입에 드는 비용도 만만치가 않으며, 수술 시 초기 세팅하는데 시간이 오래 걸린다는 문제가 있다. 하지만 향후 의학과 공학이 서로 교감을 가지고 협력한다면 현재의 한계와 문제점이 해결되고 더욱 발전하여 보다 많은 영역에서 내시경과 로봇을 이용한 수술이 사용될 것이다.

[비뇨기과와 레이저]

공상과학영화인 스타워즈는 특이하게 에피소드 4편이 1977년 먼저 개봉되고 이후 5편, 6편, 그리고 1편, 2편에 이어 2012년 에피소드 3편의 개봉으로 총 6편의 시리즈가 완료되었다. 그런데 2015년 7편의 개봉을 비롯하여 총 3편이 추가될 예정이라고 하여 스타워즈 팬들의 기대를 모으고 있다. 스타워즈 시리즈에는 많은 첨단무기가 등장하는데, 그중에서도 가장 인상적인 것은 제다이 기사들이 사용하는 광선검이다. 날아오는 총알도 막고 강철도 베어내는 강력한 파괴력을 보여주는 광선검은 실제로 레이저의 절단 능력을 활용한 상상의 무기이다. 이렇게 영화에서는 주로 무기로 사용되는 레이저이지만 실제로는 광디스크 저장매체인 DVD 등과 같이 우리가 흔히 사용하는 생활 도구이기도 하다.

레이저는 '유도 방사에 의해 증폭된 빛 (Light Amplification by

Stimulated Emission of Radiation: laser)' 의 합성어로 하나의 파장을 갖는 강력하고도 순수한 빛이다. 1917년 아인슈타인이 레이저 이론을 정립하였고 1960년 휴즈연구소의 마이만이 붉은색의 루비레이저 발진에 성공한 이래 다양한 종류의 레이저가 개발되어 현재 군사, 가공, 통신, 계측 등 여러 분야에서 널리 이용되고 있다.

의학에 처음 도입된 것은 1964년 이스라엘의 외과의사 샤플란에 의해서이고 1984년 미국 식품의약청의 안정성 승인을 받음으로써 널리 보급되어 이제는 의학 전반에 걸쳐 빼놓을 수 없는 진단 및 치료 기기로 자리 잡게 되었다. 초기에는 루비레이저를 이용하여 주로 피부의 반점 제거나 혈관의 응고에 사용되었으나 CO_2 레이저가 개발되어 수술 시 조직절개에 사용되었다. 현재는 생체 조직의 생화학적 성분 조사, 청각기능 검사, 망막의 해상력 판별, 암의 조기 발견 및 암 조직의 확인 등 비접촉 진단뿐만 아니라 레이저 수술, 광활성 치료, 수술 시의 절개 및 지혈 등으로 그 범위를 넓혀가고 있다. 1970년대 후반부터는 레이저 전달에 광파이버를 이용하게 되면서 내시경 수술 등 다양한 용도로 사용되기 시작하였다.

의학에 쓰이는 레이저는 다루기가 쉽고 효과가 확실하며 환자나 시술자 모두에게 안전하여야 하는데, 현재 엑시머, 크립톤, 아르곤, KTP, He-Ne, 루비, 다이오드, 네오디뮴:YAG, 홀뮴:YAG, CO_2 등

약 10여 종의 레이저가 사용되고 있다. 레이저에 의한 생체조직의 반응에는 광열, 광화학, 광면역, 광효소 반응 등이 있는데, 현재 의학적 치료에 주로 이용되는 작용은 열에너지를 이용한 광열반응이다. 레이저 빛이 조직에 흡수되어 발생하는 광열작용은 100℃ 이상의 온도로 조직을 순식간에 기화하여 탄화시킴으로써 시술 부위를 절개하는 작용과 60~100℃ 정도의 온도를 만들어 세포 내의 단백질을 변성시킴으로써 조직을 응고시켜 파괴하는 작용으로 나뉜다. 레이저 수술의 장점은 지혈과 동시에 절개를 함으로써 출혈이 적고, 주위조직의 손상이 최소화되며, 염증이나 암의 파급을 예방하고, 수술 후 통증과 반흔 형성이 적은 것이 특징이다.

비뇨기과에서는 1979년 독일의 홉스테터가 방광암의 치료에 네오디뮴:YAG 레이저를 사용함으로써 본격적으로 시작된 이후로 주로 CO_2, 아르곤, KTP, 네오디뮴:YAG, 홀뮴:YAG 레이저 등이 방광암, 음경암, 첨부콘딜로마, 요로혈관종, 요도협착 치료에 사용되고 있다. 1990년대 초 처음 소개된 홀뮴레이저는 현재 비뇨기과의 다양한 분야에서 가장 많이 사용되고 있다. 홀뮴 레이저는 물에 대한 흡착도가 높아 대부분 수분 성분으로 구성된 신체조직에 잘 흡수되며 에너지가 조직의 표면층에 집중된다. 침투 깊이는 0.5mm 이하로 조직의 응고나 괴사는 3~4mm 이하의 범위에서 일어난다. 절개효과와 함께 조직을 응고, 파괴하여 제거하는 용도로 많이 이용되고 있으며, 굴곡성 전달장치를 사용할 수 있어 내시경 시술에 많이 사용된다. 임상적으로는 신장, 요관, 방광, 전립선 및 요도 등 모든 부위에서 탁월한 효과를 보이고 있다. 현재 다양한 형태의 내시경 수술 장비로 활용되어 조직의 절개나 응고, 요로상피종양 제거, 요도협착뿐만 아니라 결석파쇄나 전립선적출술 등의 내시경 치료에 활용되고 있다.

레이저를 이용한 전립선절제술은 1990년 미국의 로쓰가 처음으로 네오디뮴:YAG의 유용성을 보고한 이래 1991년 레이저 광선을 90도로 굴절시켜 전립선에 에너지를 투여하는 V-LAP 레이저 절제술이 시작되었다. 이후 다양한 레이저 기술들이 도입되었는데 1990년대 KTP 레이저, 그리고 최근에는 홀뮴 레이저를 이용한 전립선적출술이 많이 시행되고 있다.

레이저의 의학적 이용은 광열효과에 의한 치료에 주로 이용되고 있으나 앞으로는 광화학, 광면역, 광효소효과 등 보다 많은 분야에서 사용되고 더욱 안정성과 효율성이 높아져서 환자들의 삶의 질을 향상시킬 것이다.

농염한 유혹, 전립선 마사지

길거리에서 광고하는 전립선 마사지는 전립선이 아닌 '회음부 마사지'로 추정되는데 회음부를 자극한다고 한들 전립선에 제대로 된 영향을 주지 못한다. 오히려 회음부를 심하게 압박하게 되면 이 부위를 지나는 요도가 자극을 받아 염증이 생길 수도 있다.

2. 남자의 숙명, 전립선과 함께 살기

[정말로 실감 나는
영화 속 전립선 이야기]

"사랑이란 미안하다는 말을 하지 않는 거야!"

불치병을 주제로 한 로맨스 영화의 고전 '러브스토리'에서 여주인공이 백혈병으로 죽어가며 한 말로, 아직도 백혈병이라고 하면 기억나는 명대사이다. 과거에는 백혈병이나 위암, 폐암 등이 불치병으로 영화 속 주인공을 죽음에 이르게 하였다. 그러나 이런 악성종양들이 조기진단과 치료법의 발달로 완치되는 비율이 높아지자 요즘에는 흔히 보기 힘든 희귀질환들이 주인공의 사망원인으로 등장하고 있다. 이제는 불치병이 아니고 적절한 치료를 통해 관리가 가능한 에이즈도 과거에는 영화의 좋은 소재였다. 에이즈 환자인 동성애자 변호사(톰 행크스)를 그린 '필라델피아', 수혈로 인해 에이즈에 감염된 어린아이의 이야기인 '굿바이 마이 프랜드', 에이즈에 걸린 다방 아가씨와의 사랑 이야기인 한국 영화 '너는 내 운명' 등이 에이즈 관련 영화이다.

질병은 영화의 구성이나 진행을 위한 도구로 쓰이기도 하지만 아예 질병 자체가 영화의 주제가 되기도 한다. 변종 기생충을 다룬 '연가시', 신종 인플루엔자 바이러스를 다룬 '감기'가 한국영화로 흥행에 성공하였다. '월드워 Z'에 등장하는 좀비도 바이러스를 매개체로 하는 일종의 질병으로 역시 질병 관련 재난영화이다. 그런데 이렇게 드물고 이름조차 생소한 질병 말고 병원에서 흔히 볼 수 있는 현실감이 있는 질병이 등장하는 영화들도 많다. 수많은 질병 관련 영화 중에서도 요로생식기라는 특성 때문인지 영화의 잔재미를 위해서 가끔 등장하는 성병 말고 제대로 된 비뇨기과 질환은 그리 많이 다뤄지지 못했다. 그런데 남성들에게 가장 흔히 볼 수 있는 전립선 질환을 정말로 실감 나게 표현한 영화 두 편이 있다.

　2000년 개봉한 '그린 마일(The Green Mile)'은 드라마, 판타지, 미스터리를 섞어 놓은 영화로 교도관(톰 행크스)과 소녀 살해범이라는 누명을 쓴 흑인 사형수와의 관계를 그렸다. 극중에서 교도관은 소변을 볼 때마다 '마치 면도날로 베는 것 같다'며 힘들어한다. 배뇨장애와 함께 통증, 성기능장애, 그리고 오한으로 쓰러지는 정황으로 미루어 세균성 전립선염으로 추정된다. 영화의 시대적 배경인 1935년에는 치료용 페니실린이 일반병원에 보급되기 전이라 세균성 감염 질환은 불치병으로 취급되었을 것이다. 마침 신비한 치유능력을 가지고 있던 사형수가 교도관이 고통을 받는 모습을 보고는 교도관의 아랫도리를 쥐는 것으로 병을 치료해주게 된다. 미심쩍어하며 화장실로 간 톰 행크스는 통증 없이 소변을 보고, 그날 밤에는 부인과 4번의 관계를 가질 만큼 성기능도 회복이 된다. 시원하게 소변을 보는 톰 행크스의 황홀한 표정과 하룻밤에 여러 차례의 절정감을 맛본 부인이 행복해하는 모습은 전립선염이 완치된 상태를 사실적으로 표현한 비뇨기과적 명장면이다.

전립선비대증은 50대 이후 남성들의 반 이상에서 발생하는 흔한 질환이다. 소변을 보기 힘들고 소변줄기가 약하고 봐도 시원치 않은 등의 다양한 배뇨장애를 일으킨다. 이러한 불편함을 사실적으로 묘사한 영화가 2012년 개봉한 클린트 이스트우드 주연의 '내 인생의 마지막 변화구(Trouble with the Curve)'이다. 나이가 들어 눈도 나빠지고 시대에 뒤떨어져 은퇴를 강요받는 프로야구 스카우트인 주인공이 마지막 출장여행을 딸과 동행하면서 가족애를 회복하고 노년기라는 인생의 변화를 자연스럽게 맞이한다는 내용이다.

이 영화의 처음은 아침에 일어난 주인공이 화장실에서 소변을 보는 장면으로 시작하는데 변기 앞의 벽을 잡고 서서 쪼르륵 소리와 함께 힘을 주며 혼자서 중얼거리고 있다. 무려 30초간 지속되는 이 장면은 "꾸물거리지 말고 얼른 나와, 제발"이라고 사정을 하다가 드디어 "이제야 살 것 같군. 좋아"라는 독백으로 마무리된다. 아마

주인공이 늙었다는 사실을 배뇨장애, 그중에서도 소변볼 때 시작하기가 힘든 것으로 대신 묘사한 것으로 보인다. 전립선비대증 환자라면 이 장면을 보고는 누구나 공감할 정도로 명장면 명연기이다.

사실 전립선염이나 전립선비대증 모두 최근에는 영화에서의 주인공처럼 고생할 필요 없이 약물요법으로 쉽게 조절이 되어 편하게 지낼 수 있다. 한 가지 주의할 점은 영화의 계절적 배경처럼 날씨가 차가워지는 겨울철에는 전립선질환이나 성기능장애가 악화될 수가 있으므로 더욱 주의하여야 하고 외출 시에는 옷을 따뜻하게 입도록 신경을 써야 한다. 이제 천만 관객의 능력을 가진 우리 영화에서도 톰 행크스나 클린트 이스트우드처럼 김명민이나 안성기 같은 명배우가 사실적인 전립선질환 연기를 펼치는 영화가 나오기를 기대해 본다.

[농염한 유혹, 전립선 마사지]

저녁에 일이 있어 나간 강남에서 길거리에 잠깐 주차했더니 섹시한 포즈를 한 예쁜 아가씨가 활짝 웃고 있는 명함이 수십 개 차창에 꽂혀 있다. 뭔가 하고 봤더니 출장마사지 등의 야릇한 광고를 하는 명함인데 그중 한 명함에서 '전립선 마사지'라는 눈에 띄는 단어가 보였다. "이게 뭐야? 아가씨 사진이 있는 출장 마사지 광고전단에 전립선 마사지가 웬 말인가?" 하는 순수한 직업적 호기심(?)에 인터넷 포털사이트를 검색하였다. 그런데 검색결과에서 맨 처음 리스트에 나온 선전문구들이 가관이다.

《전립선 명가 OOO 샵》
《전립선 전문마사지 XXX》
《1:1 전립선 마사지 △△△》
《아로마 전립선 마사지》

당연히 있어야 할 것으로 생각된 비뇨기과 질환과 관련된 정보는 얼른 눈에 들어오지 않는다. 전립선 마사지에 아로마가 왜 들어가며, 전립선 마사지는 당연히 1:1로 하는 것이 원칙인데 이를 구태여 표현한 건 또 무슨 의미인지? 그리고 전립선 마사지에 '명가'나 '전문'은 왜 필요한지 도통 이해가 되지 않는다.

검색물을 차근히 읽어봤더니 전립선 마사지를 빙자한 대리 자위행위, 즉 유사 성행위가 성행한다는 뉴스를 찾을 수 있었고 전립선 마사지 경험담을 올린 게시물도 있었다. 뉴스와 몇몇 게시물, 광고문구를 통해 대충 그림이 그려진다. 누가 처음 시작하였는지 몰라도 '전립선 마사지'라는 이름을 정말로 묘한 곳에다가 갖다 붙인 것 같다. 그동안 전립선환자를 진료하면서 전립선 마사지를 처방할 때마다 음흉한 미소를 짓던 환자들이 있어 왜 그런지 이상하다 생각했었는데 그 환자들이 나중에 얼마나 실망을 했을지 상상이 된다.

전립선은 배의 가장 아래쪽에 위치한 치골과 직장 사이에서 방광 입구의 요도를 둘러싸고 있는 분비선으로 위치적인 특성으로 인하여 신체 외부에서 접근하기 어려운 장기이다. 또한 성기관으로 알려져 있지만 정확하게는 생식기관으로 정액의 일부, 특히 정자에 영양분을 공급하는 성분을 생산하는 역할을 하고 있으며, 아연을 분비하여 요로감염을 막는 기능을 한다. 전립선에 문제가 생길 경우 전립선을 관통하는 요도에도 영향을 미쳐 소변보는 불편함을 초래하고 음경으로 가는 신경과 혈관에 나쁜 영향을 주게 되어 성기능도 저하시키게 된다.

일반적으로 전립선을 마사지하는 경우는 만성전립선염을 가진 환자에서 전립선액을 받아 염증이나 세균 유무를 파악하기 위한 진단 목적과 전립선의 울혈이나 부종을 가라앉히기 위한 치료 목적, 두 가지가 있다. 결코 전립선을 마사지하면 남성의 성기능이 강화된다는 이야기는 의학 교과서에 실려 있지도 않고 또 실제 전립선 마사지를 한다고 해서 성 능력이 강화된다는 임상적 근거도 전혀 없다.

비뇨기과에서 전립선 마사지를 하는 방법은 소독된 장갑을 끼고 윤활유를 묻힌 손가락을 환자의 항문에 넣어 직장 앞쪽에 위치한 전립선을 외측에서 내측으로 3~4회 정도 부드럽게 문지르는 것이다. 환자의 입장에서는 직장으로 손가락을 넣게 되니까 항문에 불쾌감과 통증을 느낄 수밖에 없지만 전립선의 해부학적 위치 때문에 이렇게 접근하는 방법밖에 없어서 만성전립선염의 진단을 위해서는 불가피한 시술이다. 치료 측면에서는 염증으로 인해 부어있는 전립선 도관의 배출 및 혈액순환을 돕고 항균제의 투과성을 증진시키는 효과가 있다. 하지만 최근에는 더 효과적인 약제들이 많고 자기장치료(magnetic therapy)나 온열치료 등의 등장에 따라 과거처럼 많이 사용하지는 않는다. 이처럼 전립선 마사지는 전문의료인에 의해서 시술되는 의료행위인 것이다.

인터넷으로 봐서는 그런 식으로 광고하는 전립선 마사지는 전립선 이 아닌 '회음부 마사지'로 추정되는데, 회음부를 자극한다고 한들 전립선에 제대로 된 영향을 주지 못한다. 오히려 회음부를 심하게 압박하게 되면 이 부위를 지나는 요도가 자극을 받아 염증이 생길 수도 있다. 또 회음부와 연결된 서혜부를 잘못하여 마사지하게 되면 고환으로 가는 혈관과 신경이 꼬이거나 손상을 입을 수도 있다.

전립선이 성기관의 하나이기 때문에 남성들의 성욕을 자극하는 광 고를 하는 것 같은데, 실제로는 암만 전립선을 마사지해 봤자 '남성 증진', '정력 증강', '오줌발 강화' 등의 효과는 나타나지 않는다. 그 런데 인터넷을 뒤지다 보니 더 웃기는 마사지 업체 광고가 하나 눈 에 띄었는데 '여성 전용 전립선 마사지'라는 광고였다. 모두 잘 아시 다시피 전립선은 남자에게만 있는 장기이다.

요사스러운 전립선 마사지가 은밀하게 유행을 하고 있고, 결국 유 사 성행위의 광고 수단으로 비뇨기과 시술용어가 사용되고 있는 현 실이 비뇨기과 의사로서 씁쓸하기만 하다.

[전립선비대증에 관한 진실과 오해]

날씨가 차가워지는 겨울이 되면 소변의 양과 보는 횟수가 늘어나게 되어 배뇨증상을 가진 환자들의 불편함이 커지기 때문에 전립선비대증의 위험도가 높은 50대 이후 남성들에게는 주의가 필요하다. 전립선비대증에 대해서 흔히 잘못 알고 있는 몇 가지 상식의 '실체'를 제대로 파악하여 중년남성들의 소변건강에 대비해 보자.

전립선비대증(benign prostate hyperplasia)은 '무조건' 전립선의 크기가 커져있다?

질병의 이름에 '비대(肥大)'라는 단어가 붙을 정도로 전립선이 커지는 것도 중요하지만, 전립선의 크기와 증상의 심한 정도는 반드시 비례하지 않는다. 크기보다는 오히려 전립선의 구조적인 형태나 전립선부 요도의 긴장도가 배뇨장애를 일으키는데 더 중요한 역할을 한다. 단지 오랫동안 사용하던 병명이라 그냥 쓰긴 하지만 정확한 의학용어는 '하부요로증상 (Lower urinary tract symptoms: LUTS)' 이다.

전립선비대증은 약으로 간단히 치료가 된다?

불과 20년 전까지만 하더라도 전립선비대증의 치료로는 입원하여 마취해야 하는 수술요법밖에 없었지만, 최근 좋은 약들이 많이 개발되어 약물요법이 일차치료가 되었다. 하지만 전립선비대증의 약물치료라는 의미는 1~2개월 정도 약을 복용하면 전립선비대증이 '완치(cure)' 된다는 것이 아니라, 약으로 배뇨장애를 꾸준히 '조절(care)' 한다는 것이다. 즉 당뇨병이나 고혈압 환자들과 마찬가지로 지속적인 약물요법과 함께 식이요법, 운동, 체중조절을 하면서 꾸준히 관리해야 하는 만성질환이다.

수술을 하면 더 이상의 치료는 필요 없다?

약물요법으로 효과가 충분하지 않거나 전립선의 크기가 너무 큰 경우, 방광결석이나 요로감염 등의 합병증이 동반되었을 때에는 수술요법을 시행한다. 수술의 목적은 전립선비대증으로 막혀 있는 '소변길'을 넓혀주는 것으로, 전기절제술, 레이저기화술 등 여러 가지 방법이 사용되고 있다. 그러나 전립선 수술은 소변이 지나가는 '통로'를 넓혀주는데 불과하므로 수술 이후에도 방광, 요도나 골반의 기능 이상을 조절하는 약물요법이 필요할 수 있다.

소변을 자주 보는 불편함을 줄이려면 물이나 수분의 섭취를 삼가야 한다?

물을 덜 마시면 만들어지는 소변의 양이 적어져서 소변보는 횟수가 줄어들 수 있으나, 몸의 수분 부족으로 인해 농축된 진한 소변 때문에 방광 자극이 더 심해진다. 그렇게 되면 소변을 더 자주 보게 될 뿐더러, 한 번에 보는 소변의 양이 적어서 소변을 내보내기가 더 힘들어진다. 또 소변에서 수분의 함량이 줄어들면 이차적인 요로감염의 위험도도 높아질 수가 있다. 소변보기 불편함이 있다 하더라도 조금씩 자주 넉넉하게 물을 마시는 것이 좋다.

소변을 억지로라도 참는 게 도움이 된다?

소변이 마려울 때 억지로 참게 되면 골반근육이 긴장하게 되어 전립선염이나 만성골반통으로 진행하거나 갑작스레 소변을 볼 수 없는 요폐가 발생할 수 있다. 특히 추운 겨울철에 술이라도 한잔 하면 자주 화장실 가기가 귀찮거나 친구들 보기 민망하여 억지로 참는 경우가 있는데, 급성요폐의 위험도가 높아지기 때문에 전립선비대증 환자들에게는 절대로 피해야 할 행동이다.

전립선비대증을 오래 앓으면 전립선암으로 진행한다?

전립선비대증과 전립선암의 발생에는 남성호르몬인 테스토스테론이 관여하고 생활습관에 있어 비슷한 위험요인을 갖긴 하지만 전립선비대증 환자가 특별히 전립선암의 발병 위험률이 높은 것은 아니다. 단지 50세 이후에는 누구나 전립선암의 위험도를 가질 수 있고, 더구나 우리나라에서는 최근 발생빈도가 높아지고 있으므로 정기적으로 검진을 받아야 한다. 전립선암의 선별검사는 전립선특이항원(Prostatic Specific Antigen; PSA)이라는 간단한 피검사로 가능하다.

전립선비대증에서는 성관계를 삼가는 것이 필요하다?

배뇨장애가 심할수록 성기능도 비례해서 약해지긴 하지만 성관계를 삼간다고 소변보는 불편함이 좋아지는 건 아니다. 오히려 너무 금욕하는 경우 전립선에 부기가 생겨 배뇨증상이 악화될 수 있고, 주기적인 적절한 성관계는 배뇨증상의 완화에 도움이 된다. 단 너무 과도한 섹스는 좋지 않다.

전립선은 소변을 보는 장기이다? (가장 근본적이고 중요한 문제이다.)

전립선비대증이 널리 알려지면서 전립선을 소변을 보는 '요로기관'이라고 잘못 알고 있는 경우가 많다. 이런 이유는 전립선의 위치가 방광 입구의 요도를 둘러싸고 있고 전립선에 문제가 생기면 소변의 흐름을 방해하여 배뇨증상을 일으키기 때문에 배뇨에 관여하는 기관으로 착각하는 수가 많다. 전립선의 진짜 역할은 '생식기관'으로 정자에 영양을 공급하고 보호하는 분비액을 만들어 정액의 일부를 구성하는 것이다. 우리가 흔히 '밤꽃냄새'라고 하는 정액의 냄새는 전립선액 성분 중의 하나인 '스퍼민(spermine)'이라는 물질에서 나는 냄새이다.

비뇨기과는 남자만 간다? 비뇨기과에서는 성기능만 다룬다?
(이왕 영역 이야기를 하는 김에 비뇨기과에 관한 진실 하나를 덧붙인다.)

의학 교과서에 나와 있는 비뇨기과의 활동영역은 '남성 및 여성의 요로계와 남성의 생식기계'이다. 요로계에는 남녀 모두 신장, 요관, 방광, 요도, 부신이 포함되고, 남성의 생식기계는 음경, 고환, 정관, 정낭, 전립선이 포함된다. 이러한 기관에서 발생하는 모든 증상과 질환을 다루는 전문분야가 '비뇨기과학'이다. 현대의학은, 특히 우리나라에서의 최근 경향은 여러 분야를 총괄적으로 다루는 방향으로 가고 있지만 아직도 교과서에 기록되어 있는 정의가 그렇다는 거다.

[크기가 전부는 아니다]

현수 할아버지는 일흔이 넘으신 분으로 얼마 전부터 진료를 받으러 다니신다. 10년 전에 상처하셨지만 항상 깔끔하게 차려입고 다니시고 지금은 노인복지회관에 가서 사교춤도 추고 여자친구도 만나고 하시는 멋쟁이이다. 크게 병을 앓으신 적도 없지만 수년 전부터 소변이 자주 마렵고 소변을 시작하려면 시간이 오래 걸리고 소변 줄기가 약해져서 불편해하셨다. 일본어를 잘하시는 관계로 일본 건강 서적도 읽고 인터넷도 찾아보고 해서 그런 불편함이 '전립선비대증'이라는 병 때문인지 잘 알고 계신다. 나름대로 민간요법도 하고 전립선에 좋다는 영양제도 드셔봤지만 별 효과가 없어 병원을 찾아오게 된 것이다.

혹시 제목만을 보고 성기의 크기에 관한 글이라고 짐작을 하시는 분들이 계실까봐, 미리 말씀드리겠지만 성기에 관한 얘기는 아니다.

비뇨기과에서 '크기' 얘기만 나오면 솔깃 하는 분들이 꽤 있는데 은근히 기대를 하고 읽다가 실망하시지 말라고 미리 얘기하는 것이다. 이번 글의 주제는 '전립선비대증에서 크기에 관한 숨겨진 사실'이다.

"내 것은 얼마나 커?"

전립선비대증에 대한 검사를 마친 후 현수 할아버지가 처음으로 물어보신 말씀이다. 이 분이 알고 있는 상식으로는 '나이가 들어 전립선이 커지고 이렇게 커진 전립선이 요도를 압박하여 소변보기가 불편하게 만든다.' 라는 것이었다. 질병의 이름에 커진다는 의미의 '비대(肥大)' 라는 용어가 들어있으니 맞는 말씀이긴 하지만 정확하게 전립선비대증의 전부를 알고 계신 것은 아니다.

전립선은 남성만이 가지고 있는 장기로 밤알 모양을 하고 있는데 치골 뒤쪽, 직장 앞쪽에서 방광과 연결된 요도를 둘러싸고 있다. 출생 시에는 크기가 1gm 정도지만, 사춘기가 되면서 남성호르몬의 영향으로 조금씩 커지게 된다. 20대 이후 평균크기는 15~20gm으로 이 크기를 유지하다가 50대에 이르러 갱년기가 시작되면서 다시 커지게 된다. 전립선이 커지면 요도를 누르게 되어 방광에서 소변이 나오는 통로가 좁아져서 소변보는데 여러 가지 불편함이 생기는 질환이 전립선비대증이다. 그전까지는 괜찮다가 50대 이후에 전립선이 커지게 되는 이유로 많은 요인이 얘기되고 있으나 아직 명확하게 밝혀져 있지 않다.

그런데 전립선비대증에서 전립선의 크기가 반드시 배뇨장애 증상의 정도와 관계가 있는 것은 아니다. 즉 전립선의 크기가 더 크다고 증상이나 병의 상태가 더 심해지는 것은 아니라는 얘기이다. 오히려 크기보다는 전립선의 구조적인 형태나 전립선부 요도의 긴장도가 소변의 불편함을 만드는데 더 중요한 역할을 한다. 전립선부 요도의 긴장도가 높아진다고 함은, 전립선 요도에 많이 분포되어 있는 교감신경의 알파수용체가 과도하게 작용하여 요도를 수축함으로써 통로를 좁게 만들고 배뇨장애를 일으키게 된다는 것이다. 따라서 전립선의 크기만을 가지고는 정확하게 상태가 어느 정도인지 알 수가 없고 치료도 할 수 없다.

최근 전립선비대증의 일차요법으로 처방되는 대부분의 약제가 이러한 긴장도를 줄여주는 교감신경 알파차단제이다. 알파차단제는 방광경부 및 전립선 평활근의 수축을 억제하여 소변 통로가 좁아져 있는 것을 풀어줌으로써 배뇨를 용이하게 한다. 보통 복용 후 1주일 정도 지나면 효과를 볼 수 있으며 이런 상태를 유지하기 위해서는 지속적으로 복용하여야 한다. 다시 말해서 '전립선비대증은 약으로 쉽게 치료되는 것'이 아니라 '약으로 꾸준하게 조절을 하는 것'이다. 이는 고혈압이 몇 개월 약을 복용하면 완치되는 것이 아니라,

꾸준히 약을 복용하면서 식이요법이나 운동을 병행하여 혈압을 조절하는 것과 마찬가지이다.

"음~ 이제 좀 알겠구먼. 근데 왜 방송에 나오는 양반들은 왜 만날 전립선이 커졌다고만 해?"

설명을 들으신 현수 할아버지는 이해하셨는지 고개를 끄덕이며 처방전을 받아들고 돌아가시더니 다음 진료 때는 다른 친구 분과 같이 오셨는데, 비슷한 증상을 가지고 있어서 같은 검사를 해드렸다. 결과를 보는 날에도 같이 오셨는데 옆에서 설명을 들으시더니 마지막에 한마디 덧붙이신다.

"그래도 이 친구 것보다 내 전립선이 더 크네"

"예!? 무슨 말씀이신지???"

"응, 이 친구 고추는 내 꺼보다 작아, 그러니 전립선도 작지."

ㅎㅎㅎ

[남자도 골반이 있다]

트랜스젠더 연예인 하리수에 이어 2009년 슈퍼모델 선발대회에서 트랜스젠더 모델 최한빛이 등장하여 관심을 받고 있다. 두 사람 모두 성전환 수술을 받아 남성에서 여성으로 신체적인 구조가 바뀌었고 여성으로 법적인 인정도 받았다고 한다. 이제는 트랜스젠더들도 당당하게 살 수 있을 만큼 개인의 행복을 포괄적으로 인정해주는 시대가 된 것 같다.

우연히 보게 된 한 케이블방송에서 모델 최한빛이 자신의 매력 포인트를 눈과 허리라고 하였다. 흔히 S-라인으로 불리는 허리선은 여성의 몸매에서 가장 대표적인 매력 포인트로 옆에서 봤을 때 배꼽에서 시작하여 아랫배와 치골을 거쳐 허벅지로 흐르는 골반선의 흐름이다. 그런데 사실은 여자들보다는 남자들의 S-라인이 더 부드러울 수 있는데 그 이유는 남자들은 여자들이 가지고 있는 자궁을 가지고 있지 않기 때문이다. 그래서 트랜스젠더인 최한빛의 S-라인이 다른 동료모델들이 부러워할 정도로 아름다울 수 있는 것으로 생각된다.

여성들의 골반 아래쪽에 위치한 자궁은 표주박 모양으로 임신하지 않은 상태에서는 계란 정도의 크기이다. 하지만 이 자궁으로 인하여 남자들에 비해서 골반 라인이 아무래도 흐트러질 수밖에 없다. 자궁이 여성의 아름다움을 해친다는 얘기는 아니고 남성에 비해 아랫배와 허리선의 흐름이 그렇다는 것이다. 또 임신과 출산을 반복하게 되면 설령 복부지방이 축적되지 않는다 하더라도 자궁에 의해서 흔히 '똥배'라고 하는 아랫배가 튀어나오게 된다. 사실 모델 선발대회에서 골반 라인도 고려해서 채점을 하는지는 모르겠지만 자궁이 없는 트랜스젠더 모델들은 이런 면에서 더 유리할 수밖에 없다.

의학적으로 골반(骨盤; pelvis)은 허리 아래의 엉덩이뼈를 의미하며 방광, 자궁, 직장 등의 장기가 골반 내에 위치하고 있다. 영어 단어 pelvis의 라틴어 어원은 '물동이'라는 뜻을 가졌는데 골반의 모양에 따라 만들어진 단어이다. 여자에 있어서 골반의 형태와 크기는 출산과 밀접한 관계가 있고 자세와 걸음걸이에 영향을 끼친다. 골반통이나 골반염 등 골반 관련 질환은 주로 여성에게서 발생하는데 골반 내에 위치한 자궁으로 인하여 여러 문제가 생겨나기 때문이다.

따라서 골반은 여성에만 있는 구조이고 관련 질환도 여성에게만 발생하는 걸로 착각하는 경우가 많다. 골반과 관련된 단어로 '골반바지'도 있는데 한 번도 골반바지를 입어본 적이 없는 필자로서는 여성 전용바지인 걸로 생각하고 있다.

그러면 남성은 골반이 없을까? 그리고 정말로 골반과 관련된 남성 질환은 없는 것일까? 골반 속에 담겨 있는 장기가 다소 다르기는 하지만 남자도 여자와 마찬가지로 당연히 골반을 가지고 있다. 여자들만의 질병으로 알고 있는 골반통 역시 남자에게도 있는데 만성전립선염으로 알려진 '만성골반통증후군'이 바로 그것이다. 실제로 진료실에서 환자들에게 만성골반통증후군이라고 얘기를 하면 바로 이해하지 못하는 경우가 있다.

"예!? 골반통이라구요? 남자도 골반이 있어요?"
남자가 골반이 있다고 하면 의아해하는 사람들이 많은데 이런 사람들은 대부분 골반이 바로 자궁을 의미한다고 착각하는 것이다. 어쩌면 골반바지도 자궁바지로 이해하고 있는 건지도 모르겠다. 그런데 사실 여성에서의 골반통은 대부분 자궁과 관련이 있지만 남성이 가지고 있는 골반통의 중심에는 전립선이 있다. 비뇨기과 질환 중에서 요도가 짧은 여자들에게 방광염이 감기처럼 흔한 병이듯 만성전립선염은 현대사회에서 남성의 절반이 평생에 한 번은 증상을 겪을 정도로 남성들의 숙명적인 병이다. 하지만 아직 발생 원인이 명확하지 않고 쉽게 치유되지 않아 일상생활에 많은 불편을 주는 질환이기도 하다.

방광염은 요도를 통해 방광에 침입한 세균에 의해 방광 점막에 염증이 발생한 상태로 항균제로 쉽게 치료할 수 있는 감염질환이다. 만성전립선염도 의학적으로는 감염질환에 분류되지만 세균을 발견하지 못하는 비세균성 질환이 대부분으로 나이, 교육, 경제 상태와 결혼 유무, 여가 활동, 성생활 습관, 정신-신경학적 장애 등이 관계가 있다. 현재 가장 많이 사용되는 미국 국립보건원의 전립선염 분류에 따르면, 진단검사에서 염증이나 세균의 감염 흔적을 찾을 수 없고 증상만을 보이는 비세균성, 비염증성 만성전립선염인 '만성골반통증후군'이 전립선염의 대부분을 차지하고 있다.

그러면 여기서 잠깐, 의학상식 퀴즈 하나 풀어보자. 남성에서 여성으로 전환한 하리수나 최한빛과 같은 트랜스젠더들은 여자로서 방광염이 잘 걸릴까? 아니면 그래도 원래 남자였으므로 만성전립선염에 잘 걸릴까?

남성에서 여성으로 전환된 트랜스젠더들은 성전환수술을 받더라도 전립선은 제거되지 않고 남아 있다. 하지만 여성호르몬을 보충하고 있어 전립선이 위축되어 전립선비대증이나 만성전립선염의 발생 가능성은 거의 없고 자궁이 없기 때문에 여성형 골반통도 발생하지 않는다. 방광염은 남성형 요도괄약근과 미약하나마 전립선을 가지고 있기 때문에 요도가 짧은 여성보다는 아무래도 덜 걸릴 것이다. 한마디로 트랜스젠더들은 남성형 골반라인과 더불어 방광염과 전립선 질환에 있어서 유익한 점을 가지고 있다.

[비뇨기과 증후군: 만성골반통증후군]

의학에서 '증후군(症候群; syndrome)'이란 용어는 여러 증상이 함께 연관되어 나타나지만 그 원인이 불분명하고 병의 실체가 명확하지 않을 때에 사용한다. 영어 syndrome은 그리스어에서 나온 것으로 '함께 달리다(run together)'라는 뜻인데, 의학적으로는 복합적인 증상들이 있을 때 사용한다.

비뇨기과에서 대표적인 증후군은 만성골반통증후군(chronic pelvic pain syndrome)으로 비세균성 만성전립선염의 또 다른 명칭인데, 주요증상인 통증과 함께 다양한 배뇨장애, 성기능장애들이 함께 나타나는 증상증후군이다. 원인이 명확하지 않고 검사상으로도 특징적인 소견이 없는 경우가 많아 환자의 증상과 상태만으로 진단한다. 보통 3개월 이상 주기적으로 증상이 나타나는 경우나 비정기적으로 6개월 이상 통증이 지속될 경우에 만성골반통증후군이라고 정의한다. 추정되는 위험요인은 대단히 복잡하고 다양한데 기질적인 문제 외에도 심리적인 요인과 환경적인 요인이 있다. 특히 스트레스를 받으면 전립선 주위의 골반근육이 수축하여 증상이 유발된다. 증상은 갑작스럽게 나타날 때도 있고 몇 년간에 걸쳐 서서히 나타날 때도 있다.

48세의 영찬 씨는 요즘 무척이나 힘들다. 개인택시를 운전한 지 20년 가까이 되었고 그동안 특별한 문제없이 잘 지내왔는데 얼마 전부터 회음부가 뻐근하여 불편하기 그지없다. 소변도 잘 나오지 않고 발기력도 전만 못한 것 같아 여간 신경이 쓰이는 게 아니다.

27세의 창희 씨는 소위 배달의 기수다. 20대 초반 중국집 배달원부터 시작하여 지금은 퀵서비스의 유능한 직원으로 인정을 받고 있으며 거의 온종일 오토바이를 탄다. 한 가지 걱정거리로 몇 년 전부터 종종 아랫배와 음낭 주위에 불쾌감이 있지만 병원을 찾은 적은 없다. 술을 좋아해서 일주일이면 4~5차례 소주 1~2병씩 마시고 가끔은 폭음을 하기도 한다.

36세의 수길 씨는 잘 나가는 펀드매니저다. 종일 긴장 상태로 휴일도 없이 펀드에 매달려 지내지만 나름대로 건강관리를 잘하고 있는데 매일 운동도 열심히 하고 영양제도 꼬박꼬박 챙겨서 먹는다.

하지만 얼마 전 투자한 주식의 주가가 갑자기 떨어지는 바람에 한 달 내내 스트레스가 이만저만이 아니었다. 더구나 요즘 들어서는 소변도 자주 마렵고 수시로 음경과 회음부에 콕콕 찌르는 느낌이 난다.

병원을 찾아온 영찬 씨, 창희 씨, 수길 씨 모두 진찰과 검사를 한 결과 만성골반통증후군으로 진단되었는데, 직업, 환경, 생활습관, 심리적인 요인으로 인하여 만성골반통증후군이 발병하게 된 대표적인 경우들이다.

만성골반통증후군 환자들이 가장 많이 호소하는 것은 통증이다. 주로 골반 부위, 즉 회음부나 치골상부에 주로 나타나지만 성기나 허리 아래쪽에 있을 수도 있고 성관계 시 사정통으로 나타날 수도 있다. 못 참을 정도로 아주 격렬하게 아프기도 하고 단지 불쾌감이나 묵직한 느낌만을 보이는 등 통증의 정도가 다양하게 나타난다. 갑자기 통증이 왔다가 감쪽같이 사라지기도 하고, 불편한 느낌이 수일 혹은 수 주간 지속되기도 한다. 배뇨장애 증상이나 성기능 장애도 통증과 동시에 나타나기도 하고 제각각 나타나기도 한다.

보통은 이러한 육체적인 불편함이 오래 지속되다 보니까 정신적인 문제가 동반되기도 하는데 대부분 불안감과 우울증 증상을 동반

한다. 매사에 의욕이 없어져서 적극적인 사회생활을 유지하는데 어려움을 느끼고 스스로의 자긍심도 많이 떨어지게 된다.

"완치가 가능한가요?"

수차례 반복된 재발로 많은 고생을 한 환자들이 묻는 말이다. 대답은 "조건부로 가능하다"이다. 즉 만성골반통증후군은 세균성 감염질환이 아니라 생활의 병이기 때문에 병원 치료와 함께 생활습관의 교정이 필요한 것이다. 여러 가지 잘못된 생활습관을 교정하지 못할 경우 치료가 되더라도 일시적이고 수시로 재발하여 결국에는 불치의 병으로 평생 고생할지도 모른다.

완치를 위해서는 꾸준하게 성실히 치료를 받는 것이 중요하지만 본인 스스로의 관리가 무엇보다도 중요하다. 금연과 함께 가급적 과음을 하지 말고 과로나 스트레스를 피하고 어쩔 수 없이 과로한 후에는 충분한 휴식을 취해야 한다. 오래 앉아있어야 하는 사무직인 경우는 규칙적으로 일어나서 골반의 긴장을 풀어주고 따뜻한 물을 이용한 온수 좌욕이 도움이 된다.

[만성전립선염과 우리의 일상]

어느 날 오후 5시 ㈜○○, 19층 사무실.

마케팅부 김수홍 과장은 온종일 책상에 앉아 컴퓨터를 잡고 씨름을 하고 있다. 기획안 마감이 오늘까지라서 중간에 화장실도 못 가고 끙끙거리고 있다.

[삐~~~]

"김 과장, 기획안 다 되어가? 잠깐 이리 좀 오지..."

("으이그~~ 웬일이야?")

평소 큰소리를 치지는 않지만, 오늘 같은 마감일에 본부장의 호출은 언제나 등골을 오싹하게 한다. 그렇지 않아도 오래 앉아있어서 불편하던 참이었는데 일어서는 순간 항문 주위 회음부에 찌릿한 경련이 느껴진다. 다행히 본부장과의 면담을 별일 없이 끝내고 다시 돌아와 의자에 앉았는데 회음부의 찌릿함이 가시지 않아 여간 불편한 게 아니다. 신경을 쓰다 보니까 요도와 한쪽 고환까지 묵직한 느낌이 들기 시작하여 일에 집중하기가 어려울 정도이다.

"오래 참았다가 왔는데 왜 이러지?"

엉덩이가 불편한 김에 잠깐 쉬려고 화장실로 간 김 과장은 소변을 보려는데 한참을 기다려도 나오지 않는다. 옆에서 같이 시작한 박 대리는 이미 마무리를 하는 것 같은데 그제야 시작된 소변줄기가 졸졸 영 시원치가 않다. 간신히 끝낸 후 지퍼를 올리고 화장실을 나오는데 요도 입구에서 소변 몇 방울이 주르륵 떨어지면서 허벅지를 타고 흐른다. 불쾌한 느낌으로 책상 앞에 다시 앉아 업무를 하면서 생각해보니 몇 개월 전부터 소변줄기가 가늘어지고, 밤에 자다가도 몇 번씩 일어나 소변을 보고 있다는 생각이 떠올랐다. 잠을 설쳐서인지 최근에는 집중력도 떨어지고 피로감이 온종일 가시지 않는 것 같다.

"스트레스로 인한 일시적인 증상이었나?"
"그럼, 괜찮아진 기념으로 한잔해야겠다. ㅋㅋ"

대충 업무를 마치고 사무실을 나오니 좀 전까지 불편했던 회음부 뻐근함이 감쪽같이 사라져 버렸다. 쑥스러워 누구에게 얘기하기도 그랬었는데 괜찮아져 잘 됐다 싶었다. 직장동료들과 함께 소주 두어 병을 마시고 집으로 돌아온 김 과장은 갑자기 걱정이 앞섰다. 평소 술을 자주 마시긴 했지만 특별히 지은 죄(?)도 없는데 갑자기 또 불편해지면 어떻게 하나 하는 불안감이 들기 시작했다.

"혹시 요도염이면 어쩌지? 오늘 의무방어전도 치러야 하는데..."
그날 밤을 간신히(?) 넘긴 김 과장은 다음날 퇴근 후 큰맘을 먹고
회사 앞에 있는 비뇨기과의원을 찾았다. 김 과장의 얘기를 들은 비
뇨기과의사는 소변검사와 전립선마사지 등 몇 가지 검사를 한 후 만
성전립선염으로 진단을 내렸다. 자신의 증상이 전립선염 때문이란
얘기를 들은 김 과장은 이해가 되지 않았다.

"외도한 적도 없는데 전립선염이 왜 생겨요?"
"만성전립선염은 세균성보다는 외부환경이나 생활습관으로 인해
서 오는 비세균성이 많습니다. 아마도 스트레스와 오랜 시간 앉아
서 일하는 업무형태, 그리고 잦은 음주가 원인으로 생각되네요."
"아~ 요도염이 아니라서 다행이네요. 금방 치료가 되죠?"
"김수홍 님이 가진 만성전립선염은 당분간 꾸준한 치료가 필요합
니다."
"예? 며칠 간 약만 먹으면 되는 건 아니구요?"
"그럼요, 만성전립선염은 약만으로는 완치되지 않습니다. 반드시
생활습관 교정과 함께 3개월 이상 치료하셔야 합니다."
"?!?!"
밑져야 본전이라는 생각이 든 김수홍 과장은 약도 복용하고 물도

넉넉하게 마시며 병원에서 얘기해준 주의사항을 지키려고 열심히 노력했다. 2~3주가 지나자 불편함은 사라지기 시작했고 직장에서도 활기가 생겼으며 집에서는 더 이상 밤이 두렵지 않게 되었다.

"에휴~ 이렇게 편하고 좋은 걸 가지고 그때 왜 그렇게 고생했는지 모르겠네."

6개월 후 김 과장은 처음 전립선으로 불편하던 때를 기억하며 이렇게 얘기하곤 한다.

['전립선염' 이 뭐예요?
'골반통' 이 뭐예요?]

방광염이 여자들에게 숙명의 병이듯 만성전립선염은 남성의 반이 평생에 한 번은 증상을 경험할 정도로 흔한 질환이다. 하지만 아직 발병원인이 명확하지 않고 쉽게 치유되지 않아 일상생활을 망치고 삶의 질을 떨어뜨리는 곤혹스러운 질환이다. 하지만 우선 왜 생기는 지에 대해 충분히 이해하고, 증상이 있을 때 적절하게 치료하며 원칙에 따라 예방과 관리를 한다면 반드시 완치될 수 있는 질환이기도 하다.

"전립선은 도대체 뭐냐?"

전립선은 남성에게만 있는 생식기관으로, 항문과 음낭 사이의 회음부 깊숙이 위치하고 골반의 혈관, 신경, 근육의 중심축 역할을 한다. 배뇨와 섹스를 비롯한 여러 골반기능에 영향을 끼치게 되는데 전립선 건강이 곧 남성 건강을 의미할 정도로 중요한 장기이다.

"전립선에 이상이 있으면 골반의 불편함이 왜 나타나는 거야?"

"주로 어떤 증상을 보이는 거야?"

"스트레스 많은 사무직에서 잘 생긴다는데, 왜 그래?"

오랫동안 앉아있거나 불안감이나 스트레스를 자주 받으면 골반이 긴장하게 된다. 골반이 긴장하면 근육이 조여지고 혈액순환에 문제가 생겨 세균에 감염되지 않더라도 전립선에 염증을 일으키게 되는데, 이를 '비세균성 만성전립선염' 혹은 '만성골반통증후군'이라 한다. 대표적인 증상은 통증으로, '찌릿함', '불쾌감', '묵직함', '이상감각', '바늘로 찌르는 것 같은 아픔' 등 다양한 형태로 나타나게 된다. 주로 회음부나 아랫배, 서혜부에서 통증을 느끼지만 음경이나 고환, 허리, 허벅지 등 여러 부위에서 나타날 수도 있다. 또한 소변보는 불편함도 동반되며 성기능장애를 호소하는 경우도 많다.

"직업이나 생활습관과도 관련이 있다던데 맞는 얘기야?"

"소변보기 힘든 증상도 생겨?"

대부분 만성전립선염의 원인은 과음, 흡연, 과로, 스트레스 등 잘못된 생활습관이다. 그리고 오랫동안 앉아있어야 하는 사무직이나 운전기사, 회음부에 압박을 받는 오토바이나 자전거를 많이 타는 직업군에서도 위험도가 높다. 이럴 경우 전립선이 직접적으로 자극을 받게 되고 골반의 혈액순환이 원활치 못해 전립선질환의 발병률이 높아진다. 전립선질환에서의 배뇨증상은 한참 뜸을 들여야 소변이 나오거나 줄기가 약하고 자주 소변을 보며 밤에도 몇 번씩 일어나야 하는 등 다양하게 나타난다.

"예전에 잠깐 불편함이 있다가 저절로 없어졌는데 이것도 전립선염 때문이야?"

"혹시 전염되는 건 아닌가?"

만성전립선염의 전형적인 증상인 통증은 일순간 격렬하게 나타나기도 하지만 갑자기 사라지기도 한다. 불쾌감이나 그저 뻐근한 느낌 또는 배뇨장애가 수주 혹은 수개월간 지속되는 경우도 많다. 대부분의 만성전립선염은 세균성 감염질환이 아니기 때문에 성병이나 요도염과는 달리 전염의 위험성은 없다. 오히려 성생활을 규칙적으로 하는 것이 전립선에 도움이 되지만 대부분의 환자에서는 성욕도 줄고 성기능의 장애가 생기며, 사정할 때 통증이 동반되기도 한다.

"치료는 얼마나 받아야 해?"

"약만 먹으면 돼?"

"술은 어떻게 해?"

만성전립선염의 발병이 생활 형태와 관련 있기 때문에, 치료 목표를 질병의 완치가 아니라 골반기능 회복과 증상의 완화에 두고 꾸준히 건강관리를 하는 것이다. 제대로 관리를 하지 않으면 평생 증상이 반복되기도 하는데 1~2주 치료로 증상이 완화되었다가 과음이나 과로하면 바로 재발된다. 불건전한 생활습관 - 과로, 과음, 스트레스를 피하고 오래 앉아있거나 운전을 하는 경우 1시간에 5분 정도 자리에서 일어나 스트레칭을 하는 것이 좋다. 통증이 있는 부위에 따뜻한 찜질이 도움되는데 너무 뜨거울 경우 오히려 통증이 악화될 수 있으니 주의해야 한다.

[화장실에서의 눈치 싸움, 소변줄기와 정력]

공중목욕탕에서 옷을 다 벗고 적나라한 모습이 될 때 다른 사람들의 몸 중에서 어디를 주로 볼까? 일반적으로 여자들은 상대방의 가슴을 보고 남자들은 상대방의 성기를 보는 경향이 있다고 한다. 이러한 행동의 이유는 성적으로 가장 상징적인 부위를 보면서 자신의 성 능력과 은근히 비교해 보려는 본능 때문이다. 일반적으로 남자들의 정력에 대한 환상과 집착은 정도가 대단히 심하고 심지어는 정력을 남성의 존재감과 자존심이라고도 생각한다.

원래 정력이란 넓은 의미로 심신의 활동력과 성적인 능력 모두를 포함하고 있지만 남성들의 정력은 주로 발기력만으로 판단되는 경향이 있다. 그래서 성기의 크기가 정력과 비례한다고 생각하고 다른 사람은 얼마나 큰지를 훔쳐보는 것이다. 하지만 실제로 성기 크기가 정력이나 발기력과 관계가 있는 것은 아니다.

남자들의 정력에 관한 집착은 크기 이외에 소변줄기도 대상이 되곤 한다. 남자들이 공중화장실에서 소변을 볼 때 옆에 사람이 있으면 슬쩍 눈치를 보면서 힐끔거리곤 한다. 잘 보이지도 않는 상대방의 성기가 어떤지를 보려는 게 아니라 소변줄기가 얼마나 굵고 센지를 비교하려는 것이다. 그래서 예전의 '변강쇠'나 '가루지기' 같은 성인용 에로영화를 보면 정력이 세다는 것을 표현하기 위해 폭포수 같은 물줄기를 대신 보여 주기도 하였다.

남성, 특히 중년 이후에 소변줄기는 전립선과 관련이 많다. 그래서 남성들은 '정력=소변줄기=전립선'이라는 생각에서인지 소변보는 불편함이 있어도 괜히 얘기를 꺼냈다가 자존심이 상할까봐 말을 못하는 경우가 많다. 전립선은 나이와 상관없는 남자들의 생활에 많은 영향을 끼치는 장기이지만 창피해하거나 야릇한 시각으로 보는 경향이 있을 정도로 오해가 많다. 전립선은 남성 골반건강의 중심이 되는 장기로 건강한 남성건강을 위해서도 전립선에 대한 올바른 이해가 필요하다.

전립선은 여성에게는 없는, 남성들의 임신에 관여하는 생식기관이다. 모양과 크기는 밤톨과 비슷한데 사정액의 일부를 생성하여 정자를 보호하고 영양분을 공급하는 일을 한다. 그런데 위치가 방광 입구에서 요도를 둘러싸고 있고, 사정관이 전립선에서 열리고 음경으로 가는 혈관과 신경이 전립선을 통과하기 때문에 문제가 생기면 배뇨장애를 비롯한 다양한 불편함이 나타나게 된다.

소변보는 불편함으로는 소변을 시작하려면 힘이 들고, 시간이 오래 걸리고, 소변줄기가 약하고, 소변을 자주 보고, 봐도 시원치 않고, 깔끔하게 마무리되지 않고, 소변을 참기 어려운 배뇨증상들이 생긴다. 전립선염에서 주로 볼 수 있는 통증은 아랫배, 회음부, 고환, 음경, 허벅지 등 여러 부위에서 나타나고, 양상도 못 견딜 정도로 심하거나 찌릿찌릿한 불쾌감만으로 나타날 수도 있다. 성기능 장애로는 성욕이 감퇴하고 발기력이 약해지며 절정감이 없어지거나 조루가 오기도 하고 심할 경우 발기부전도 생긴다.

특히 중년이 되면 부부관계에 대해서 소원해지기 쉽다. 더구나 폐경이 된 부인이 의도적으로 피하기도 해서 많은 부부가 '에이, 서로 잘 아는 처지에 무슨…' 이라 하면서 성생활을 자주 하지 않는다. 성생활을 거의 하지 않으면 전립선에 부종과 염증이 생길 수 있기 때문에 주기적인 성생활을 통해서 전립선이나 골반근육의 긴장도를 풀어주는 것이 건강에 도움이 된다. 그런데 건강에 좋다고 너무 자주, 과도하게 하게 되면 전립선에 무리가 가고 울혈이 되어 역시 좋지 못하기 때문에 적당히 하는 것이 좋다. 의학적으로 성생활을 하여야 하는 기간의 기준은 없다. 다만 전립선 건강을 위해서라면

50대에는 10일이나 14일에 한 번 정도가 적절하다. 단 건성건성 하는 것이 아니라 사랑하는 마음으로 집중해서 열심히 하여야 한다.

　전립선 질환으로 인해 배뇨증상이 심하면 심할수록 성기능 장애도 더 많이 나타나기 때문에 전립선이 좋지 않아 소변줄기가 약하면 정력이 나쁘다는 건 맞는 얘기이다. 바람둥이로 유명한 천하의 '카사노바'도 나이가 들어 전립선 질환과 함께 성기능장애인 발기부전, 조루로 고생하였다는 설이 있다. 사실 중년 이후 전립선 문제는 부부생활에도 나쁜 영향을 미친다. 남편들의 배뇨장애로 인해 변기 주변이 지저분해지면 부인이 잔소리를 하게 되고 그렇지 않아도 불편한 남편 입장에서는 억울하고 서러워지게 되어, 결국 부부 갈등이 시작되는 것이다.

　그렇다면 전립선에 특별한 이상이 없고 소변줄기가 굵고 세면 정력도 강한 것일까? 아쉽게도 세찬 소변줄기가 강한 정력, 즉 발기력과 상관관계가 있다는 의학적 근거는 전혀 없다. 대놓고 자랑하는 친구도 있기는 하지만 소변줄기가 남보다 세다고 괜히 좋아할 이유는 없는 것이다. 하지만 소변줄기에 문제가 생기면 전립선 이상을 의미하고 이는 더 심각한 배뇨장애나 성기능 장애로 진행할 수 있으므로 바로 병원을 찾아 검사를 받아보는 것이 좋다.

　전립선과 정력에 관한 중요한 정보 하나를 추가한다. 요즘 밤에

유흥가에 나가면 정력 강화에 좋다고 선전하는 전립선마사지 전단지를 많이 볼 수 있다. 비뇨기과에서 항문으로 손가락을 넣어서 하는 전립선마사지는 전립선액을 받아 검사하거나 부기를 가라앉히기 위한 목적으로 하는 의료시술인데 이런 전립선마사지를 받는다고 정력이 강화되는 건 절대로 아니다. 오히려 제대로 의학적으로 훈련되지 않는 사람이 할 경우 전립선에 염증을 일으키거나 요도에 손상을 줄 수 있는 위험성이 있다.

[비뇨기과 의사가 '골절'을 치료한다?]

"어디가 불편하세요?"

"코가 이상해서 왔는데..."

"아~ 코는 비뇨기과가 아니구요, 이비인후과에서 봐야 하니까 진료과를 바꿔드릴게요."

"귀찮은데 그냥 좀 봐주면 안 되나?"

"저는 비뇨기과의사래서 코에 대해서는 잘 몰라요."

"아니, 의사양반이 모르는 것도 있어?"

아직도 많지는 않지만 가끔은 비뇨기과와 이비인후과를 착각해서 잘못 오시는 분들이 있다. 이비인후과 교수들에게 물어보면 비뇨기과 환자가 그쪽으로 잘못 가는 경우는 별로 없는 모양인데 [비]자가 비뇨기과 이름의 맨 앞에 있어서 그런 것 같다. 같은 [비]라도 비뇨기과는 '분비할 비(泌)'이고 이비인후과는 '코(鼻)'로 엄연히 다르다.

어느 과에서 진료를 받아야 할지 헷갈리는 질환들이 꽤 있긴 하지만 누가 봐도 비뇨기과에서 진료한다고는 생각할 수 없는 질환이 있는데, 뼈가 부러지는 '골절'이 바로 그것이다. 보통은 '골절'이 발생하면 정형외과를 찾아서 부목을 대거나 핀으로 고정하는 수술로 치료한다. 그런데 비뇨기과 의사들이 정형외과 분야인 골절을 진단하고 치료까지 하기도 한다. '진짜?' 하고 놀라면서 믿지 않는 분들을 위해 자세한 설명을 하도록 하겠다.

* 비뇨기과 때문에 골절이 생긴다?

정확하게는 비뇨기과 때문이 아니라 비뇨기과 질환의 합병증으로 골절이 생길 수 있다. 무슨 질환인지 말씀드리기 전에 먼저 상상을 해보시라. '암인가?' 하는 생각이 든다면 평소 건강에 관심이 많은 분이다.

최근 우리나라에서도 발생빈도가 증가하고 있는 전립선암은 뼈로 전이가 잘 일어난다. 전립선암이 무서운 이유는 다른 암과는 달리 특유의 증상이 없어 초기에는 모르고 지내는 수가 대부분이고 암이 악화되면서 임파선이나 뼈로 전이가 발생하는 것이다. 특히 골반뼈와 갈비뼈, 요추뼈, 흉추뼈 등으로 전이되는데, 전이된 부위는 통증이 생기고 압박성 골절이 발생하기도 한다. 그래서 전립선암의 진단에는 뼈에 대한 검사(동위원소 및 방사선촬영)가 반드시 포함된다.

전립선암 이외에 골절이라는 합병증을 일으키는 다른 비뇨기과 질환은 소변보기가 불편해지는 전립선비대증과 과민성방광이다. 소변이 급하고 보기 힘든 증상을 나타내는 두 질환이 의외로 골절과 관련이 있는 이유는 야간빈뇨와 절박뇨 때문이다. 두 질환 모두 50대 이후에 많이 발생하는데, 노화로 인해 뼈가 약한 상태에서 캄캄한 밤에 급하게 화장실을 가다가 가구에 부딪히거나 넘어져서 골절이 생긴다. 따라서 이런 질환을 가진 분들은 화장실 입구에 희미한 수면 등을 켜두거나 부딪힐만한 가구는 치워두는 것이 좋다.

 * 비뇨기과에서 골절의 위험도가 높은지를 검사한다?

갱년기 여성들에게 많은 골다공증은 남성들에게서도 발생하는데 성호르몬의 감소로 인한 갱년기 증상 중의 하나다. 최근에는 남성들도 스트레스나 음주, 흡연 등으로 인해 테스토스테론이 감소하여 젊은 나이부터 일찍 나타나기도 한다. 골다공증이 있으면 골절의 발생 위험도가 증가하고, 대퇴골이나 척추뼈에 골절이 발생하면 사망률이 높다. 남성갱년기는 여성의 폐경기와 달리 서서히 나타나므로 40대 이후 갱년기 증상이 있으면 남성호르몬검사와 함께 골밀도검사로 골다공증의 상태를 파악해야 한다.

전립선암 환자에서 테스토스테론을 억제하는 호르몬치료를 하는 경우에도 골다공증 검사를 해야 한다. 물론 암의 치료가 우선이긴 하지만 골다공증이 발생하는 부작용을 최소화하기 위해서 칼시토닌이나 비스포스포네이트 등 골다공증 치료제를 함께 투여하기도 한다.

* 비뇨기과의사가 골절을 치료한다?

정말로 비뇨기과에서도 골절을 치료하기도 한다. 그런데 골절이긴 하지만 뼈가 아니라 '남성의 음경이 부러진 것'을 비뇨기과에서 치료한다. 과격한 성행위, 특히 여성상위 체위나 전희가 충분치 않은 상태에서 무리하게 삽입을 하려다가 발기된 음경이 꺾여서 골절이 된다. 사실 음경에는 뼈가 없으므로 실제로 부러지는 것은 아니고 발기에 관여하는 음경해면체를 둘러싸고 있는 백막이 파열되는 것이다. 정확하게는 음경해면체 파열(cavernous rupture)이지만, 음경이 골절되는 순간 뼈가 '뚝' 부러지는 것과 같이 소리가 나고 딱딱한 음경이 순식간에 꺾이기 때문에 음경골절(penile fracture)이라는 이름이 붙었다. 그래서 골절을 비뇨기과에서 치료한다. 음경골절의 치료는 뼈의 골절처럼 부러진 음경에 석고붕대를 감는 것은 아니고 혈종을 제거하고 찢어진 백막을 봉합해주면 된다. 후유증은 거의 없고 이후에 음경의 기능도 잘 유지가 된다.

비뇨기과를 찾아와서 "부러졌는데요…"라며 쭈뼛거리는 환자에게 "정형외과로 가셔야 하는데…" 하지 않고, 바로 "바지 좀 내려 보세요"라고 말하는 비뇨기과 의사가 센스 있는 의사이다. 그리고 비뇨기과 진료 중 뼈 검사를 권유받더라도 의아하게 생각하지 말자.
비뇨기과 건강을 위해서 뼈 건강도 중요하기 때문이다.

[건강 기능식품과 전립선]

"씹고, 뜯고, 맛보고, 즐기고..."

음식과 건강에 관련된 재미있는 광고 카피이다. 건강이 아니라 잇
몸 약에 대한 광고가 아니냐고 따지는 사람들을 위해 뒤에 문구 하
나를 덧붙여 보자.

"씹고, 뜯고, 맛보고, 즐기고, 건강하고..."

진료를 하다 보면 조심해야 하는 음식이 있느냐고 먼저 묻는 환자
들도 있고 어떤 기능식품을 먹으려는데 괜찮겠냐 묻는 분들도 많다.
이런 분들 가운데 의외로 막연한 얘기가 아니라 꽤 구체적으로 정확
히 알고 있는 분들도 있어서 많이 아신다는 칭찬을 드리기도 한다.

"아이고, 공부 무지 많이 하셨네요."

음식, 정확히 말해 기능식품은 의학 외적인 요소가 많기 때문에

이런 분들로부터는 의사인 내가 오히려 한 수 배우는 경우가 많다.

"Let Food be Your Medicine"
고대 그리스의 의학자, 히포크라테스가 한 말로 흔히 '음식이 약이 되게 하라'고 번역되는데 건강에 있어 음식의 중요함을 강조한 말이다. 우리가 일상적으로 먹는 음식이 건강과 생명을 좌우한다는 뜻으로, 우리 옛말에도 비슷한 뜻의 '밥이 보약이다.'라는 말이 있다. 사실 히포크라테스의 말은 우리가 흔히 쓰는 쉬운 표현이 따로 있는데 이건 마지막에 알려 드리도록 하겠다.

전립선은 남성건강에 중요한 역할을 하는 장기다. 대표적인 질환으로는 30~40대에 많이 오는 전립선염, 50대 이후의 전립선비대증, 전립선암 등이 있는데, 전립선 질환의 발병에는 환경적인 요인, 특히 음식과 생활습관이 중요한 역할을 한다. 육식 위주의 식사, 영양과잉, 운동부족, 스트레스 등이 직접적인 위험인자로 알려져 있다. 특히 전립선암은 갑자기 발병하는 것이 아니라 오랜 기간에 걸쳐 생활습관과 식생활의 영향을 받게 되는데, 그중에서도 매일 먹는 음식이 중요하다. '무엇을, 어떻게 먹느냐?'가 암 발생에 큰 영향을 끼치는 것이다.

우선 전립선 건강을 위해 자제하여야 하는 음식은 동물성 포화지방. 즉 기름기가 많은 식품인데, 실제 지방 섭취와 전립선암의 발생 및 사망률 사이에는 밀접한 연관성이 있다. 전립선암 예방에 도움이 되는 영양성분으로는 비타민 E와 셀레늄이 있다. 이들은 전립선에서 지방의 산화를 억제하여 전립선암 발생을 억제하는데 양파, 마늘, 시금치 등에 많이 들어 있다. 또한 붉은색 과일의 색소성분인 라이코펜은 전립선 조직에 흡수되어 전립선암을 예방하는 효과가 있는데 토마토, 딸기, 수박, 자몽에 많이 들어있다. 곡류와 견과류의 식이섬유도 전립선암 예방에 도움이 되고, 카로틴을 함유한 녹황색의 야채, 호박, 당근, 상추, 아스파라거스도 도움이 된다. 마늘도 전립선암 예방에 도움을 주는데, 마늘의 알리신 성분이 암세포를 직접 파괴할 뿐만 아니라 인체 면역기능을 강화하기 때문이라고 한다.

서양인에 비해 우리나라 사람들을 포함한 아시아인들의 전립선암 발생률이 낮은 이유는 콩 관련 식품의 섭취량 차이 때문이라고 한다. 전립선암 발생비율이 높은 미국인은 일일 평균 콩 섭취량이 2~3gm인데 비해, 아시아인은 50gm이며 우리나라는 20gm 정도이다. 콩에 들어있는 식물성 에스트로젠인 이소플라본이 전립선암의 발생을 억제한다.

아무리 효과가 있다고 알려진 식품이라도 한 가지만으로는 충분치 않다. 전립선 건강을 위해서는 종합적인 식생활 관리가 필요한데,

지방 섭취를 전체 열량에서 20% 이하로 제한하고 신선한 과일과 야채를 많이 먹어야 한다. 곡류나 견과류를 통해 매일 25gm 이상의 식이섬유와 40gm의 콩 단백질을 섭취하고, 비타민 C, E와 아연이 포함된 종합비타민을 복용하는 것이 도움된다.

"호두가 몸에 좋다고 해서 사왔는데, 거실에 둘 테니 좀 먹어봐" (안 먹으면 주거~~)

"붉은색 소고기 먹지 마, 원래 당신네 집안은 전립선이 좋지 않았잖아" (먹으면 주거~~)

의학프로그램을 통해서 무슨 음식이 어떻다는 얘기를 들은 주부들이 남편에게 하는 얘기들이다. 그리고는 며칠 지나면 이 음식은 잊어버리고 또 다른 식품이 좋다는 얘기를 하곤 한다. 건강식품은 어쩌다가 몇 번 먹는다고 효과를 보는 것이 아니다. 특히 암 발생에 있어서는 적어도 5년 정도 꾸준히 섭취해야 통계학적으로 의미 있는 효과를 보인다. 그래서 암의 위험도가 높아지는 40대 이후라면 먹는 것 하나에도 더욱 신경을 써야 한다.

Let Food be Your Medicine의 쉬운 우리 말 표현이 뭐냐구? 사실 아무것도 아니다. 아마 오늘도 우리가 무심코 했던 말일 수도 있다.

'먹는 게 남는 거다.' (^ ^)

[전립선과 함께 살아가기]

"요로생식기에 속하는 골반의 장기이다."

"여성들에는 없고 남성들에게만 있다."

"원래 하는 일은 따로 있는데 소변보는데도 관여한다."

"남성의 상징으로 알고 있다."

"이해하기 어려운 좀 묘한 이름을 가지고 있다."

이렇게 얘기하면 엉뚱한 생각을 하는 사람들이 꽤 있을 것 같은데 어떻게 생각하든 그건 아니다. 남녀에 있어 형태나 기능은 다르지만 원형은 같은 상동기관이란 것이 있다. 고환-난소, 귀두-음핵, 음경-소음순, 음낭-대음순 등이 남녀 간 요로생식기의 상동기관들이다. 이러한 상동기관에 속하지 않아야 여성에게는 없고 남성만이 가지고 있다고 할 수 있는데 그건 바로 전립선이다. 전립선은 밤톨을 뒤집어놓은 형태의 장기로 치골 뒤, 직장 앞쪽, 그리고 회음부 부위에 자리 잡고 방광과 연결되는 요도를 둘러싸고 있다.

전립선은 기원전 300년, 이집트의 의사 헤로필스가 처음 발견하였다. 영어로 'Prostate gland'인데, 이것이 pro '앞 전(前)', state '설 립(立)' gland '샘 선(腺)'으로 해석이 되어 전립선이란 한자어 이름이 만들어졌다. 우리 몸에서 가장 앞에 서 있는 분비샘이란 의미인데 똑바로 서서 가장 앞에 서 있는 부분이 어디인지 확인해보자. 가장 앞으로 돌출된 음경에는 요도 입구 분비선이, 젖꼭지에는 유선이 있으니 '전립선'의 앞에 서 있다는 것이 무엇을 의미하는지 확실치도 않은 묘한 이름이 되고 만 것이다. 즉 원래 장기의 의미를 제대로 표현하지 못하고 만 것이다.

용어를 해석하는 과정에서 오해 때문에 그런 것이지 'Prostate'란 이름이 잘못된 것은 아니다. 그리스어에서 Prostate의 어원은 'protector' 혹은 'guardian'으로 '방어자'나 '보호자'란 의미로 전립선(의학사전의 공식 용어)의 기능에 기인해서 만들어진 이름이었다. 전립선의 기능은 여러 가지 물질을 분비하여 정액의 30% 정도를 구성하는데 정자에 영양분을 공급하고 활동성을 높이고 외부의 나쁜 환경으로부터 보호하는 역할을 한다. 또 아연을 분비하여 전부요도에 있는 세균이 정관이나 고환으로 침입하는 것을 막는다. 예전에는 다스릴 '섭(攝)' 도울 '호(護)'를 써서 섭호선(攝護腺)이라고도 하였는데 이것이 더 정확한 용어라고 할 수 있다.

전립선에서 나오는 액에는 정자가 활동하는데 필요한 각종 영양소와 효소가 들어 있는데, 이중 스퍼민(spermine)이란 효소가 정액 특유의 독특한 냄새를 만든다. 초여름 하얀색의 밤꽃에서 나는 약간 비릿한 향기를 맡은 아낙들 가슴이 뛴다는 말이 있다. 놀랍게도 밤꽃 향기를 내는 성분이 정액 냄새의 성분과 비슷하여 밤꽃과 정액이 비슷한 냄새를 풍기게 되는 것이다. 또한 전립선액은 약알칼리성으로 여성 질의 약산성 환경하에서 정자가 파괴되지 않고 자궁까지 잘 이동하게 하기 위하여 산성을 중화시키는 역할을 한다.

전립선의 크기는 출생 직후에는 1g 정도로 작지만, 사춘기가 되면서 남성호르몬의 작용에 의하여 조금씩 커지게 되어 성인이 되면 15g 정도가 된다. 크기는 좌우 4cm, 상하 3cm, 전후 3cm 정도이다. 40대 이후 다시 커지기 시작하여 매년 0.4g씩 증가하고 50대가 되면 매년 1.2g씩 증가하게 된다. 이런 크기의 증가로 각종 불편함이 발생하는 질환이 전립선비대증이고, 그밖에 전립선염과 전립선암이 전립선의 대표적인 질환이다.

전립선비대증은 60대 이상 남성의 60% 이상이 경험하는 흔한 질환으로 우리나라에서도 노령 인구의 증가와 함께 10년 전보다 5배 이상 증가하였다. 전립선염은 남성의 대표적 질병으로 우리나라 30~40대 남성의 30%가 고생할 정도로 흔하고 전체 남성의 약 50%가 평생 살아가면서 전립선염 증상을 경험하는 것으로 알려졌다. 전립선암은 예전에는 우리나라에서 흔치 않았지만 최근 식생활 및 생활형태의 서구화로 인해 급속히 증가하고 있는 질환이다.

질환에 따라 증상의 양상이 다르기는 하지만 전립선에 문제가 생기면 일차적으로 요도에 직접 영향을 끼쳐 배뇨장애를 일으킨다. 성기능에 관련된 증상도 다양한데 성욕감퇴, 발기력 감소, 사정통, 조루, 극치감 감소 등이 나타난다. 특히 전립선염에서는 회음부, 아랫배, 골반 부위에 다양한 형태의 통증이 동반된다. 전립선암은 특유의 증상이 없는 것이 특징이다. 전립선 질환은 우리 생활과 밀접한 질환으로 정신건강에도 영향을 미쳐 심적 스트레스가 큰데 상당수 환자에서 우울증까지 호소한다.

건강한 전립선을 위해서는 평소 충분한 휴식과 운동, 스트레스를 피하고 규칙적인 배뇨 및 배변 습관으로 골반의 긴장을 해소해야 한다. 오랫동안 앉아서 생활하는 경우 1시간에 5~10분 정도는 일어나서 스트레칭이나 가볍게 걸어서 골반을 풀어주고, 전립선이 자극을 받지 않도록 딱딱한 자리에는 오래 앉아있지 말고 자전거도 장시간 타지 않는 것이 좋다. 규칙적인 부부관계를 통해 전립선액을 배출하고 따뜻한 온수좌욕이 도움이 된다. 충분한 수분을 섭취하고 알코올이나 커피 등 자극적인 음식을 자제하는 것도 좋다. 전립선에 도움이 되는 신선한 야채와 과일, 토마토를 많이 먹고 콩과 콩 관련 제품이 도움이 된다.

커피와 건강 그리고 섹스

커피가 섹스와 연관이 있다는 근거들이 제시되고 있다. Ananias 등은 하루 한 잔 이상 커피를 마시면 중년여성에서는 성생활의 빈도가 증가하였고, 중년남성에서는 남성호르몬의 양이 증가하고 발기력이 좋아졌다고 보고하였다.

3. 은밀하고 부끄럽게 - 오줌

[여자, 그리고 소변의 숙명]

'여자 팔자는 뒤웅박 팔자'

부잣집에서는 뒤웅박에 쌀을 담고 가난한 집에서는 여물을 담기 때문에, 여자가 어떤 남자를 만나 어떤 집에 시집가느냐에 따라 인생이 결정된다는 뜻으로 쓰이는 말이다. 뒤웅박이란 박을 쪼개지 않고 꼭지 근처에 구멍만 뚫어 속을 파낸 바가지인데, 위에 뚜껑이 덮인 동그란 형태가 요강과 똑같이 생겼다. 물론 그런 기록은 없고 또 설마 그랬을 리야 없겠지만, 모양만 봐서는 혹시 뒤웅박을 요강으로도 사용하지 않았을까 의심할 정도이다. 요강도 가정의 경제적 능력에 따라 사기나 놋쇠, 양은으로 만든 걸 사용했고, 혼수의 필수품이었으며 이사할 때면 요강에 쌀을 담아서 맨 먼저 새집으로 들이는 전통이 있었다. 이를 보면 요강과 뒤웅박은 모양만 같은 게 아니라 평가나 역할(?)도 비슷했던 것 같다.

요즘 여자들에게 뒤웅박 팔자라는 얘기를 하면 난리가 날 것이고, 집에서 요강을 사용하는 사람들도 없겠지만, 비뇨기과 관점에서는 아직도 '여자 팔자는 뒤웅박 팔자'이다. 이는 여성들의 배뇨에 있어서 중요한 방광이 뒤웅박이나 요강과 모양이 비슷할 뿐만 아니라, 셋 모두가 소변이 담기는 그릇이며 (물론 뒤웅박이 요강의 원조라는 건 순전히 필자의 개인적 추정일 뿐이지만), 여자와 관련이 있다는 공통점이 있기 때문이다. 뒤웅박과 요강이 여자들의 필수품이었듯이 방광도 여자들의 삶에 영향을 미치는 필수장기로 평생을 함께하며, 뒤웅박이나 요강에 무엇이 담기냐에 따라 가치가 달라지듯이 어떤 방광에 어떤 소변이 담기느냐에 따라 삶의 질도 달라진다.

"어릴 때부터 '소변'을 자주 봐요."
"결혼하고 자주 오줌소태로 '소변' 볼 때 아파요."
"애 낳은 후부터는 밤에 '소변'을 자주 봐요."
"서른 후반부터 '소변'이 급해서 참기 어려워요."
"폐경이 되고 나서 '소변'이 찔끔 새요."
이런 말들은 여러 여성이 하는 얘기일 수도 있고 한 여성의 소변에 관한 일대기이기도 하다. 여성의 일생에 걸쳐 소변의 불편함을 일으키는 대표적인 질환이 방광염, 과민성방광, 요실금이다.

오줌소태라고도 하는 '방광염'은 소아부터 노인에 이르기까지 모든 연령층에서 발생하는데, 여성이라면 누구나 일생에 한 번은 앓는다 할 정도로 여성들의 숙명적인 질환이다. '과민성방광'은 소변을 자주 보면서 갑자기 소변이 급하게 마려운 것이 특징이며 여성의 30% 이상이 불편함을 가지고 있을 정도이다. '요실금'은 폐경 무렵 여성들에게 또 다른 서글픔으로 다가온다. 소변이 새는 바람에 마음 놓고 웃지도, 뛰지도 못하고 지린내가 날까봐 눈치가 보여 외출이 곤혹스러우며, 삶의 의욕까지 떨어뜨려 우울증을 겪기도 한다. 이는 40대 이후 여성들에게 대단히 흔한 질환이다.

여성에게 이런 불편함이 잘 생기는 이유는 여성들의 비뇨생식기적 특징 때문이다. 여성은 요도의 길이가 짧고 소변을 조절하는 요도괄약근이 덜 발달되어 있다. 또한 요도가 질과 항문에 근접되어 질의 분비물이나 대변에 의해 오염되어 세균감염이 되기 쉽다. 임신 시에는 높아진 배 안의 압력이 방광에 직접 전달되어 방광을 누르고 출산 과정에서는 골반근육이 손상을 받고 탄력이 저하된다. 폐경기 이후에는 가장 극단적인 변화들이 생기는데, 여성호르몬 감소로 인하여 질이 건조해지고 방광 및 요도 점막의 탄력이 저하되고 기능이 떨어지게 된다.

이렇듯 여자는 소변과 숙명적인 관계에 놓여있고 그 중심에는 방광이 있는 것이다. 평상시 방광은 묵묵히 자신의 할 일을 다 하고 있으며, 내 몸과 조화를 잘 이루고 있다. 하지만 문제가 생겨 나쁜 방광이 되고 소변에 불편함이 생기면 창피해서 누구에게 얘기도 못 하는 혼자만의 비밀이 된다.

많은 여성은 소변보는 불편함을 여자이기 때문에 겪는 당연한 현상으로 여기고 체념하고 지내는 경우가 많다. 그러나 소변은 생활의 일부분으로 불편함은 삶의 질에 막대한 영향을 미친다. 따라서 평소 생활요법으로 얼마든지 방광기능의 회복이 가능하고 착한 방광을 위한 관리가 필요하다. 건강한 소변을 위해서는 배뇨 및 배변을 규칙적으로 하고 소변을 억지로 오래 참거나 일부러 자주 가지 않는다. 배변 후에는 요도로 세균이 침입되는 것을 막기 위해서 앞에서 뒤로 닦고 물을 적절하게 마신다. 그리고 과식이나 과음, 흡연을 삼가며 적절한 체중을 유지하는 것이 좋다. 몸을 자주 움직이고 스트레칭을 생활화하는 것도 도움이 된다.

"밥을 지어 먹어도 될 정도로 정갈하게 간수하는 것이 요강이야. 항상 깨끗하게 관리하란 말이여."

요강을 사용하던 시절, 할머니는 며느리나 딸들에게 이런 말씀을 하셨다고 한다. 아마 건강한 배뇨생활을 위해 방광을 깨끗하게 잘 관리하라는 심오한 뜻도 있는 것이 아닐까?

[커피와 건강, 그리고 섹스]

'커피 한잔이 섹스에 미치는 영향' 이라는, 제목도 요상하기 짝이
없는 영화 한 편이 개봉되었다. 여성감독인 스테이시 패슨의 미국영
화로 제63회 베를린 국제영화제, 제29회 선댄스 영화제 등에서 평가
단의 찬사와 관객들의 호평을 받았다고 한다. 여성 에로티시즘을 주
제로 여자들의 사랑과 욕망에 대한 갈망을 아름다운 음악과 화면으
로 표현하였다. 줄거리는 아름답고 지적인 한 부인이 머리에 공을 맞
은 후 여성으로서의 욕망이 억압당하고 있는 자신의 현실을 실감하
게 된다. 그리고 섹스를 통해 교감할 수 있는 능력을 발견하고는 아
파트를 얻어 선별된 고객들을 대상으로 비밀스러운 특별 비즈니스를
시작하게 된다. (나머지는 스포일러이기 때문에 여기까지만 얘기합니다.)

영화의 원래 제목은 뇌진탕을 의미하는 'Concussion' 으로, 이
는 머리에 받은 충격이 원초적 욕망에 대한 자아를 깨닫는 계기가

되었음을 의미한다. 우리나라에서 개봉되면서 한글제목이 '커피...
섹스... 영향'이라고 번역이 되었는데, 제목만 보면 커피와 섹스가
어우러지는 묘한 장면이 상상되고 커피가 마치 흥분제 역할을 하는
것으로 생각된다. 실제로 영화에서도 커피가 등장하긴 하는데 우리
가 생각하는 그런 장면(?)에서는 아니다. 아파트에서 낯선 사람과 섹
스와 대화라는 에로틱한 만남을 시작하는 도구로서 커피를 같이 마
시는 것이다. 물론 정신적 육체적 에로틱한 장면들이 계속 이어지기
는 한다. 커피에 담긴 영화적 의미에 대해서는 각자의 느낌과 이해
가 다르겠지만, 실제 커피의 효능에 대해서도 논란이 많다.

커피에는 카페인과 함께 항산화작용을 하는 폴리페놀(polyphenol)
이 풍부하게 포함되어 있어 세포 산화 억제, 노화 예방, 기억력 증진
등의 작용과 위암, 직장암, 간암, 피부암, 전립선암 등 암세포 발생
을 억제하는 효과가 있다. 카페인은 대뇌피질에 작용, 사고력을 높
이고 의식을 맑게 해 지각 능력을 높인다. 혈압을 떨어뜨리며, 대사
를 항진시켜 다이어트에 도움이 되고, 위액의 분비를 증가시켜 소화
기능을 활발하게 한다. 음주 후에는 아세트알데히드(acetaldehyde)
분해를 촉진시키고, 운동의 지구력을 높여준다. 반면 중추신경을 자
극하여 숙면을 방해하고, 피로를 더 가중시키거나, 위궤양이나 장
의 연동운동을 촉진하여 복통을 악화시키기도 한다. 과도하게 섭취
할 경우 심혈관질환이나 부정맥의 위험도가 증가하고, 불안감이나

흥분감이 유발되기도 한다.

커피의 유래를 보면 에티오피아에서 한 양치기에 의해 커피열매가
처음 발견되었고 이후 아랍으로 전래되어 음료로 개발되었다. 14세
기에 지금과 같은 방식으로 커피콩을 불에 구워서 가루로 만들어 걸
러 마시기 시작했다. 중세유럽에서는 성적 자극제로 알려졌는데, 독
일의 작곡가 요한 세바스찬 바흐는 커피를 예찬하는 '커피 칸타타
(BWV 211)'를 작곡하면서 커피와 성욕을 소재로 하였다고 한다.

그러면 정말로 커피가 성기능에 효과가 있을까?
실제 커피가 생화학적 및 행동학적으로 섹스와 연관이 있다는 근
거들이 제시되고 있다. Ananias 등은 하루 한 잔 이상 커피를 마시
면 중년여성에서는 성생활의 빈도가 증가하였고, 중년남성에서는
남성호르몬의 양이 증가하고 발기력이 좋아졌다고 보고하였다. 다른
연구에 의하면 커피가 남성과 여성 모두에서 성욕을 증가시키고 성
행위 동기를 유발할뿐더러 남성의 음경혈관을 확장시켜 발기력에 도
움이 된다고 하였다. 성에 관여하는 기전은 성적 욕망을 관장하는 신
경전달물질이 도파민(dopamine)인데, 커피가 도파민의 분비를 자극
하여 성욕을 올리는 것이다. 하지만 이런 성욕 증진 효과는 평소 커
피를 즐겨 마시는 사람들에겐 특별한 효과가 없고, 자주 마시지 않는
사람들에게만 나타난다.

안타깝게도 커피가 나쁜 영향을 끼친다는 연구들도 많다. 커피가 교감신경계의 긴장을 초래하여 성적 흥분이 줄어들고 스트레스 호르몬인 코르티손(cortisone)을 상승시켜 성기능을 위축한다고 한다. 카페인은 남성의 음경해면체에서 발기에 관여하는 아데노신(adenosine)의 활동을 억제하므로, 커피를 마신 후에는 발기 강도가 떨어진다는 연구도 있다. 또 과도하게 커피를 마시게 되면 남성의 정자의 숫자가 감소하고 운동력이 떨어져서 난임이나 불임을 초래할 수 있다. 반면에 커피를 적당하게 마실 경우 정자의 임신 성공률을 높일 수 있다는 연구도 있다.

요로에 미치는 영향은 카페인이 이뇨작용을 촉진시켜 방광과 요도를 자극하고 배뇨증상을 유발하거나 악화시킨다. 하루에 커피를 4잔 이상 마시는 여성에서 요실금 발생 위험도가 높아진다는 연구도 있다. 전립선비대증 환자가 저녁에 커피를 마시게 되면 야간빈뇨가 늘어나고 소변보는 불편함이 악화될 수 있다. 과민성방광, 요실금, 전립선비대증 등의 배뇨장애를 가진 남성이나 여성들이 커피를 마시고 성관계를 하게 되면 성욕에 약간의 도움이 될 수도 있지만, 배뇨증상 악화로 인해 흥미가 반감되거나 도중에 중단해야 하는 경우가 생길 수 있다.

커피 한 잔에 100~150mg의 카페인이 들어 있는데, 일반적으로 하루에 400mg 정도의 카페인 섭취는 큰 문제가 없으므로 커피는 하루 2~3잔이 적당하다. 커피를 마신 후 1~1.5시간 이내에 카페인의 혈중농도가 최대가 되며, 주로 간에서 대사가 되고 반감기는 3~7시간이다. 건강하게 커피를 마시는 방법은 신선한 원두를 갈아서 마시는 것으로 원두를 볶은 후 3~4일 사이에 항산화 효과를 가진 폴리페놀이 최상의 상태가 된다. 여성에 대한 이해와 삶에 대한 진정성을 그린 영화 '커피 한잔이 섹스에 미치는 영향'에서 커피는 여자들의 감춰진 욕망을 표출하는 수단으로 표현되었다. 또 역사적으로 커피는 최음제나 흥분제로도 여겨져 왔으나 아직까지 논란이 많고 성기능에 영향을 준다는 의학적인 근거는 명확하지 않다.

['급하다, 급해']
– 참을 수 없는 소변의 괴로움

* 현정 씨는 자기도 모르는 묘한 습관이 있다. 어딜 가더라도 일단 화장실 위치부터 알아둬야 마음이 놓인다. 마렵기만 하면 참을 수 없는 소변 때문에 곤란한 일이 생길까봐 외출하기 전에는 가급적 물이나 음료수도 마시지 않는다.

* 대기업 중견간부 석현 씨는 회의에 참석할 때마다 출입문 가까이에 자리를 잡는다. 화장실 가고 싶을 때 은근슬쩍 쉽게 나가기 위해서다. 그는 화장실을 자주 가기도 하지만 제때 가지 못해 몇 방울 지리는 실수를 하는 경우도 있다.

* 영준 씨는 소변을 참지 못해 시내버스를 타지 못한다. 가급적 지하철을 이용하는데 목적지까지 가기도 전에 화장실 때문에 중간에 내린 적이 한두 번이 아니다. 그런데 정작 화장실에 가면 찔끔

거리기만 하고 잘 나오지도 않는다.

 * 상수 할아버지는 자주 꿈을 꾸는데 갑자기 잠이 깨고 이후 바로 화장실에 가야 한다. 그런데 정작 화장실에 가면 힘만 들어가고 소변은 나오지 않아 잠만 설치게 된다.

 * 대학 새내기 정연이는 고등학교 때부터 생긴 묘한 습관이 있다. 시험 기간이나 스트레스가 심할 때 학교 마치고 집 가까이 오면 그전까지 아무렇지 않던 소변이 갑자기 급해져 집에 들어오자마자 허겁지겁 화장실로 달려가곤 한다. 대학생이 되면 없어지겠거니 했지만 여전하다.

 * 결혼 5년 차인 창정 씨는 아내 때문에 걱정이 많다. 아내가 작년에 둘째를 낳고부터는 밤에 서너 번씩 화장실을 가는 바람에 제대로 잘 수 없어 상한 아내의 얼굴을 보면 안쓰럽기만 하다.

 * 영미 할머니는 복지회관에서 꽃꽂이도 배우고 사교춤도 배우고 동년배 친구들과 수다를 떠는 재미에 빠져 있다. 그런데 소변 때문에 여간 성가시지가 않다. 소변이 마렵기만 하면 참을 수 없어 급하게 화장실을 가야 하고 종종 화장실에서 옷을 내리기도 전에 속옷이 젖어버려 남들이 알까봐 조바심을 낸 적도 많다.

나이와 성별, 직업도 모두 다른 다양한 예를 들긴 했지만 이들 모두의 공통점은 소변을 자주 보고 참지 못하는 과민성방광증후군을 가진 환자라는 것이다. 최근 이러한 불편함을 가진 사람들이 크게 늘고 있는데 50대 이후에서 흔히 볼 수 있고 현대사회에서 겪는 정신적 긴장이나 스트레스로 20~30대 젊은 층에서도 많이 발생하고 있다.

보통 과민성방광증후군이라는 이야기를 꺼내게 되면 "어~ 난 대변은 괜찮은데"라며 의아한 반응을 보이는 경우가 많다. 이는 수시로 아랫배가 살살 아프면서 가스가 차고 설사나 변비가 반복되는 과민성대장증후군과 혼동하기 때문인데 두 질환은 엄연히 다르다. 똑같은 '과민성'이라는 용어를 사용하고는 있지만 영어로는 과민성대장증후군(Irritable bowel syndrome)과 과민성방광증후군(Overactive bladder syndrome)으로 표기되며 보다 정확한 표현은 과활동성방광증후군이다. 하지만 임상적으로는 '과민성방광증후군' 혹은 '과민성방광'이라고 사용하고 있다.

소변을 자주 보는 경우 흔히 방광염이 아닐까 하고 착각하기 쉬운데, 방광염은 외부에 존재하는 세균이 요도를 통해 방광에 침입해 생기는 감염성 질환으로 세균이나 다른 신경학적 이상이 없는 과민성방광증후군과는 다르다. 하지만 과민성방광증후군을 가진 경우

이차적으로 방광염이 발생하기 쉽고, 반대로 방광염을 제대로 치료하지 않거나 자주 재발하는 경우 과민성방광증후군으로 발전하기도 한다.

과민성방광증후군은 정신적 요인이나 생활습관과 관련이 있는데 어릴 때부터의 잘못된 배뇨습관, 스트레스, 예민한 성격, 비만, 잦은 방광염 등이 원인으로 알려져 있다. 노화가 직접적인 위험요인은 아니지만 나이가 들수록 발생빈도가 높아지고 흡연이나 음주, 커피와 같이 카페인이 함유된 음료나 탄산음료도 방광을 자극하기 때문에 위험요인이 된다.

정상적으로는 방광에 소변이 300ml 정도가 차야 소변이 마렵다는 신호가 오고 화장실을 가는데 반해 과민성방광증후군은 50~100ml만 차도 참을 수 없게 되어 급히 화장실을 가야 한다. 문제는 이렇게 소변이 급한 현상이 시도 때도 없이 갑작스럽게 나타나기 때문에 대처하기 어려워 외출 시 불안함이 더 커지게 된다. 또 급하게 화장실을 가더라도 조금밖에 나오지 않고 보고 난 후에도 시원치가 않다.

소변을 참기 어렵고 자주 보는 자체가 인체에 치명적이지는 않지만 그냥 두게 되면 삶의 질을 떨어뜨리고 사회생활에 지장을 초래한다. 수시로 화장실을 급하게 들락거리다 보면 업무능력이 저하되고 밤에 자주 화장실을 가게 되면 수면이 부족하게 된다. 결국 정신적으로 우울증과 수치심을 유발해 대인관계 기피 등 다양한 형태로 일상생활을 망가뜨릴 수 있고, 학생들은 집중력이 저하되어 학습부진을 초래한다. 이처럼 과민성방광증후군은 소변으로 인한 불편함이 문제가 아니라 일상생활에 나쁜 영향 때문에도 반드시 치료를 받아야 하는데, 약물과 행동치료로 좋아질 수 있다.

나이가 드는 것이야 어쩔 수 없겠지만 몇 가지 생활요법만 열심히 지켜도 과민성방광증후군의 위험도를 감소시킬 수 있다. 적절한 운동으로 체중을 조절하고 신선한 채소와 과일을 많이 섭취하며 카페인이나 탄산음료는 삼가는 것이 좋다. 변비가 생기지 않도록 주의하고 지나친 음주를 피하고 담배는 피우지 말아야 한다. 이 정도로 말하면 벌써 눈치채신 분들이 많을 것이다. 그렇다. 특별한 방법이 있는 것이 아니라 일반적 건강관리를 철저히 하는 것이 과민성방광증후군의 예방법인데, 특히 40대 이후라면 갱년기라는 위험요인 때문에라도 더욱 신경 써서 관리해야 한다.

[부창부수(夫唱婦隨)]

– 야간 빈뇨로 함께 잠 못 이루는 밤

동현 씨는 그럭저럭 지낼 만하던 소변보기가 많이 불편해져서 모처럼 날을 잡아 부인과 함께 병원을 찾아왔다. 그런데 평소 부인과 화목한 사이라는 소문과는 달리 어찌 두 분 사이가 서먹해 보인다. 이 분의 나이가 예순두 살이고 부인도 비슷한 연령대로 보인다.

"한 1년 전부터 소변보기가 불편해요. 줄기가 가늘고 봐도 시원치 않아 자주 가야 해요."
평소의 깔끔한 성격답게 잘 알아서 본인의 불편함을 일목요연하게 말씀을 해주신다.

"소변 자주 보신다고 하셨는데, 밤에 주무시다가는 몇 번 일어나세요?"
"두어 번 정도 될 겁니다"

그러자 옆에 가만히 있던 부인이 갑자기 거들고 나선다.

"아냐, 당신 더 일어나, 아마 너덧 번 이상 화장실 가잖아?"

"당신이 그걸 어떻게 다 알아?"

"왜 몰라. 그리고 좀 조용히 가면 얼마나 좋아? 화장실 불은 꼭 켜야 해?"

"아니, 그러는 당신은 밤에 자다가 화장실 안 가? 당신도 만만치가 않아"

알고 보니 두 분이 서로 얘기를 안 해서 그렇지, 밤중에 화장실 가느라고 잠깐씩 깨는 것으로 서로 불편해하고 있었다. 환자랑 얘기를 나누는데 부인이 다시 끼어든다.

"밤에 제대로 자지 못해서 그런지, 괜히 낮에 항상 피곤하고 졸려 해요. 이 양반이 화장실 가는 바람에 깨게 되면 나도 화장실 가야 하고, 스트레스가 이만저만이 아니에요. 진작 병원 가보라고 했는데도 말을 들어야죠."

이 부부의 평화를 위해서 이쯤에서 한마디 거들어야 한다.

"부인께서는 낮에도 화장실 자주 가거나 급하거나 하지 않으세요?"

"맞아요. 그래서인지 낮에도 자주 가는 것 같아요. 소변 마려우면 참기가 어렵고..."

잠이 보약이라는 말이 있듯이 잠은 신체와 정신적 건강의 유지에 매우 중요한 역할을 하고 있다. 잠을 못 자고 불편하게 되면 평소에 화목한 부부 사이도 갈등이 생기는 모양이다. 하지만 부인께서는 한밤중에 잠을 깨고 화장실에 가는 이유를 오로지 남편 탓으로만 잘못 알고 있다.

자는 동안에 소변을 보기 위해서 1회 이상 일어나는 경우를 '야간 빈뇨'라고 정의한다. 저녁을 짜게 먹어 물을 많이 마셨거나, 자기 전에 차나 과일을 먹은 경우, 그리고 음주 후에는 밤에 자다가 일어나 소변보는 것은 정상적인 현상으로 대부분 소변의 양이 낮과 별 차이가 없다. 이런 경우가 아닌데도 '야간 빈뇨'가 있다면 과민성방광에 의한 병적인 상태로, 소변의 양도 적으면서 봐도 시원한 느낌이 없는 것이 특징이다. 이렇게 자다가 여러 차례 소변을 보게 되면 잠을 설치게 되고 충분한 휴식을 취할 수가 없어 낮에도 항상 피로하고 스트레스를 받게 되어 심할 경우 우울증에 빠지기도 한다.

정상적인 배뇨횟수는 낮에는 4~6회, 밤에는 0~1회인데 이 이상 소변을 보면 '빈뇨(頻尿)'라고 하고 특히 야간에 2회 이상 소변을 보는 경우를 '야간 빈뇨'라 한다. 이러한 야간 빈뇨는 나이가 들수록 증가하는데 40세 이상의 경우 27.9%, 70대 이상 고령자는 절반 이상에서 보인다. 가장 흔한 원인질환이 '과민성방광'인데 남자의 경우 전립선비대증의 2차 증상으로 나타나고, 여자는 폐경기 이후 여성호르몬 감소로 요도 및 방광의 노화로 인해 발생한다.

그런데 이 야간빈뇨가 단순히 소변보는 불편함뿐만 아니라 수면까지도 방해하는데 본인뿐만 아니라 부부가 서로 방해를 하게 된다. 최근에는 안방에 화장실이 있고 침대를 사용하는 가정이 많아 흔들림이 없다고 선전하는 침대를 쓴다고 하여도 옆에서 누가 깨서 일어나면 느낌으로 잠이 얕아진다. 화장실에 가서 문을 열고 화장실 불을 켜면 불빛이 방안으로 들어와서 부인도 잠을 깨게 되는 것이다. 남편은 일을 다 보고 들어와 누워 다시 잠을 청하려고 하면 이번에는 잠을 깬 부인이 요의를 느끼고 일어나서 화장실을 가게 된다. 남편과 부인이 각각 4~5회 이상 화장실을 간다고 하면 거의 10회나 깨게 되므로 결국 충분한 수면을 취하지 못하는 것이다. 실제 과민성방광을 가진 환자의 배우자도 환자와 같은 수준으로 삶의 질이 저하되어 있다.

일반적으로 야간 빈뇨를 줄이기 위해서는 잠자기 전 2시간 이내에 음료수나 과일 섭취를 자제하고, 자극성이 있는 음식이나 카페인, 탄산음료 등을 삼가는 것이 좋다. 또한 따끈한 물로 온수좌욕을 하는 것도 도움이 된다. 나이에 따라 항이뇨호르몬 분비의 감소나 수면장애 등도 야간 빈뇨의 형태로 나타날 수 있으므로 반드시 전문적인 검사와 치료가 필요하다.

　동현 씨는 검사결과 전립선비대증으로 진단되었고, 부인은 과민성 방광을 가진 것으로 진단되어 두 분이 함께 사이좋게 병원에 다니며 치료를 받고 있다. 남편이 주장하고 아내가 이에 따른다는 부창부수(夫唱婦隨), 가정의 화목을 위해 반드시 부창부수를 하여야겠지만 나이 들어서 생기는 야간빈뇨에 있어서는 부창부수를 하면 안 될 것이다.

[여성 생활건강과 과민성방광]

방광은 화장실에 가서 소변을 보는 단순한 역할만을 하는 것처럼 보이지만 배뇨는 대단히 복잡하고 섬세한 과정이다. 일단 소변이 방광에 차는 동안 우리가 이를 느끼지 않도록 방광은 용적을 서서히 늘려서 방광 내의 압력을 낮게 유지한다. 300cc 정도가 차게 되면 소변이 마렵다는 신호를 대뇌에 있는 배뇨중추에 보내고, 여기서 주변 상황을 판단하여 우리로 하여금 화장실로 가게 한다. 화장실에 도착하여 옷을 내리고 준비자세가 갖춰지면 배뇨중추는 척추에 있는 자율신경과 방광에게 이제 소변을 몸 밖으로 내보내라는 명령을 내린다. 그러면 요도괄약근이 이완되어 문이 열리게 되고 방광근육의 수축이 시작된다. 이때 아랫배에 힘을 주어 방광의 수축력에 힘을 보태고 소변은 변기를 향하여 힘차게 뻗어 나가게 되는 것이다.

방광의 감각이 아주 예민해지면 소변의 차는 양과는 관계없이 갑자기 마렵다는 느낌이 나는 것과 동시에 배뇨중추가 제어할 수 없을 정도로 급박하게 방광근육이 저절로 수축하여 소변이 찔끔하고 새는 현상이 생긴다. 이를 과민성방광이라고 하는데, 소변이 급하게 마려운 느낌 이외에 소변을 자주 봐야 하고 밤에 자다가도 수시로 화장실을 가고, 급하게 화장실을 가는 도중에 소변을 찔끔거리는 실수를 하거나 화장실에 도착하여 준비하려는 순간 왈칵하고 쏟아져서 낭패를 겪기도 한다.

30~40대 여성들에게 많이 발생하는 질환으로 아직 발병원인이 명확하게 밝혀져 있지는 않지만 스트레스, 비만, 음주, 흡연. 변비, 잘못된 배뇨 형태 등이 위험요인으로 생활습관과 관련이 있다. 이러한 위험요인이 없다 하더라도 폐경기가 되면 여성호르몬 결핍으로 인해 요도나 질의 점막 탄력이 소실되어 위험률이 높아진다. 남성들도 50대 이후가 되면 전립선비대증의 2차 증상으로 과민성방광이 동반되는 경우가 흔하다. 최근에는 스트레스, 카페인 음료 섭취, 과도한 음주, 오랫동안 앉아 있는 생활태도, 무리한 다이어트 등으로 20대 젊은 여성들에게서도 많이 발생한다. 특히 커피나 탄산음료, 또는 자극성 있는 식품을 자주 섭취하게 되면 이뇨효과로 인해 소변량이 갑자기 증가하며 방광이 급하게 늘어나고 또 카페인이 직접 방광과 요도를 자극하여 증상을 악화시키게 된다.

과민성방광은 생명을 위협하는 심각한 질환은 아니지만 환자의 삶의 질을 크게 떨어뜨려 사회생활을 어렵게 한다. 밤에 자다가 소변을 자주 보게 되면 수면 부족이 생기고, 화장실 출입으로 인해 업무 능력 저하가 초래될 수 있고, 정신적으로는 우울증과 수치심을 유발하여 자신감 상실 등 정신적 및 신체적 문제들을 일으킨다. 더욱이 여성들의 경우 과민성방광으로 인해 성생활을 기피하게 되어 부부생활에도 지장을 준다.

치료는 약물요법과 물리치료 및 방광재활훈련을 복합적으로 시행하여 방광 기능을 회복하고 배뇨 형태를 개선시킨다. 그런데 과민성방광은 일상생활과 밀접한 관계가 있으므로 생활습관 교정이 반드시 병행되어야 한다. 커피 등 카페인 음료나 탄산음료의 섭취를 삼가고, 육류의 섭취를 줄이고 신선한 채소와 과일을 많이 먹어야 한다. 담배는 방광에 허혈성염증을 일으키므로 금연을 하고, 과음을 피하고 변비가 생기지 않도록 주의한다. 물을 넉넉하게 마셔야 하는데, 한꺼번에 많이 마시지 말고 조금씩 자주 마시는 것이 좋다. 하지만 밤에 잠들기 2시간 전에는 물을 최대한 자제하는 것이 야간빈뇨를 줄여준다. 평소 아랫배를 따뜻하게 하면 방광의 긴장을 풀어주고 증상을 완화시킬 수 있다. 고무 물주머니나 전기담요를 이용, 치골 상부 아랫배에 너무 뜨겁지 않게 따끈하게 수시로 찜질을 하는 것이 도움된다.

방광에 좋은 음식으로는 호박과 콩 등이 있다. 호박은 전통적으로 배뇨 건강에 도움을 주는 식품으로 알려져 있는데, 특히 호박씨에는 폴리페놀(polyphenol) 성분이 풍부하여 방광 건강에 도움이 된다. 콩에는 다이드진(daidzin)이나 제니스타인(genistein) 등의 이소플라본(isoflavone) 성분이 풍부하게 들어있어 방광을 진정시키는 효과가 있다. 그리고 신경과 근육 기능 유지에 필요한 마그네슘, 정상적인 세포 기능을 위한 아연, 유해산소로부터 세포를 보호하는데 필요한 비타민 E 등도 과민성방광의 증상 완화에 도움이 될 수 있다.

과민성방광은 우리 일상에서 흔히 볼 수 있지만 증상이 모호하여 그러려니 하고 지내는 경우가 많다. 그래서 자신이 과민성방광인지 아닌지를 스스로 체크해볼 수 있는 자가진단표가 개발되었다. 아래 9개 사항 중 하나라도 해당이 되면 과민성방광을 의심하고 비뇨기과를 찾아 검사를 받아보는 것이 좋다.

과민성방광 자가 진단표

① 하루에 8번 이상 소변을 본다.
② 밤에 잠을 자다가 소변을 보기 위해 2회 이상 일어난다.
③ 소변이 마려우면 자제할 수 없고 때로는 소변이 흘러 속옷을 적신다.

④ 외출했을 때 화장실 찾는 것이 걱정되어, 물이나 음료수 마시는 것을 삼가게 된다.

⑤ 낯선 장소에 가게 되면 먼저 화장실 있는 곳을 확인해둔다.

⑥ 근처에 화장실이 없을 것 같은 곳에는 가지 않으려 한다.

⑦ 자주 갑작스럽게 강한 요의를 느낀다.

⑧ 자주 화장실을 들락거려 일을 하는 데 방해를 받는다.

⑨ 소변이 흘러 옷이 젖는 것을 대비해 패드를 사용한다.

[싸이의 젠틀맨에서, 국민 MC 유재석은
엘리베이터에서 왜 그리 급했는가?]

강남스타일에 이어 전 세계적인 선풍을 일으킨 가수 싸이의 젠틀맨 뮤직비디오는 놀부 심술을 연상시키는 짓궂은 장면들로 구성되어 있다. 이는 젠틀맨의 가식을 역설적으로 표현하는 것으로 마시려는 커피잔을 쳐서 흘리게 만들기, 앉으려는 의자를 빼서 넘어뜨리기, 비키니 끈 풀어버리기 등 주로 여성을 대상으로 남성이 부리는 심통이다. 이 뮤직비디오의 모든 장면은 치밀하게 계획된 것이라고 한다. 선정성 논란이 되고 있는 하체만을 묘하게 흔드는 시건방춤과 여가수 가인이 꼬치 어묵을 먹는 장면도 보는 사람들로 하여금 나름대로 상상을 하여 혼란스럽게 하는 일종의 노이즈 전략으로, 볼 때마다 새로운 해석과 의미가 부여될 것으로 기대한다는 것이다. 싸이스스로 본인의 코드를 B급 문화라고 선을 긋고 나는 내 맘껏 놀 터이니 보는 사람들도 맘대로 생각하고 즐기라는 의미라고 하는데 싸이의 자유분방한 성격이 마음껏 발산된 비디오로 생각된다.

젠틀맨을 평가하려는 것은 아니고 우리가 젠틀맨 뮤직비디오에서 간과하는 보다 중요한 한 장면을 찾아보려 한다. 대부분 여자 괴롭히기로 구성된 뮤직비디오에서 남자를 괴롭히는 장면이 하나 있는데 그 대상이 바로 국민 MC로 불리는 유재석이다. 노란색 정장을 입고 왠지 불안한 모습으로 엘리베이터를 타고는 급해서 어쩔 줄 몰라 하는 모습을 본 싸이가 각층 버튼을 모조리 눌러버리고 낄낄거리며 좋아한다. 이 장면의 의미를 순전히 비뇨기과적 시각에서 자의적으로 해석해보고자 한다.

누가 보더라도 엘리베이터에서 유재석의 초조해하는 모습은 화장실이 급하기 때문이었을 것이다. 그렇다면 화장실에서의 어떤 용무 때문이었을까? 대변, 그래서 여성이 아닌 남성을 등장시켰을 거라고? 천하의 싸이가 설마 지저분함이 연상되기 때문에 여성이 아닌 남성을 등장시켰을 리가 만무하다. 실제로 화장실이 급한 경우에는 대부분 배탈을 먼저 떠올리게 되는데 사실은 그렇지가 않다. 배탈로 인한 설사는 장운동이 증가되어 복통이나 부글거리는 소리가 남으로서 사전에 위급함을 감지할 수가 있다. 그래서 엘리베이터에서의 유재석의 행동처럼 도저히 대처할 수 없을 정도로 일순간 갑작스럽게 변의가 생기는 경우가 생각만큼은 많지가 않다.

그런데 아무런 전조증상이나 느낌도 없고 예상치도 못하고 있다가 갑작스럽게 화장실이 급하게 되는 경우가 있다. 자기도 모르게 갑자기 소변이 급해지고 도저히 참을 수 없게 되는데 바로 '과민성방광'에서 일어나는 현상이다. 과민성방광이란 방광의 감각이 너무 예민해져서 본인의 의지와는 관계없이 방광근육이 수축하여 소변을 보게 되는 질환이다. 환자들이 겪는 심각한 불편함으로는 소변이 급한 느낌이 시도 때도 없이 갑작스럽게 나타나고, 마렵다는 생각이 들면 모든 일을 중단하고 화장실로 바로 뛰어가야 하고, 가는 동안 찔끔거리거나 화장실에 도착하여 준비하는 과정에서 왈칵 쏟아지는 실수를 하는 것이다.

안타깝게도 아직 원인이 명확지 않고 스트레스, 음주나 흡연, 잘못된 배뇨습관 등이 위험요인으로 알려져 있다. 40대 이후에 흔히 볼 수 있지만 정신적인 긴장이나 스트레스로 인해 20~30대에서도 많이 발생하고 있는데, 우리나라에서 과민성방광의 유병률은 30% 정도로 고혈압과 비슷한 빈도를 보인다. 또 20대 이상 여성의 47.8%에서 과민성방광으로 인한 증상 중 하나를 갖고 있을 정도로 젊은 여성들에게서도 흔한 질환이다. 과민성방광은 삶의 질을 크게 떨어뜨려 사회생활을 어렵게 만드는데, 버스나 지하철 등 대중교통을 이용하기가 두려워 환자들의 60%는 외출이나 여행을 꺼리고 45%는 대중교통을 이용하지 않는다. 또 화장실이 없을 것 같은 장소를 가게 되면 불안해지고 결국 급함이 나타나게 되며, 소변을 지리는 실수를 걱정하여 짙은 색깔의 옷을 입는 경향이 있다.

따라서 엘리베이터라는 상황, 그리고 입고 있던 노란색 정장을 통해서 유재석의 행동이 과민성방광 때문임을 충분히 짐작할 수 있다. 대부분의 과민성방광 환자들은 부끄럽고 숨겨야 할 병으로 생각하고 수치심으로 우울증이나 정신장애가 일어날 수도 있다. 그래서 이런 환자들에게는 화장실 못 가게 하는 장난이 치명적이 될 수도 있다.

다시 얘기하지만 이러한 해석은 싸이의 의도와는 아무런 관계가 없다. 비뇨기과적 입장에서 바라본 것이고 또 이렇게 각자가 상상의 나래를 펴는 것이 진정한 팬의 권리이자 의무일 것이다. 부디 가수 싸이나 유재석 씨의 팬들 중, "과민성방광은 절대 아니다. 이건 똥이 마려운 것이 분명하다."라고 시비를 거는 일도 없었으면 한다.

아무쪼록 싸이 씨, 소변이 참을 수 없게 급한 분들에게는 절대로 그런 장난을 치면 안 됩니다.

[오줌소태]

"주사 한 방 놔달라는데, 왜 안 해 줘요?"

한 달 전에도 같은 증상으로, 바쁘고 약 먹기 싫다며 주사 한 방(?)으로 해결해 달라는 것을 겨우 설득해서 먹는 약을 처방받아 갔던 37세의 여성이다. 정말로 약을 복용하기 어려울 정도로 바쁜지는 모르겠지만, 이분이 불편해하는 증상은 '오줌소태'로 주사치료가 필요한 질환은 아니다.

오줌소태는 순수한 우리말로써 그 의미는 '소변을 자주 보는 것'을 말하는데 가장 흔한 원인이 방광염이기 때문에 보통은 오줌소태를 '방광염'으로 지칭하고 있다. 방광염이란 몸 밖에 있는 세균이 요도를 통해 방광에 침입하여 염증을 일으킨 상태, 즉 방광의 세균성 감염질환이다. 발생빈도는 여성이 남성의 8배로, 주로 20~40세의 연령대에 많이 발생하는데 일반적으로 여성들은 누구나 일생에

한 번은 경험하게 될 정도로 흔한 질환이다. 여성에게 많은 이유는 요도의 길이가 짧고, 요도 입구가 질 분비물이나 대변에 오염되기 쉬우며 성생활에 의하여 세균 감염의 기회가 더 많아지기 때문이다. 단순방광염일 경우 3~7일간의 항생제 요법으로 쉽게 치유가 되는데 방광자극 증상을 완화하기 위하여 진통소염제나 방광진정제를 함께 투여하며 온수 좌욕 또한 도움이 된다.

"아랫배가 아프고, 화장실을 자주 가야 해서, 사무실에 앉아 있을 수가 없어요."

직장에서 일하기가 어려울 정도로 많이 불편한 모양이다. 대표적인 증상으로는, 소변을 급하게 자주 보면서 배뇨 시 요도에 따가운 작열감을 느끼고 하부요통이나 치골상부의 통증이 있다. 절박성요실금이나 혈뇨를 보이기도 하지만 전신증상인 발열은 없는 것이 방광염의 특징이다. 이 환자에게는 소변검사를 통해 염증과 세균을 확인하고, 항생제 처방과 함께 '자꾸 재발하는 것 같으니 이번 급성증상이 가라앉으면 예방치료를 하자'고 권유하였다. 하지만 예방치료는 원치 않았는지 그 후로는 소식이 없다가 두 달이 지난 어느 날 다시 찾아왔다.

"어제부터 또 불편해요. 근데 왜 자꾸 이래요? 짜증 날 정도예요!!"

"혹시 이번에 불편하기 전에 부부관계 하시지 않았나요?"

"그게 뭐 상관이에요? 얼마 전에 하긴 했는데... 혹시 신랑이 성병?"

방광염의 원인균은 대부분 장내세균인 대장균이나 포도상구균이다. 여성에게는 항문과 질 주변에 있는 세균이 요도를 통해 방광에 들어오는데 이 과정에 성생활이 밀접하게 관련되어있다. 이는 성병이란 의미는 아니고 단지 질 주변에 서식하던 균이 성행위에 의해 요도로 밀려들어가게 만든다는 것이다. 특히 폐경기 이후의 여성들은 질과 요도가 건조해지고 탄력성이 떨어짐으로써 꼭 성행위가 아니더라도 방광염의 위험도가 높아진다.

"이번엔 제대로 치료해서 잘 낫게 해줘요."

"아~ 예...;;;;;" (사실 안 나은 게 아니라 새로 발병한 건데...)

"그런데 이번에는 예방요법도 처방해주세요."

"사실, 예방요법은 약으로 하는 것보다도 생활습관 관리가 더 중요한데...."

"에이~~ 귀찮은데... 독감처럼 한방에 되는 예방접종 같은 거 없어요?"

6개월에 2회 이상, 1년에 3회 이상 재발하는 경우 '재발성방광'으로 분류하고 적극적인 예방조치를 취하여야 한다. 여러 차례 재발하게 되면 방광의 기능 이상을 초래하고 과민성방광증후군으로 진행되거나 심지어는 우울증까지 유발하기도 한다. 방광염의 예방을 위해서는 필요한 경우 저용량 항생제요법을 사용하기는 하지만 건강한 생활습관과 규칙적인 배뇨습관이 더 중요하다. 평소 소변을 오래 참지 말고 물을 넉넉하게 마시는 습관을 갖는다. 배뇨 및 배변 후에는 항문 주위의 세균이 요도 쪽으로 밀려들지 않도록 앞에서 뒤쪽으로 닦아 세균의 침입을 최소화한다. 특히 여성은 성생활과 밀접한 관계가 있으므로 성관계를 한 후 바로 소변을 보는 것이 침입한 세균을 씻어낼 수 있어 예방책이 된다.

방광염은 흔히 일어날 수 있고 항생제 복용으로 쉽게 치유되며 크게 해가 없는 질환으로 알려져 있다. 그러나 여성에게는 생활에 불편함을 주고 삶의 질을 악화시키며 요로건강에 나쁜 영향을 끼친다. 높은 유병률과 이환율로 사회적 손실이 크며 최근에는 항생제에 대한 세균의 내성이 증가하고 있어 예방을 위한 노력이 더욱 중요하다.

[정조대와 방광염]

여성 억압의 상징물인 정조대는 성을 하나의 소유물로 전락시킨 인류 역사의 치부였다. 그런데 이 정조대의 유래에 대해서는 아직도 논란이 많다. 고대 그리스에서 처음에는 여성들을 성폭행으로 보호하기 위해 가죽으로 만든 장치였다고 한다. 이후 여성 노예들의 노동력을 최대로 이용하기 위해 정조대를 채워 임신하지 못하게 했다. 영국에서는 자위행위를 억제하기 위한 남성용 정조대를 사용하기도 했다. 역사적인 근거를 찾아보기는 힘들지만 가장 널리 알려진 속설은 중세 십자군전쟁 때 만들어졌다는 것이다. 장기간 전쟁에 나가는 기사들이 아내의 부정을 막기 위하여 정조대를 채웠다고 한다.

정조대는 가죽이나 강철로 만들어진 코르셋으로 한번 착용하면 자물쇠를 채워 벗지 못하게 했다. 요도와 항문이 있는 위치에 용변용 구멍 하나씩만 작게 뚫어놓았는데 이 구멍 주위를 쇠못으로 막아 손가락도 들어갈 수 없게 했다. 이를 착용하여야 했던 여성들은 성적 욕망의 억제 외에도 많은 불편함을 감수해야 했을 뿐만 아니라 심각한 위생적인 문제에 직면하기도 했다. 용변을 볼 때 소변도 제대로 흘러나가지 못했고 대변은 거의 정조대 안에 묻어서 처리하기도 어려웠다고 한다. 더구나 중세는 목욕을 금기시하던 시대였기 때문에 피부병이나 욕창이나 골반염, 요로감염의 위험에 그대로 노출되었다.

요로감염은 외부에서 세균이 침입하여 발생하는 감염질환이다. 원인균은 대부분이 대장균(E.coli)이고, 그밖에는 포도상구균(Staphylococci), 협막간균(Klebsiella), 프로테우스균(Prosteus) 등으로 모두 대변에 섞여서 배출되는 장내세균이다. 대변에 있는 세균은 일차로 항문 주위에 머물렀다가 회음부를 거쳐 요도를 통해 방광에 침입하여 점막에 염증을 만들어 일차로 방광염을 일으킨다. 치명적인 감염질환인 급성신우신염은 방광에 있던 세균이 요관으로 들어가 상행성 경로에 의해 신장에 침입하여 발생하는 것이다. 중세시대 여성들이 착용한 정조대 내부는 대변과 소변이 묻어있었고 청결하게 씻지도 못했으니 완전히 세균 덩어리였다. 질염이나 방광염은 언제나 달고 살아야 했고 신우신염으로 진행하면 패혈증이 합병되어 사망에 이르게 되었을 것이다. 그래서 정조대 폐지운동은 여성해방의 목적보다는 위생적인 문제가 더 컸으리라 생각된다.

특히 여성이 방광염에 잘 걸리는 이유는 생리, 불규칙한 배뇨습관, 임신, 성생활 등의 여성들만의 생활형태가 위험요인이다. 무엇보다도 중요한 요인은 세균이 질 입구에서 집락화하여 증식하는 경향과 요도가 짧고 직선 모양이기 때문에 세균의 침입이 용이하다는 것이다. 여기에 영향을 미치는 것은 항문 주위에 있는 세균이 요도까지 얼마나 잘 이동할 수 있나 하는 것이다. 대변에 있는 세균이 요도까지 이동하는 거리가 관련이 있는데, 항문에서 질 입구까지 길이가 2.5cm보다 짧을 경우 방광염의 위험도가 높아진다는 연구보고도 있다. 또 성생활을 할 때 질 입구에 형성된 세균의 군집을 자극하여 요도 입구로 밀어 넣을 수가 있어, 1달간 성관계 횟수가 8회 이상이거나 지난 1년간 섹스 파트너의 수가 2명 이상일 경우 위험도가 높아진다고 한다.

단순 방광염은 방광과 요도에 국한된 염증을 유발하므로 전신발열은 보이지 않고 소변을 자주 보고, 봐도 시원치 않고, 소변볼 때 요도에 작열감과 혈뇨를 보이고 아랫배에 통증을 일으킨다. 항생제 투여로 효과적으로 치료되나 한번 앓은 여성의 30%에서 6개월 이내에 재발된다는 보고가 있을 정도로 재발률이 높다. 예방요법으로 저용량의 항생제를 6개월 이상 투여하거나 성관계 후 항생제 일 회 복용법이 있다. 방광염의 위험도가 높은 20~40대의 여성에서는 재발 방지를 위해 장내세균과 연관된 회음부 위생 관리에 신경을 쓰고 위험요인이 되는 생활습관의 교정이 필요하다.

방광염 예방에 도움이 되는 행동요법 열 가지는 다음과 같다.

① 수분을 넉넉하게 섭취하여 충분한 소변량이 되도록 한다.

② 소변이 마려울 때 억지로 참지 않는다.

③ 배변 후 휴지를 사용할 때 앞(요도)에서 뒤(항문) 방향으로 닦는다.

④ 성관계하기 전에 생식기 주위를 깨끗이 한다.

⑤ 성관계하기 전에 소변을 봐서 방광을 비우고, 마치고 난 후에도 바로 소변을 본다.

⑥ 요도나 질 부위에 뿌리는 방향제 등을 사용하지 않는다.

⑦ 규칙적인 배변 및 배뇨 습관을 기른다.

⑧ 신선한 야채와 과일을 충분히 섭취하여 변비를 피한다.

⑨ 하복부와 다리를 꽉 조이는 속옷이나 바지는 가능하면 입지 않는다.

⑩ 용변 후 비데 사용 시에는 앞으로 튀지 않게 주의하고, 질 세정제는 너무 자주 사용하지 않는다.

[여자와 향수, 그리고 냄새]

남자라면 몰라도 여자에게 '냄새'라고 하면 어쩐지 어색하고 '여자의 향기'라는 표현이 더 어울린다. 하지만 남녀 모두 몸에서 특유의 냄새가 나는데, 이러한 체취는 아포크린(apocrine)샘 때문으로 털이 많은 겨드랑이나 외음부 주위에 많이 분포한다. 아포크린샘에서 나오는 땀의 성분은 대부분이 물이고 소량의 염화나트륨과 염화칼륨 등으로 사실 냄새가 거의 나지 않는다. 하지만 땀이 분비되고 1시간 정도 지나면 피부의 박테리아가 땀을 분해하여 지방산과 암모니아를 생산하면서 악취가 나는 것이다. 또한 아포크린샘의 수가 늘거나 땀의 양이 많아지면 냄새가 강해지기도 하며 여성보다 남성에서 냄새가 많이 난다.

남자와 여자의 냄새가 다른 이유는 성호르몬의 차이 때문이다. 남자는 테스토스테론의 분해물질인 '안드로스테놀(Androstenol)'과

'안드로스테논(Androstenon)'을 땀으로 배설한다. '안드로스테놀'이 사향 혹은 백단향나무와 비슷한 향기가 풍기며 여성들에게 성적 흥분을 일으키고, '안드로스테논'은 지린내 비슷한 냄새가 난다. 여성도 겨드랑이 땀에서 테스토스테론 분해물질이 배설되긴 하지만 양이 극히 적어 냄새가 나지 않는다. 대신 여성은 질에서 '코퓰린(copulin)'이라는 호르몬을 분비하는데, 아로마향이 나며 여성들을 섹시하고 매력적으로 보이게 하며 남성의 성욕을 자극하게 된다. 이를 일부에서는 페르몬이라는 이성을 유혹하는 냄새라고 주장하며 상업적인 향수로 만들어 판매하고 있다. 하지만 사람들의 페르몬에 관련된 어떠한 과학적인 근거들은 아직 없다.

아주 오래전부터 여성들은 아름다움을 위하여 몸의 체취 대신 음식이나 과일, 꽃 등의 좋은 냄새를 가진 물질을 이용하여 몸이나 주변을 향기롭게 하였다. 성서에도 사람들이 몸에 향수를 뿌리고 다니며 집과 의복과 침대에도 향수를 뿌리고, 향수를 만드는데 침향, 발삼유, 계피 등의 향료가 사용되었다는 기록이 있다.

고대에는 향수가 의료용이나 종교 행사에만 사용되었다. 이후 그리스에서 치료 이외에 미용 목적으로 처음 사용하였고 주로 꽃에서 추출된 향수를 사용하였다고 한다. 로마는 호화스러운 목욕문화에 향수를 사용하였는데 특히 장미꽃 향수를 애용하였다. 아라비아에서 증류기술을 이용한 향수제조 기술이 발달하였는데 고형비누, 향수 에센스, 장미수, 팅크 등을 생산하였다. 중국은 이집트와 비슷한 시기에 향수 제조 기술과 사용이 발달하였고 대표적인 향수인 사향을 비롯하여 레몬, 오렌지, 만다린 등의 감귤류 향수를 종교적인 의식이나 화장, 미용에 사용하였다.

중세 유럽에서는 종교적인 이유와 잘못된 의학지식으로 사람들이 목욕을 하지 않아 몸에서 심한 악취를 풍겼다. 해결책으로 향수산업이 발전했는데, 독일의 소설가 파트리크 쥐스킨트가 1985년 발간한 소설 '향수—어느 살인자의 이야기'는 당시의 향수를 소재로 후각에 천재적인 능력을 가진 주인공이 향기로 세계를 지배하게 되는 과정을 그렸다. 이 소설은 30여 개국 언어로 번역되고 2백만 부가 팔려 베스트셀러가 되었고 톰 티크베어 감독에 의해 2006년 더스틴 호프만, 벤 위쇼 주연으로 영화화되었다.

역사적으로 남자들을 매혹시킨 여자들의 향기에 대한 이야기는 많다. 과거에는 이성을 유혹하는 향기로 많이 사용된 것은 암컷 사향노루의 배꼽 근처에 있는 향낭에서 추출한 사향이었다. 카이사르와 안토니우스를 유혹해 결국 로마제국을 멸망하게 만든 이집트의 클레오파트라도 사향을 즐겨 사용하였다. 클레오파트라는 또 향수공장을 지어서 매일 장미향수로 목욕을 했다는 기록도 있다. 프랑스의 황후 조세핀, 중국 당나라 현종의 총애를 받았던 양귀비, 그리고 조선시대의 명기 황진이도 사향의 애용자였다.

아무리 만들어진 향수의 향기가 아름답고 좋더라도 몸에서 나는 냄새가 여전히 더 매혹적으로 여겨져 왔다. 영국의 에드워드 7세는 여름날 애인에게 두꺼운 옷을 입혀 땀을 흘리게 한 후 냄새를 맡으며 사랑을 나눴고, 중세에는 사과를 겨드랑이의 땀에 흠뻑 젖게 하여 냄새를 즐겼다는 풍습이 있었다. 중국에서는 여성들의 전족에서 나는 악취를 즐겼다고 한다. 실제 남성들이 가장 매력적으로 느끼는 냄새는 배란기에 있는 여성들의 티셔츠라는 연구도 있다. 프랑스 황제 나폴레옹도 황후 조세핀의 체취를 좋아해서 전쟁터에서 몸을 씻지 말고 기다리라는 편지를 보내기까지 했다고 한다.

그런데 나폴레옹이 좋아했던 조세핀의 체취는 독특하여 까망베르(Camembert) 치즈의 향과 비슷하였는데 실은 질에서 나는 냄새였다고 한다. 여성의 질에서 분비되는 남성을 유혹하는 코퓰린호르몬은 특별히 냄새가 나지 않는데, 이처럼 냄새와 함께 치즈나 두부 으깬 것과 같은 분비물이 나오면 칸디다 질염에 의한 경우이다. 여성의 질염은 대단히 흔한 질환이지만 대부분은 잘 모르고 지내거나 부끄러워서 방치하는 경우가 많다. 정상적인 여성의 질은 산도가 3.8~4.2, 산성으로 약간 시큼한 냄새가 난다. 이는 젖산균

(Lactobacillus)이 분비하는 젖산 때문인데 외부의 나쁜 세균이 침입하는 것을 막아 준다.

질염은 난잡한 성생활, 임신, 항생제 남용, 피임기구, 폐경, 잘못된 질 위생관리, 스트레스, 과로 등의 원인으로 젖산균 등 정상 상재균(common flora)의 균형이 깨어지면서 발생한다. 대부분은 세균성 질증, 칸디다 질염, 트리코모나스 질염이고, 염증성 질염, 위축성 질염 등이 있다. 세균성 질증은 여성의 50%에서 발생하며 대부분 특별한 증상을 보이지 않으나 분비물이 증가하고 특유의 질 냄새가 나는 것이 특징이다. 곰팡이에 의한 칸디다 질염은 가려움증과 하얀색의 분비물을 유발한다.

냄새와 가장 관련이 있는 질염이 세균성 질증이다. 세균에 의한 점막의 염증보다는 단순히 증상만을 일으키므로 '질염' 대신에 '질증'이라는 용어를 사용한다. 다른 질염과는 달리 성관계에 의해 전염이 되는지 여부는 아직 논란이 많으나 성병으로는 분류되지 않고 상대방 남성에 대한 치료는 필요하지 않다. 혐기성 세균이 분비하는 아민(amine)에 의한 생선 썩는 냄새 혹은 오징어 냄새가 나는 것이 특징인데, 정작 본인은 모르고 지내는 경우가 많다. 성관계 시에 냄새가 악화하기 때문에 상대방 남성이 냄새를 맡고는 질겁하는데 여성 채취를 좋아하듯이 이 냄새를 일부러 좋아하는 남자들도 있다고 한다.

질염을 제대로 치료하지 않을 경우 골반염으로 진행되거나 나팔관이 막혀 불임이 되고 임신 중에는 유산이나 조산을 하게 된다. 치료는 각 원인균을 정확히 알아내 그에 맞는 약제를 일정 기간 먹거나 질 부위에 삽입하는 것이다. 트리코모나스 질염은 성관계로 전파되는 질염으로 성관계를 한 상대방도 반드시 치료를 받아야 한다. 치료되더라도 질염은 재발이 잘되기 때문에 예방이 중요하다.

질염을 예방하려면 청결을 유지하고 건전하고 건강한 생활습관이 가장 중요하다. 젖산균 등 정상 상재균이 잘 유지되도록 질은 항상 청결히 하고 질 세정제나 비데는 너무 자주 사용하지 말고 질 내부를 비누로 씻지 않도록 한다. 레깅스, 스키니진, 거들 같은 꽉 끼는 옷을 피하고 통풍이 잘되는 옷을 입고 속옷은 땀 흡수가 잘되는 천연섬유나 면제품이 좋다. 지나친 과로나 스트레스, 불규칙한 생활, 과음이나 흡연을 삼가고 건전한 성생활을 하는 것이 필요하다.

[요실남 (소변 지리는 남자)의 비애]

[사우나도크 내에서 소변을 보지 맙시다.]

모처럼 동네 헬스장에 들려 운동을 마치고 샤워를 하러 갔더니 사우나 앞에 커다랗게 붙여놓은 경고문이 보인다. 사우나도크 문을 여니 아니나 다를까 상당한 지린내가 코를 찌른다. 언제 사건(?)이 생겼는지 모르겠으나 관리하는 사람이 씻었을 것임에도 불구하고 오랫동안 냄새가 없어지지 않은 것 같다.

누군가 몰래 사우나에서 땀을 빼면서 시원하게 방뇨를 했기 때문일 수도 있지만, 문득 고의가 아닐 수도 있다는 생각이 떠올랐다. 여자 샤워장에도 같은 경고문이 있는지는 알 수 없지만, 거긴 사우나도크에서 지린내가 다소 나더라도 이런 경고문을 붙이지 않았을 것이다. 여성들에게 흔한 요실금으로 인해 어쩔 수 없이 실수할 수 있으니 비록 냄새가 나더라도 양해를 하고 넘어갔으리라.

중년여성들이 가진 배뇨장애의 대표적인 증상이 요실금이다. 요실금 때문에 크게 웃지도 못하고 감기라도 걸리면 기침해서 실수할까 봐 외출도 못한다. 주로 요도괄약근이 약해져서 생기는 '복압성요실금'으로, 여성들의 짧은 요도, 임신 및 출산, 폐경 후 요도의 변화, 비만 등으로 인해 발생한다. 많게는 여성의 50%에서 어느 정도의 요실금이 있다고 할 정도로 여성들에게 흔히 볼 수 있는 불편함이다.

그런데 남성들에게도 요실금이 있다. 정도의 차이가 있긴 하지만 60대 이상 남성의 약 15%에서 소변을 지리는 증상을 보이는데도 불구하고 남성 요실금은 잘 알려져 있지 않다. 많이 알려져서 이제는 당연하다고 생각되는 여성 요실금과는 달리, 남성 요실금은 창피하고 미안해서 어디 가서 얘기도 못하고 오히려 부정하려는 경향을 보인다. 그래서 본인은 옷에 실수하고는 그 냄새를 모르는 척 지내지만 다른 사람들은 야릇한 냄새로 불쾌해한다.

기침하거나 크게 웃을 때 소변이 새는 복압성요실금은 이러한 상황이 되지 않도록 주의를 할 수 있지만 남성들에게 흔한 요실금은 예측이 불가능한 '절박성요실금'이 많다. 방광 감각이 예민해져 방광근육이 갑자기 수축하여 참지 못하고 급하게 소변을 지리는 현상이 절박성요실금이다. 소변을 자주 보게 되고, 마려우면 참지 못하고 급하게 화장실을 가다가 실수하거나, 무사히 도착한 후 준비하는 과정에서 왈칵 쏟아져 옷이 흠뻑 젖는 곤혹을 치르기도 한다. 또한 갑자기 차갑거나 뜨거운 공기에 노출되면 순간적으로 골반근육이 수축하여 소변이 찔끔 나오게 된다. 사우나도크 내의 소변 냄새도 뜨거운 사우나에 들어간 남성 요실금을 가진 어르신들의 어쩔 수 없는 현상 때문으로 보인다. 하지만 온탕이나 냉탕에 들어갔을 때 어떤지에 대해서는 상상하지 말자.(^ ^)

남성들의 절박성요실금은 50대 이후 발생하는 전립선비대증의 2차 증상으로 올 수도 있지만, 커피 같은 카페인, 과음, 흡연, 그리고 운동부족, 비만과 스트레스가 위험요인이다. 노화 자체가 위험요인은 아니지만 나이가 많을수록 발생빈도가 늘어나게 된다. 실제 건강보험공단의 자료에 의하면 고령화를 보이는 우리나라에서도 남성 요실금 환자는 매년 증가하고 있다. 혼자 즐기는 즐거움 중의 하나가 배뇨의 쾌감인데 나이가 들어감에 따라 수차례 화장실을 드나들어도 시원하지 않고 시간이 걸려야 간신히 소변을 보게 된다. 거기에다 요실금은 혼자만의 불편함이 아니라 가족과 친구들, 그리고 사회적 문제가 될 수 있다.

사우나 사건에서 보듯 몰염치한 방뇨범(?)으로 오해를 받기도 해서, 결국 사회적 활동에 제약을 받고 어울리지 못해 우울증이나 자신감의 상실 등이 생기기도 하는 것이다. 사실 남성 요실금은 새삼 새로 발견된 병은 아니지만 '부끄럽다'는 생각으로 숨기거나 '나이 탓'으로 돌리고 병원을 찾지 않고 체념하는 경우가 많은데 창피해할 필요도 없고 비난받을 이유도 없는, 치료가 필요한 배뇨장애일 뿐이다. 그래서 치료의 목적도 자신감을 회복하고 생활을 즐기고 자연스럽게 사회에 복귀하게 하는 것이다. 일상에서 남성 요실금으로 인한 실수를 줄이려면 카페인, 맵거나 신 음식을 삼가고 항문을 조이는 골반근육강화운동을 하면 도움이 된다.

사우나 내 방뇨라는 몰상식범의 억울한 누명을 쓰고 있을 남자 어르신들을 위해 비뇨기과 전문의로서 변명하고자 주인을 만나 어렵게 말을 꺼냈다.

"저기, 사우나도크에 붙인 '소변금지'에 대해서 얘기할 게 있는데요..."

"아~ 그거요? 젊은 애들이 귀찮다고 안에서 그냥 싸서 그런 거예요."

"헐~~(ᄊ)***"

몇 번 하면 좋을까요?

섹스에 관련된 가장 잘못된 생각은 섹스를 성기의 결합인 '성교'와 동일시한다는 점이다. 그러다 보니 몇 번 했느냐는 숫자가 주된 관심사가 되는 것이다.

4. 섹스에 관하여

섹스에는 공식이 없다

중년의 사랑

성생활에서 알아두어야 할 중요한 한 가지

건강한 성을 위하여

몇 번 하면 좋을까요?

섹스, 성병, 그리고 역사

성병에 관한 진료실 정경(情景)

남자는 갑, 여자는 을

내 탓? 남의 탓? - 성매개성질환

건전한 섹스(healthy sex), 안전한 섹스(safe sex)

[섹스에는 공식이 없다]

2013년 개봉한 공자관 감독의 영화 '허풍'은 남자들의 섹스와 관련된 허세에 관한 얘기이다. 오래간만에 모인 친구 4명이 섹스 무용담을 하나씩 늘어놓는데 여자 아이돌, 여자 국회의원, 그리고 처녀귀신과 하룻밤을 보낸 이야기에 이어 외계인과 섹스를 했다는 자랑을 한다. 듣고 있던 친구들은 거짓말이라고 하면서도 속으로는 은근히 믿는 눈치고 결국 다음날 외계인을 만났다는 장소에 모두 다 몰려간다. 영화는 어이가 없는 내용이지만 남자들이라면 공감이 갈 것이다.

절대로 믿으면 안 되는 이야기가 남자들의 섹스에 관한 자랑이다. 모임에서 섹스 이야기가 나오면 누구나 귀를 기울이게 되고 한 친구가 끝나면 이어서 다른 친구가 또 다른 이야기를 시작한다. 하룻밤에 서너 번 했다거나, 1시간을 끌었다거나, 포르노비디오에서도 보기 힘든 온갖 기묘한 기술이 다 등장한다. 대부분은 현실적으로 절대 불가능한 성 능력이고 허풍일 뿐이다. 그런데 문제는 '뻥'이라는 걸 알면서도 듣고 있다 보면 정말일지 모른다는 생각이 들고, 혹시 나만 제대로 못하고 있는 것은 아닌지 착각하게 되는 것이다.

정보시대답게 인터넷에는 각종 성에 관한 정보가 흘러넘친다. '신혼부부들을 위한 성 총람', '초보자를 위한 섹스 정석', '남성 공략 여성 지침서', '섹스 다이제스트', '강력 오르가슴을 느끼게 하는 섹스기법' 어느 정도의 근거에 기인해서 정확하게 기술이 되어 있는지는 모르겠지만 이런 책들을 읽은 사람들 대부분은 여기 있는 내용이 섹스의 기본적인 원칙으로 잘못 생각하는 수가 많다.

섹스에 있어 사람들이 가장 신경 쓰는 것이 섹스 횟수이고, 또 실제로 연령별, 인종별, 계층별로 횟수를 분석해놓은 자료들은 많다. 우리나라 통계에서 남성의 일주일 평균 섹스 빈도는 20대 2.41회, 30대 1.98회, 40대 1.44회, 50대 1.19회, 60대 0.98회라고 한다. 미국인과 비교했을 때 20대, 30대는 미국인이 성교 횟수가 훨씬 많고 40대 이후에는 약간 많다고 한다. 이런 통계 수치를 가지고 이 횟수만큼 섹스를 못했을 때 실망한다거나 혹은 한국인은 미국인보다 사랑이 부족하다고 얘기할 수는 없다. 부부간의 사랑은 얼마나 많이 했느냐는 섹스의 횟수가 아니라 얼마만큼 서로에게 충실하였는가하는 만족감이 더 중요한 것이다.

섹스를 한 달에 한 번 이하 혹은 3개월 동안 하지 않는 부부를 섹스리스 부부라고 한다. 결혼 후 시간이 지나면서 생활 스트레스, 출산이나 육아 등의 이유로 섹스를 등한시하게 되고 40대 이후 갱년기가 되면 육체적인 기능 저하로 섹스를 소홀히 하게 되기 쉽다. 대부분의 섹스리스 부부에 있어 원인은 생활환경의 변화 때문인데 섹스 횟수가 적다고 해서 사랑이 없는 것은 아니다. 섹스는 무조건 많이 한다고 좋은 것이 아니라 육체 및 심리적인 상태에 따라 적절하게 하는 것이 중요하다.

의학적으로 제시된 섹스의 표준 횟수는 없다. 이러한 근거를 규명하는 것도 불가능할뿐더러 섹스를 나눈 횟수는 큰 의미가 없기 때문이다. 그래서 섹스리스라는 용어는 의학에서는 사용되지 않는다. 단지 남성의 경우에 한번 사정을 한 후 정액의 성분이 회복되는 기간이 2~5일인데 이것이 섹스의 기간이나 횟수를 결정짓는 것은 아니다. 섹스는 횟수가 중요한 게 아니기 때문에 각종 통계에서 나타나는 평균치를 보고 스스로가 그에 못 미친다고 실망할 필요도 없고 평균치 이상이라고 해서 강한 남자도 아니다. 얼마나 섹스를 많이 했느냐가 아니라 얼마나 만족하느냐가 사랑의 깊이를 결정하는 것이다.

결혼 후 첫날밤에 의미를 두고 남녀 간의 역사는 밤에 이루어진다는 얘기처럼 섹스는 밤에 해야 하는 것으로 알고 있다. 시간상으로 여유도 있고 애들도 자서 두 사람만의 분위기를 만들기도 좋고 관계 후 수면을 취할 수 있으니 밤에 섹스를 하는 것이 편리하긴 하지만 밤에만 해야 하는 것은 아니다. 밤새 충분한 휴식을 취하고 난 아침에 맑은 정신과 체력으로 섹스하는 것이 더 큰 만족감을 줄 수도 있다. 새벽에 섹스를 하면 낮에 피로해지지 않을까 하는 걱정은 할 필요가 없다. 한 번의 섹스에 소모되는 육체적 에너지는 그리 많지 않고 오히려 만족한 섹스가 활력을 준다. 사실 섹스는 저녁이나 아침이 아니더라도 부부가 원할 때 바로 하는 것이 건강에도 좋고 쾌감도 증가시킨다. 특히 갱년기 이후에는 육체적인 기능이 감소되어 있어 집중이 어렵기 때문에 더욱 시간에 구애받지 않는 것이 좋다.

어떤 체위가 쾌감을 증대시키고 어떤 순서대로 하는 것이 좋다는 정해진 규칙은 없다. 전희부터 시작해서 차근차근 순서대로 하거나 과정 없이 바로 삽입을 하거나 서로 충분히 교감이 이루어졌으면 별 문제가 안 된다. 일방통행을 해서는 안 되지만, 상대방을 존중하고 사랑의 감정을 충분히 표현하여 소통이 되어 이루어지는 섹스는 자연스럽고 충분한 만족감을 줄 수 있다. 소녀경이나 카마수트라에는 수백 가지의 경이로운 섹스 체위들을 제시하고 있지만 대부분은 불가능한 자세이고, 정형화된 체위를 따라 하기보다는 분위기에 따라 자연스럽게 행위를 하는 것이 더 중요하다. 소통과 애정이 없이는 어떤 체위로도 참된 쾌감과 만족감을 얻을 수 없다.

섹스에 있어서 남자는 능동적, 적극적이고, 여자는 수동적, 피동적이라는 생각에 성별 역할을 너무 지키려는 경우가 많지만, 사실 이러한 남녀의 역할은 따로 없다. 성능력에 있어서는 남자는 20대에 최고조에 달해 30대까지 유지하다가 40대부터 감퇴하고, 여자는 30대에 최고조에 달해 40대까지 유지하다가 50대에 가서 감퇴하게 된다. 성의 절정기가 여자가 남자보다 10년 정도 늦은 것으로 알려져 있다. 하지만 성욕은 대단히 복잡하고 미묘한 것으로 성호르몬의 차이만으로 해석되지는 않는다. 아무래도 표현하는 방법이나 사회문화적인 이유로 여성이 소극적으로 보이기는 하지만, 의학적으로 성적 관심이나 욕구는 남녀 모두 나이에 관계없이 비슷하게 유지된다. 성은 남녀 모두에게 존재감을 찾고 삶의 활력을 유지하여 건강과 행복을 주는 우리 삶의 한 부분이다.

최고의 섹스가 무엇인지에 대한 정답은 없으며 섹스에는 공식이 존재하지 않는다. 부부의 건강상태와 주변 환경에 따라 섹스를 몇 번, 언제, 어디서, 어떻게 하는지가 달라지겠지만 횟수, 시간, 체위, 순서에 대한 기준치는 없다. 섹스는 부부간의 애정, 믿음과 존중, 그리고 친밀감의 표현이지 애정이나 친밀감을 얻기 위한 수단은 아니다. 상대방에 대한 이해와 배려가 필요하고 함께 하는 것이 진정한 섹스일 것이다.

[중년의 사랑]

사회적으로 중년이란 청년과 노년의 중간인 마흔 살 안팎의 나이를 이르지만 의학적으로는 따로 정의되어 있지 않다. 신체의 노화는 성장이 최종적으로 완료되고 퇴화가 일어나는 30대 후반부터 시작한다. 우리가 이러한 변화를 확연하게 느끼게 되는 시기가 성호르몬의 감소가 뚜렷해지는 중년 이후인 44세에서 52세를 갱년기라고 일컫는다. 그리고 이 시기 이후를 노인, 혹은 노년기라고 칭한다.

40대 중반에 접어든 중년들이 흔히 하는 고민 중의 하나는 '사랑에 관한 능력'으로 신체적 건강과 삶의 질과 밀접한 관계가 있다. 세계보건기구에 의하면 성적 만족도란 육체적인 만족도 외에 정신적, 감성적, 사회적 측면의 행복 모두를 의미하며 누구에게나 이러한 성적 만족도를 추구하는 기본권이 있음을 강조하고 있다. 밥을 먹고 물 마시고 숨을 쉬는 것이 남녀 어느 나이에서나 자연스러운 생리행위이듯이 중년이나 노년의 성 역시 삶의 자연스러운 한 부분이다.

나이가 들면 성기능이 떨어지고 성적 능력의 개인차가 존재하긴 하지만 성에 대한 정서적인 욕구는 남녀를 불문하고 젊을 때와 변함없이 지속된다. 즉 젊은 청춘시절에만 열정적인 사랑을 꿈꾸는 것이 아니라 나이에 상관없이 사랑에 대한 욕구는 영원히 유지된다. 따라서 성에 대한 본능적인 감각에 주로 좌우되는 청년기와는 달리 중년기야말로 인생에 있어서 가장 순수하고 원숙한 사랑을 꽃피울 수 있는 시기가 된다. 남녀 간의 사랑은 절대로 나이에 따른 한계나 공식이 있을 수 없기 때문이다.

성적 능력은 성호르몬의 영향을 받게 되는데 남녀 간에 차이를 보인다. 육체적으로 남자의 성 능력은 20대에 최고조에 달해서 30대까지 유지되다가 40대부터 감퇴하고, 여자의 성 능력은 30대에 최고조에 달해 40대까지 유지하다가 50대에 가서 감퇴하게 된다. 하지만 실제 성에 관한 기능은 정도의 차이가 있긴 하지만 남녀 모두 80세 이후까지도 가능하며, 성적 관심이나 호기심도 나이에 관계없이 영원히 지속된다.

중년 이후의 성생활은 욕망의 단순한 배출이 아니라 순수한 성에 대한 욕구와 친밀감의 표현이며 동시에 노화를 지연시키는 중요한 역할을 한다. 또 젊은 시절과는 달리 즉각적이고 충동적이기보다는 오랜 경험에 의해서 보다 큰 즐거움을 느낄 수 있다. 성생활이 주는 즐거움은 단순한 쾌감이 아니라 신체적 접촉을 통해 서로 친밀감을 공유하고 정서적 만족감과 안정을 가져다준다. 더욱이 중년의 성생활은 순간적인 극치감이 목적이 아니기 때문에 심리적 요인이 보다 폭넓게 작용하게 된다. 사실 성은 단순히 성적 욕망이나 표현에 의해서 좌우되는 것이 아니다. 그래서 중년에는 성을 단순한 쾌감이 아닌 친밀감과 상대방과의 교감을 위한 한 과정으로 이해하는 것이 필요하다.

성생활은 횟수나 강도에 집착해서는 안 되고 상호 존중과 정서적 친밀감을 바탕으로 애정 표현의 한 수단이 되어야 한다. 성관계 시에는 남편이나 아내 모두 편안한 마음으로 집중해야 하고, 특히 나이가 들어 감소된 남편의 성적 능력을 이해하는 아내의 역할이 무엇보다 중요하다. 성적으로 활발한 여성이 건강과 아름다움을 유지하고 활기찬 삶을 살 수 있기 때문에 성에 대한 적극적인 사고도 필요하다. 성적 욕구가 제대로 해결되지 못하면 성기능이 급속도로 퇴화되고 건강과 수명에도 나쁜 영향을 준다. 부부의 성생활을 통해 사랑을 확인하는 것이야말로 삶의 활기를 불어넣는 가장 좋은 방법이고 자신의 존재감을 확인하고 삶의 활력을 되찾을 수 있다. 따라서 단순한 성기의 결합이나 사정에 의한 쾌감이 아니라 성행위를 폭넓게 이해할 필요가 있다. 중년기의 바람직한 성생활을 위해 상호 존중과 애정을 가지고 대화하고 계획하고 노력하는 것이 필요하다. 성에 대한 고정관념을 깨고, 적극적으로 함께 만들고, 함께 즐기고, 함께 노력하여야 한다.

성공적인 중년을 맞이하는데 가장 중요한 요인이 심리적인 안정으로 이를 위해서는 행복한 성생활이야말로 무엇보다도 중요한 역할을 한다. 나이에 상관없이 남자는 여성에게 남자다움을 인정받기를 원하며 여성은 남자로부터 여성임을 확인받고 사랑받고 싶은 욕구가 있기 때문에 함께 성생활에 관심을 가지고 사랑에 대한 희망을 주려는 노력이 중년 이후에는 더욱 필요한 것이다.

[중년의 성생활에서 알아두어야 할 중요한 한 가지]

"그렇지? 내 말이 맞지?"

바야흐로 모임이 많은 시기이다. 술이 좀 들어가면 은근히 분위기를 주도하는 친구가 있고 옆에서 '나는 뭐지?'라는 표정으로 진지하게 귀를 기울이고 있는 친구도 있다. 다들 중년이니 성에 있어서는 역전의 용사인데도 그렇다. 그런데 기껏 목소리를 높여 자신의 건재함을 과시해놓고 끝에 가서는 비뇨기과 전문의인 필자에게 동의를 구한다. 그냥 웃고 말지만 이미 그 친구는 다른 사람에게 부러움의 대상이다. 사실 잘못 알고 있는 것들이 많고 믿을 수 없는 말인데도 그렇다.

"갱년기? 난 그런 거 몰라. 아직도 팔팔해."

중년이란 의학적으로 갱년기의 시작을 의미한다. 갱년기가 몇 살에서 몇 살까지라고 확실히 구분할 수 없지만 보통은 40대 중반에서

50대 중반까지다. 남녀 모두 갱년기가 되면 성호르몬 감소로 신체적 · 정신적 불편함을 겪는다. 여성은 생리단절 등 갱년기 증상을 확연하게 겪지만 남성은 개인차가 심하다. 여러 불편함 중 가장 절실하게 와 닿는 것이 성적인 문제다. 하지만 남녀 간의 성과 사랑은 정답이나 공식이 있을 수 없고 보통 우리가 잘 안다고 생각하고 있던 '중년의 성'에 관한 지식이 의외로 의학적인 근거가 없는 경우가 많다.

"내 건 젊을 때부터 이만 해! 넌 요만하지? 그래서 어떻게 사니?"
자기 얘기를 할 때는 주먹을 쥐고 팔뚝을 내밀어 흔들면서 친구에게는 새끼손가락을 펴 보인다. 남성의 음경 크기에 대한 집착과 오해는 끝이 없고 크면 클수록 여자를 더 잘 만족시킬 수 있다고 생각한다. 크기 차이는 있을 수 있지만 여성의 질은 매우 부드러운 점막조직으로 유연성이 크고 신축성이 뛰어나 음경의 길이와 굵기에 관계없이 기본적으로는 같은 만족감을 받는다. 음경의 길이가 5cm 이상이면 여성을 만족시켜 줄 수 있는 정상적 성생활이 가능하다. 크기나 굵기는 단순히 심리적인 호기심을 자극하는 요소일 뿐이다.

"한 달에 몇 번 하니?"
중년 남자들 술자리에 빠지지 않는 이야기다. 비슷한 연령대의 성생활이 어떤지 궁금할 수 있지만 안타깝게도 연령대별로 정확한 통계자료는 없다. 의무방어전이라는 속어도 있지만 실제로 성생활은

1주에 몇 회, 1개월에 몇 회와 같은 어떤 규칙에 의해 이뤄지는 것은 아니다. 성에 관한 보고서에는 연령대별로 며칠에 한 번 하라고 적혀있지만 이는 주로 남자의 성 회복력에 관한 것이다.

"테크닉이면 나야, 나! 돌직구에 변화구, 싱크, 너클볼, 무궁무진하다니까."

당연히 야구이야기가 아니다. 성생활을 멋있게 하려면 다양한 테크닉과 체위를 구사해야 한다고 생각하는 사람들이 많다. 중국 소녀경에는 30개 체위, 인도의 카마수트라에는 529개의 체위가 소개돼 있지만 대부분은 현실적으로 불가능한 자세들이다. 남성 상위인 대면위가 서로 표정을 주고받음으로써 애정을 확인할 수 있는 가장 일반적인 자세다. 특별한 성적 기교보다는 편한 상태에서 서로를 이해하고 집중하는 것이 더 큰 즐거움과 만족감을 준다. 중년의 성에 있어서는 부부간의 교감이 가장 중요하다.

"울 마누라는 할 때마다 죽어."

남성과 여성의 성기관은 구조와 기능에 있어 차이가 있기 때문에 육체적으로 오르가즘을 동시에 느끼지 못하는 것이 정상이다. 남성은 사정하는 순간 최고의 쾌감이 있지만 여성은 사정이란 현상이 없기 때문에 오르가즘을 느끼는 게 쉽지 않다. 실제 성생활에서 동시에 끝내는 것을 염두에 둔다면 즐거움이 줄어들 수 있다. 여성은 성관계 자체보다는 분위기가 더욱 중요하기 때문에 절정에 달하지 못한다 해도 심리적으로는 만족스러운 성생활이 될 수 있고 생리적으로도 자연스러운 현상이다.

중년의 성생활은 횟수나 강도가 중요한 것이 아니라 상호존중과 정서적 친밀감을 바탕으로 애정표현의 한 수단으로 행해져야 한다. 남편, 아내 모두 편안한 마음으로 집중해야 하며 특히 남편의 떨어진 성적 능력을 이해하는 아내의 역할이 무엇보다 중요하다.

[건강한 성을 위하여]

"잠깐, 할 얘기가 있는데..."

친구들과의 모임이 끝나고 나면 서로 작별인사를 나누는 어수선한 틈을 타서 슬쩍 말을 건네는 친구가 있다. 남자들 모임에서야 성에 관한 얘기가 나오긴 하지만 대개는 다른 사람들의 과장된 자랑에 주눅이 들어있던 친구인데 가끔 큰소리를 치던 바로 그 친구일 때도 있다. 가족 중 누가 아픈데 좋은 병원이나 의사를 소개시켜달라는 얘기는 앉은 자리에서 이미 했었고 이렇게 은밀하게 물어보는 경우는 무조건 자신에 대한 상담이다. 주로 성생활에 관한 내용이 많지만 창피하다고 생각해서인지 소변보는 불편함을 몰래 물어오는 경우도 많다.

"실은 말이야, 요즘 힘이 없어"

"어!? 너 아까는 빵빵(?) 하다고 큰소리쳤잖아?"

"실은 뻥이야. 하고 싶은 생각도 나지 않아. 비아그라나 있으면 좀 줘라"

물론 비뇨기과의사라고 비아그라와 같은 발기유발제를 가지고 다니지도 않지만, 발기유발제는 전문의약품으로 처방전이 있어야 약국에서 공식적으로 구매할 수가 있다. 게다가 발기유발제는 성적 흥분을 일으키거나 쾌감을 높여주는 최음제나 정력제가 아니라 일시적으로 음경에 작용하여 발기를 하도록 도와주는 약이다.

"되긴 되는데, 너무 말랑말랑해서 걱정이야."
무조건 딱딱하게 발기해야 좋다고 생각하는 남자들이 많다. 발기의 정도는 음경에 흐르는 피의 흐름에 따라 좌우되는데, 나이가 들면 피의 흐름이 줄어들게 되어 발기하기 위해서 시간이 오래 걸리고 강직도도 떨어진다. 이렇게 음경의 강직도가 감소하게 되면 20대 때와 비교하게 되고 부인에게 비웃음을 살까 걱정하기도 하지만 삽입이 가능할 정도면 크게 문제가 없다. 오히려 너무 강하게 발기할 경우 폐경기 이후 여성들은 질에 자극을 심하게 받아 통증을 느끼기도 한다.

"장어 먹어봐. 정력에는 장어가 최고야!"
"장어보다는, 불개미 볶은 거 먹어 봤는데 직방이더라."
걱정하는 소리를 들었는지 옆에 있던 친구들이 한마디씩 거든다.

믿지 못하겠다는 표정을 지으면, 정말로 기가 막히게 효과가 있다고 나중에 보내줄 테니 한번 먹어보라고 선심까지 쓴다. (하지만 실제로 보내준 경우는 없다. 아까워서 안 보내주는 건지, 아니면 실제 별 효과가 없어서 그런 건지는 모르겠다.)

굴을 비롯하여 물개의 고환인 해구신, 호랑이의 음경과 고환, 독사, 자라, 코뿔소의 뿔, 불개미, 장어 등등 효과가 있다고 알려진 정력제는 무수히 많다. 심리적인 보상효과는 있을지 모르겠지만 아직까지 의학적으로 근거가 제시되고 효과가 입증된 정력제는 없다. 과음과 흡연을 삼가고 적절한 운동과 휴식으로 정신적 및 육체적 스트레스를 줄여주는 것이 정력 유지에 도움이 될 수 있다.

"너무 자주 싸서 약해진 거야. 접이불루(接而不漏) 몰라?"

성 능력을 강화하기 위해 성관계를 하되 사정하지 않는 것이 좋다고 잘못 생각하는 경우가 많다. 성 생리의 특성상 성적으로 흥분만 하고 사정을 하지 않으면 전립선, 정낭, 정관, 고환 등 생식기관에 충혈을 일으켜 염증이 생길 수가 있다. 너무 자주 성생활을 하여 정액을 과도하게 방출하면 문제가 되겠지만 적절히 방출하는 것이 더욱더 활발하게 정자가 생성되고 정력도 유지가 된다.

"우리 나이가 몇인데 아직도 그런 생각을 하니? 그것도 이제

정년이야."

이야기가 끝나지 않을 것 같으니까 옆에 있던 다른 친구가 점잖게 한마디 던진다. 성생활에서 남성과 여성의 한계는 없으며 또한 나이의 상한선은 없다. 성인영화 등급에서처럼 '18-금 (18세 이하 금지)'은 있어도 '50+금 (50세 이상 금지)'는 없는 것이다. 밥 먹고 물을 마시고 숨 쉬는 것이 남녀 모두 어느 나이에서나 자연스러운 생리현상이듯이 중년이나 노년의 성 역시 자연스러운 삶의 한 부분이다. 성적 욕구를 제대로 해결하지 못하면 성기능이 급속도로 퇴화되고 더 나아가 수명까지도 단축시킨다고 한다. 부부의 성생활을 통해 사랑을 확인하는 것이야말로 삶의 활기를 불어넣는 가장 좋은 방법이고 자신의 존재감을 확인하고 인생의 활력을 되찾을 수 있다.

성생활이 주는 즐거움은 단순한 쾌감만이 아니라 신체적 접촉을 통해 서로 친밀감을 공유하고 정서적 만족감과 안정을 가져다주는 것이다. 바람직한 성생활을 위해 부부가 서로 존경과 애정을 가지고 대화하고 계획하고 노력하는 것이 필요하다. 나이가 들수록 성에 대한 잘못된 고정관념을 깨고 적극적으로 함께 만들고, 함께 즐기고, 함께 노력하여야 한다.

[몇 번 하면 좋을까요?]

의사 전용인 한 인터넷 사이트의 익명게시판에서 있었던 일화
이다.

A: 결혼 20년차의 40대 후반입니다. 부부간의 합방은 한 달에
몇 번 하는 게 좋을는지요?

B: 그냥 신경 쓰지 말고, 하고 싶을 때 편하게 하면 됩니다.

A: 암만 그래도 남들 하는 것만큼은 해야 하지 않을까요?

B: 그렇다면 40대 후반에는 많이 안 하는 게 오래 사는 방법입
니다. 가급적 핑계를 대고 몸을 사리세요.

A: 그래도 몇 번 정도는 해야 할 텐데요.

B: 그러면 두 달에 한 번 정도 해 보세요.

여기에 다른 의사 하나가 끼어들어 딴죽을 걸었다.

C: 두 달에 한 번 하게 되면 일 년에 여섯 번이나 해야 하니까

너무 많습니다. 좀 줄이세요.

A: 어느 정도 줄여야 하나요?

C: 일 년에 네 번만 하세요. 본인 생일, 마누라 생일, 결혼기념일, 그리고 광복절.

그러자 또 다른 댓글들이 연이어 달린다.

D: 합방은 홀수로 해야 좋습니다. 크리스마스에 한번 더해서 다섯 번 하도록 하세요.

E: 이왕 홀수로 하려면 광복절은 뜻깊은 날이니 경건하게 보내고, 그냥 일 년에 세 번만 하세요.

나이가 들어서 떨어진 성능력에 대해 웃자고 하는 얘기겠지만 대부분의 남자는 성생활의 횟수에 연연하는 경우가 많다. 섹스에 관련된 가장 잘못된 생각은 섹스를 성기의 결합인 '성교'와 동일시한다는 점이고 그러다 보니까 몇 번 했느냐는 숫자가 주된 관심사가 되는 것이다. 실제 성생활이란 가벼운 스킨십을 비롯하여 애정을 표현하는 다양한 방법이 모두 포함되는데 가장 중요한 것은 '상호교감', 즉 소통이다. 최근 섹스리스 부부가 많다고 매스컴에서 호들갑을 떨고 있지만 상호교감과 소통이라는 점에서 본다면 부부간의 은밀한 성적 대화나 단순히 가볍게 손만 잡는 것도 중요한 성생활의 하나가 될 수 있어 실제로는 섹스리스가 아닐 수 있다.

섹스는 우리의 삶과 인생에서 필수적인 요소로, 즐거움의 원천이고 행복 추구의 수단이며 성에 대한 관심은 평생 지속되어야 한다. 1975년 세계보건기구의 정의에 의하면 성적 건강(sexual health)이란 육체적인 만족도 외에 정신적, 감성적, 사회적 측면의 행복 모두를 의미하며 이러한 성적 건강을 추구하기 위한 기본권이 인간에게 있다고 천명하고 있다. 사실 성적 만족도는 삶의 질을 표현하는 가장 중요한 척도이기도 하다.

성의 혁명으로 불리는 킨제이보고서가 숫자로 정량화된 성의 표준기준을 제시하였지만 섹스의 다양한 요소를 무시하고 단순화하여 수치화해 버리는 부작용을 낳았다. 최근 조사된 우리나라의 자료에 의하면 40대 이후의 연령대에서는 50년 전 자료인 킨제이보고서와 비슷한 결과를 보였다고 하니 암만 의학이 발전하고 사람들의 건강이 향상되었다고 하더라도 섹스의 횟수에서는 큰 차이가 없다는 것을 알 수 있다. 이는 예전이나 지금이나 성생활에 있어서 횟수가 중요한 것이 아니라는 의미인데, 섹스에서의 만족도는 얼마나 많이 했느냐에 있는 것이 아니라 섹스를 하는 동안에 얼마나 충분한 교감을 나누었는지가 더 중요하고 이는 성적 절정감과는 다른 것이다.

섹스란 육체적인 기능만으로 이루어지는 것은 아니지만, 단순히 음경 및 고환 등 생식기관의 노화에 따른 생리와 회복력을 바탕으로 성생활 횟수를 계산한다면 다음과 같이 권유할 수 있다. 이건 어디까지나 권유사항이다. 지키지 못한다고 실망하지 말고, 지키려고 무리하지는 마시기 바란다.

* 40대 4~8일에 한 번
* 50대 5~10일에 한 번
* 60대 6~12일에 한 번
* 70대 7~14일에 한 번

그리고 나이가 들수록 성생활에 중요한 요소는 성관계를 갖는 시간인데, 꼭 밤이 아니더라도 두 사람의 기분이나 신체적 조건이 최상일 때 성생활을 가지는 것이 바람직하다. 또한 성 건강을 위해서는 정신적 및 육체적 건강을 유지하며 규칙적으로 성생활을 시도하고 이를 위해 평소에 적당한 운동, 적절한 식이요법과 충분한 휴식이 필요하다.

[섹스, 성병, 그리고 역사]

단순한 지역 풍토병이 아닌 전염병은 역학 조사 차원이 아니더라도 나라의 자존심 때문에도 감염원이 어딘지를 찾는 경우가 많다. 특히 제대로 된 치료법이 없고 사망률이 높은 질병일수록 더욱 그런 경향이 심하다. 1500만 명의 사망자가 발생한 1918년의 스페인 독감을 비롯하여 1957년 아시아 독감, 1968년 홍콩 독감, 1977년 러시아 독감, 그리고 2003년 조류인플루엔자도 처음에는 중국 독감으로 불렸다. 1941년 페니실린이 개발된 이후 많은 세균성 전염병이 치료되고 있지만, 아직도 감기와 같은 바이러스 감염질환이나 모든 항생제에 내성을 가지는 슈퍼박테리아 등은 통제되지 못하고 있다. 특히 요즘과 같은 교통수단이 발달한 세계화 시대에는 전파속도가 빨라서 전염경로를 가늠하기 힘들고 이렇게 집단으로 발병하는 전염병은 한 나라의 위생수준과도 관련이 있기 때문에 더욱 다른 나라의 핑계를 대는 경향이 있다.

지금은 그리 치명적이지는 않지만 과거에는 병에 대해 정확하게 알지도 못했고 사망률도 높은데다가 전염의 매개수단이 난잡한 성행위라는 수치스러움 때문에 다른 나라 이름을 붙였던 대표적인 질병이 성병이다. 매독과 임질이 한창 유행이던 중세유럽에서는 프랑스병, 이탈리아병, 스페인병, 영국병, 터키병, 폴란드병 등 다양한 나라 이름으로 불렸다. 이렇게 남의 탓으로 돌려 왔지만 성병은 인류의 역사와 함께한 오래된 질병이다.

성병(性病; Venereal Disease)의 영어 어원은 그리스신화에 나오는 사랑과 미의 여신 비너스(Venus)에서 온 말이다. 우리나라에서도 기생이나 매춘부들의 사회를 뜻하는 화류계(花柳界)와 관련이 있다 하여 화류병(花柳病)이라고 불렀다. 이전까지 성병의 정의는 성기삽입을 통해 세균이 전염되는 병이었지만, 1975년 WHO에서 성기 삽입을 포함해서 모든 성적접촉으로 매개되는 질병을 통틀어 성매개질환(性媒介疾患; Sexually Transmitted Disease, STD)이라고 정의하였다. 성적접촉에는 성기삽입과 성관계 과정의 모든 행위가 포함되는데, 세균은 성기 분비물, 침, 점막, 혈액을 통해 전염되고 엄마에서 태아나 신생아에게 수직감염이 되기도 한다. 우리나라에서는 매독, 임질, 연성하감, 비임균성 요도염, 클라미디아감염증, 성기단순포진, 첨규콘딜롬 등 7종류가 법정전염병에 포함된 성매개질환이다.

임질은 기원전 2,637년 황티라는 중국황제의 기록과 고대 이집트에 기록이 남아 있을 정도로 오랜 역사를 가진 질환이다. 확실치는 않지만 인도, 헤브라이, 로마, 아랍에도 임질에 대한 기록이 남아있다. 서기 130년경 그리스 의사 갈렌이 요도에서 농이 나오는 질병을 임질(Gonorrhea)라고 불렀는데 이는 씨가 흐른다는 의미였다고 한다. 이후 1879년 독일의 나이셀이 임균을 발견하였고, 1884년 덴마크의 한스그램이 염색법을 이용하여 임균의 정체를 밝혀냈다. 현재 감소하는 추세이긴 하지만 아직도 빈도가 높은 성병 중의 하나이다.

가장 복잡한 역사를 가진 성병은 매독이다. 매독의 전파에 대해서는 다양한 설이 있는데 통상적으로는 콜럼버스 일행에 의해 신대륙에서 유럽으로 전파되었다고 알려졌다. 콜럼버스가 1493년 스페인으로 돌아온 이후 매독이 만연되기 시작해 몇 년 사이에 빠르게 유럽 전체에 전파되었다. 계속된 전쟁과 영토 분쟁으로 혼란을 겪던 유럽에서는 이런 몹쓸 병은 다른 나라에서 왔다고 생각하여 다양한 나라 이름으로 불리고 있었다. 위대한 작가인 보들레르, 톨스토이, 플로베르, 모파상과 음악가인 베토벤, 슈베르트, 슈만, 그리고 화가인 마네, 반 고흐, 고갱, 로트렉 등이 매독에 걸려 고통을 받았다고 알려져 있다.

매독이란 이름은 1530년 이탈리아 의사이며 시인인 지롤라모

프라카스토로가 'Syphilis sive morbus gallicus'라는 서사시에서 프랑스병에 걸린 시필루스(Syphilus)라는 인물을 등장시키면서부터 유래되었다. 하지만 1879년 임균이 발견되기 전까지 매독과 임질은 비슷한 병으로 오해하였다. 매독의 병원균인 트레포네마 팔리둠 (Treponema pallidum)은 1913년 일본의 과학자 노구치 히데요가 처음 발견하였다. 동양으로 전파된 것은 1498년 바스코 다 가마가 해상교통로를 개척한 후 인도와 말레이시아에 먼저 퍼지고, 1505년 경 중국으로 전파되어 광동창(廣東瘡)이라고 불렀다. 우리나라는 중국으로부터 전파되었는데, 중국에서 온 창병(瘡病)이란 뜻으로 당창 (唐瘡) 또는 광동창(廣東瘡)이라 하였다.

다른 감염질환에 비교하여 성병의 특징은 대부분 면역성이 없어 재감염의 위험성이 높고, 원인균 종류가 다양하여 진단 및 치료방법이 각각 다르다. 또한 복합감염 및 수직감염(모체)이 가능하고, 성병의 특성상 정확한 역학적 자료 및 통계, 정보를 얻기 어려워 예방관리가 어렵다. 결국에는 스스로 조심하는 방법이 가장 안전하고 아직 성병을 예방할 수 있는 가장 좋은 방법은 콘돔이다.

[성병에 관한 진료실 정경(情景)]

요즘 진료실에서는 간호사가 환자를 호출하지 않고 컴퓨터로 환자 이름을 클릭하면 기계음이 환자를 불러준다. 환자가 들어오는 짧은 동안 차트에서 환자의 나이와 성별을 확인하고 과거 병력이 있는지를 보면서 무슨 환자일까를 미리 짐작해 보곤 한다.

[띵~똥~~ 홍근태님, 1번 진료실로 들어오세요.]

22세, 남자. 머리에 무스를 발라 곧추세우고 알 듯 모를 듯 노랑 브리지까지 넣었다. 착 달라붙은 스키니진 바지에 가슴이 드러난 브이넥 사이로 보이는 굵직한 금목걸이. 나이가 좀 어리긴 하지만 이쯤 되면 대충 짐작이 가는 환자이다.

"어디가 불편하세요?"

"농이 나오고, 오줌 눌 때 아파요."

짐작이 들어맞았고, 성병의 경우에는 특히 병력을 자세히 물어야 한다.

"혹시 증상이 있기 전 마지막 성관계 언제 했어요?"

"일주일 전쯤에 했는데요."

"누구랑? 여자친구? 아니면 직업여성?"

"여자친구는 아니고 가끔 만나서 섹스만 하는 사이에요."

검사 후 임균성요도염으로 판명되어 주사제를 처방하였다.

"그런데 그 여자친구도 치료를 받으라고 해야 하는데..."

"여자친구 아니라니까요, 이제 안 만날 거니까 얘기 안 해줘도 돼요."

"헐!!!"

성행위에 의해서 감염이 되는 성병은 반드시 파트너와 함께 치료해야 하고 두 사람 모두 완치가 되었다는 것이 확인될 때까지는 성관계를 하지 말아야 한다. 각자가 따로 치료하게 되면 한 사람이 보균상태로 있다가 다시 전염시킬 수 있기 때문에, 성병이 서로에게 주거나 받거나 하는 핑퐁감염이 될 수 있다. 그래서 다시 자세히 설명을 해주었더니, 알겠다고 하고 갔다.

[띵~똥~ 김길수님, 1번 진료실로 들어오세요.]

42세인 남성인데, 복장이 좀 그렇다. 머리를 빡빡 깎았고, 슬리퍼에, 바지는 하얀 옆줄 세 개가 있는 짝퉁 삼디다스 추리닝, 윗도리는 그냥 런닝 차림이다. 진료하는데 옷이 문제가 되는 건 아니지만 병원 진료받으러 오는 것도 외출인데 이분은 그냥 동네 마실 나온 차림이다. 환자의 복장이 중요한 게 아니므로 그러려니 하고 진료를 시작했다.

"어디가 불편하세요?"

"어디 불편한 건 아니구요." (병원은 불편해서 오는 곳인데, 사실 이렇게 얘기를 꺼내는 환자들을 대하면 당황하게 된다.)

"그럼?"

"여기가 좀..."

머뭇거리면서 손으로 가리키는 곳이 바지 아래 부위이다. 이럴 경우에는 더 이상 물으면 환자에게 실례(?)이다. 대화를 중단하고 바로 현장을 확인하는 것이 좋다. 바지를 내리게 하고 신체검사를 하였더니 음경 피부에 궤양이 몇 개 있고 우측 서혜부 임파선이 부어있다. 그 정도로 봐서는 절대로 괜찮은 건 아니고 통증도 있고 움직이기도 불편한 상태이다. (아! 이래서 추리닝 바지를 입고 왔구나. 근데 위에는 왜 런닝만 입으셨나? 그렇더라도 바지는 이해가 되는데 런닝이 이해가 되지 않는다.) 병변으로 미루어 가능성 있는 질환을 설명하고 매독혈청검사와 에이즈검사를 함께 하자고 권유했다.

"매독하고 에이즈검사는 안 할래요. 그냥 치료만 해줘요."

"이런 경우는 매독 가능성이 높고, 에이즈검사는 같이 하시는 게 좋습니다."

"아뇨, 에이즈면 치료도 안 되는데 그냥 모르고 살래요."

"헐????"

음경에 궤양이 생기는 질환도 단순 피부질환보다는 매독이나 바이러스가 원인인 성병에 의한 경우가 많다. 특히 매독이 의심될 때는 반드시 에이즈검사를 같이 하여야 한다.

결국 홍근태 군은 여자친구를 데리고 와서 같이 치료를 받았고, 김길수 씨는 검사 결과 에이즈는 음성으로 나왔으나 1기 매독으로 진단되어 페니실린 치료를 받았다. 완치된 홍근태 군과 그 여자친구가 계속 만나는지는 알 수가 없고, 김길수 씨는 이제 불편한 거 없이 지내면서 주기적인 혈청매독검사를 하기 위해 요즘도 삼디다스 추리닝과 런닝 차림으로 방문하고 있다.

[남자는 갑, 여자는 을]

남녀평등과 여성상위시대를 넘어서 이젠 남성 역차별론까지 나오는 시대에 무슨 엉뚱한 소리인가 하겠지만, 실제로 남자는 갑, 여자는 을의 관계인 그런 분야가 비뇨기과에는 있다. 비뇨기과 의사가 하는 얘기이니 당연히 여성들의 인권에 관련된 내용은 아니지만, 한참 사회적인 문제가 되고 있는 '갑을관계'이니 남성들이 마냥 좋아할까 싶지만 그리 좋은 이야기는 아니다. 남성과 여성은 질병에 있어서도 남녀에 따라 발생, 진행, 치료에 있어 차이를 보이고 이를 고려한 의학을 성인지의학(Gender specific medicine)이라 하는데 성병도 이에 해당하는 질환이다.

사람들이 가지고 있는 질병 중에서 성병은 인류의 시작과 더불어 성생활에 따라다닌 긴 역사를 가지고 있다. 성병은 성관계 시에 성기를 통해 감염되는 병을 말하지만, 최근에는 모든 성행위를 통해서 세균, 바이러스, 원충 혹은 곰팡이에 전염될 수 있는 질환을 모두 포함해 성인성질환(性因性疾患; Sexually Transmitted Disease)이라고 한다. 현재 제3군 법정전염병으로, 매독, 임질, 연성하감, 비임균성요도염, 클라미디아, 성기단순포진, 첨규콘딜롬 등 7종이 지정되어 있으며 각종 질염이나 사면발이, 심지어는 간염 바이러스도 성행위로 인하여 전염이 되므로 성인성질환의 범주에 포함된다.

성병에 의한 감염부위는 요도가 가장 흔하고, 후두, 직장 등도 성행위의 형태에 따라 감염이 될 수 있다. 보통 남자에서는 임질, 여자에서는 클라미디아가 많다. 감염 후 2~3일 정도의 잠복기를 거쳐 나타나는 임질은 남성의 경우 음경의 불쾌감, 요도의 작열감, 배뇨통, 분비물 등의 증상이 나타나지만 남성 환자의 10%, 여성 환자의 90%에서는 아무런 증상이 나타나지 않는다. 클라미디아 감염 시에는 질이나 요도의 분비물, 배뇨통, 하복부 통증, 외성기 가려움증 등이 나타나는데 남성 환자의 50%, 여성 환자의 70~80%에서 증상이 나타나지 않는다.

이 외에도 여성에게서 성병은 특별한 증상이 없는 경우가 많다. 여성 성병환자의 60%에서 무증상으로 본인이 감염되었는지 모르고 지내다가 진단이나 적절한 치료를 받지 못하여 계속 다른 사람에게 전염시키는 감염원으로 있으면서 자신은 골반염이나 불임, 자궁외 임신, 유산 등 심각한 합병증이 병발할 수도 있다. 물론 남성 성병환자의 20~30% 정도에서도 증상이 없는 경우가 있다.

남자에 비해 여자에게서 성병이 2배 이상 더 많이 발생하는데 이는 여성이 면역학적으로 성병균에 더 취약하고 감염되기 쉬운 외부 생식기의 해부학적 구조로 되어 있기 때문이다. 실제로 감염이 되는 기회를 보면, 남성이 임질균을 가진 여성과 한번 성관계를 했을 때 20% 정도의 감염률을 보이나, 여성은 임질균을 가진 남성과 한번 성관계에서 감염률은 80%로 무려 4배 이상 높다. 즉 여성이 남성에 비해 성병에 상대적으로 취약하고 증상이 없는 경우도 더 많기 때문에 제때 진단이 되지 않아 치료시기를 놓치는 경우가 많다.

또 여성에서 흔히 볼 수 있는 트라코모나스 질염은 성교를 통해서 전염되지만 물에서 생존하고 이동할 수 있는 능력이 있어 목욕탕이나 수영장에서, 혹은 불결한 의복이나 수건을 통해서도 감염이 된다. 증상으로는 주로 누런색의 거품과 악취가 나는 냉과 성기가 따끔거리거나 가려움이 일어난다. 그런데 남성에서는 증상이 없는 경우가 많아 여성만 치료받을 경우 재감염의 원인이 되기도 하여 반드시 함께 치료받는 것이 중요하다.

성병은 예방이 최선이지만 의심이 되면 빨리 진단을 받아, 적절한 치료를 하는 것이 좋다. 성병에 걸리지 않는 가장 좋은 방법은 한 명의 파트너와 건전한 성생활을 하는 것인데 성관계를 하는 파트너의 수가 많을수록 성병 발병의 위험도는 높아진다. 현재 성병을 예방할 수 있는 가장 좋은 방법은 콘돔이지만, 애무과정을 통해서 혹은 성행위에 따라 백 퍼센트 효과적이지는 않다. 성병 예방을 위해서는 항문성교나 집단성교 등 부적절한 성행위를 피하고, 피치 못할 경우 반드시 콘돔을 사용하며, 개인위생을 철저하게 하여야 한다. 또한 대부분의 성병은 조기에 발견하여 치료하면 완치가 가능하므로 이상이 있으면 즉시 전문의를 방문하여 정확한 진단과 치료를 받는 것이 필요하다. 이때는 반드시 파트너도 치료를 받게 하는 것이 상대방에 대한 기본적인 예의이고 자신에게 재감염이 되지 않도록 하는 방법이다.

[내 탓? 남의 탓?]

— 성매개성질환

"잘되면 내 탓, 안 되면 남의 탓"

"핑계 없는 무덤 없다"

"처녀가 아이를 낳아도 할 말이 있다."

 자신의 잘못된 일에 대해 다른 이유로 둘러대는 변명에 관한 속담들이다. 이렇게 남 탓을 하는 이유는 어색하거나 창피한 경우에 그러는데, 남자들이 남들에게 얘기 못하는 쑥스러운 병에 걸렸을 때도 괜한 다른 사람들에 대한 핑계를 대는 수가 있다. 정작 주의를 하지 않은 본인의 잘못이 크건만 모르고 그랬건 알고 그랬건 병을 옮겨준 상대방을 원망하며 혼자서 끙끙 앓게 된다.

 보통 감기와 같은 일반질환은 어디서 누구로부터 옮았는지 알 수가 없고 또 심증은 가더라도 물증이 없는 경우가 많지만 어떻게 옮게 되었는지 그 원인과 과정을 확실하게 알 수 있는 질병이 있다.

성병이 바로 그것인데 현재 의학적으로 사용되는 정확한 용어는 성매개성질환(Sexually Transmitted Disease; STD)이다. 이는 직접적인 성기의 결합뿐만 아니라 섹스와 관련된 모든 행위를 통해 세균이 전염되어 발생하는 '감염질환'을 포괄적으로 아우르는 의미이다.

"며칠 전 목욕탕 갔다 온 후부터 이상해요"
"공중화장실에서 소변볼 때 좀 튀긴 것 같은데, 그때부터 그래요"
진료실에서 이런 얘기하시는 분들이 가끔 있는데 의학적으로 그렇게 감염이 되는 경우는 거의 불가능하다. 이런 환자들에게 그렇지 않을 거라는 얘기를 않는 이유는 그 말에 동의해서가 아니라 환자의 변명하려는 마음을 이해하기 때문이다.

성병균은 분비물이나 침에 포함되어 있어 단순 성교 이외에 다양한 종류의 모든 성행위를 통해서 전염될 수 있다. 하지만 같은 이불을 덮고 자거나 단순한 피부 접촉을 통해서는 전염이 되지 않는다. 현재 밝혀진 성병의 원인균은 30여 종이 넘으며 대표적인 성병균은 매독, 임질, 클라미디아, 유레아플라즈마, 헤르페스 등이 있다.

성병이란 용어의 어원을 살펴보면, 처음 유럽에서는 성병을 미와 사랑의 여신인 비너스의 이름을 따서 '비너스 질환(Venereal Disease; VD)'이라고 불렀고, 우리나라에서도 외도를 풍류로 여기던 시절에는 '화류병(花柳病)'이라고 하기도 하였다. 하지만 이런 낭만적인 이름보다는 병에 대한 수치감 때문인지 다른 나라의 이름을 붙여서 남 탓으로 돌리기도 하였다.

성병의 기원은 인류의 시작과 함께할 정도로 그 역사가 오래된 병이다. 최초에는 각 지역 병에 불과하였으나 인류가 다른 지역을 탐험하고 이동을 하면서 널리 확산되었다. 신대륙을 발견한 콜럼버스가 서인도 제도에서 매독을 가지고 스페인으로 돌아왔고 유럽 전체에 매독이 만연하게 되었다. 이후 임질이나 매독은 '스페인병', '프랑스병', '영국병' 등 다른 나라의 이름으로 불리며 혐오스러운 병으로 취급되었다. 동양의 경우, 인도에 먼저 퍼졌고, 우리나라에는 중국을 거쳐 들어왔는데, 처음에는 중국에서 들어온 창병(瘡病)이란 뜻으로 광동창(廣東瘡)이라 했다고 한다.

이렇게 성병에 다른 지역의 이름을 붙였던 이유는, 성병이 '섹스'라는 확실한 전염경로를 가지고 있고 난잡한 성생활과 연관되어 있어, '창피한 몹쓸 병의 책임'을 다른 나라 탓으로 돌리려고 했기 때문이었다. 지금은 성병 이름을 가지고 나라끼리 다툼을 하지는 않는 대신에 성병에 걸린 사람들이 은근히 남 탓을 하는 것이다. 현재도 성병은 계속 증가하는 추세에 있는데 이는 성병 환자들이 자신의 책임은 묻어둔 채 병을 숨기고 싶어 하는 경향 때문이다.

성병을 예방할 수 있는 가장 좋은 방법은 '위험한 섹스'가 아닌 '건전한 섹스'를 하는 것이고, 만약의 경우 '안전한 섹스'를 위한 가장 유용한 방법은 콘돔이다. 성병은 남의 탓이 확실한 병이긴 하지만 사실은 안전수칙을 지키지 않은 본인 잘못이 더 크다. 더구나 대부분의 성병은 여성들에게 있어서는 증상이 명확하지 않아 잘 모르는 수도 많다. 그래서 성병에 걸린 남자들은 다음과 같은 의무사항을 반드시 지켜야 한다. 내가 성병에 걸렸다는 사실을 알려 상대방도 치료하도록 하고, 혹시 1~2주 정도의 잠복 기간에 다른 사람과 섹스를 했다면 이들에게도 반드시 얘기해서 진료를 받게 해야 한다. 물론 얘기 않는다고 해서 경찰이 출동하지는 않는다. 하지만 이런 보이지 않는 약속이 지켜져야 성생활이 아름다워질 수 있다.

그런데 이 성병에 걸려서 남 탓만을 하는 남자환자들에게 여자보다는 본인의 잘못이라고 얘기해주면 대부분의 남성은 황당한 표정을 짓는다.

"왜 여자 편만 들어요?"

[건전한 섹스(healthy sex), 안전한 섹스(safe sex)]

2004년 가을 텔레비전 광고에 획기적인 일이 벌어졌다. 비록 공익 광고이긴 하지만 우리나라에서는 최초로 공중파방송에서 콘돔의 모습이 전국에 방영된 것이다. 질병관리본부와 한국에이즈퇴치연맹이 공동으로 시행한 에이즈 예방 캠페인이었는데 콘돔을 통해 에이즈를 예방할 수 있음을 알리고 콘돔의 필요성을 인식할 수 있도록 하는 것이 목적이었다. 콘돔 사용 권장 광고를 통하여 에이즈 감염자의 증가를 막겠다는 의도에서 콘돔을 화면에 등장시키는 과감한 시도였다. 우리나라에서는 현재도 상업적 목적의 콘돔 광고는 불가능하다. 콘돔이 의료기구로 분류되어 광고의 승인은 무척 까다롭고 단지 예외규정에 의해 판매만 자유롭게 이루어질 뿐이다.

캠페인 방송 이후 콘돔을 사용하여 안전한 섹스를 한다면 아무하고나 어떤 형태로 섹스를 하여도 괜찮으냐는 논란이 불거졌다. 사실 오래전부터 도덕적인 관점에서 건전한 섹스에 대한 홍보 및 교육은 계속되어 왔지만 시대적 변화에 따라 효율성이 의문시되고 있다. 미국이나 서구에서도 60~70년대 이미 건전한 섹스에서 보다 효과적인 안전한 섹스로 교육방향을 전환하였다. 종족 번식의 수단이라는 생명체의 본능에서 벗어나 섹스도 생활의 일부분이고 즐거움으로 인식된 지 오래다. 더구나 이제는 섹스를 결혼한 부부들에게만 허용된 전유물이라는 고정관념이 깨어진 시대이다. 여성운동단체들마저도 과거 남자들에 의해 강요되던 여성의 정절이나 순결보다는 여성들의 성적 자유와 권리가 보장되어야 한다고 주장하고 있다.

사실 요즘처럼 하룻밤의 사랑이 자연스럽게 이루어지는 현실에서 '건전한 섹스' 란 정의조차 내리기가 쉽지가 않다. 사랑하는 사람하고 하는 섹스? 결혼을 하고 나서의 섹스? 아는 사람하고의 섹스? 사귄 기간은? 3개월? 1년? 불과 30년 전만 하더라도 하룻밤을 같이 보내고 나면 남자가 여자에 대해 책임을 져야만 하는 시대였다. 반면에 '안전한 섹스' 에 대한 정의는 비교적 단순 명료하다. 남자에게 있어서 안전한 섹스란 성병에 걸리지 않는 섹스를 의미하고, 여자에게 있어서는 성병에 걸리지 않고 원치 않은 임신이 되지 않는 섹스가 안전한 섹스이다.

20세기에 새로 발견된 성병, 에이즈는 초창기에는 현대 인류의 재앙이라고 일컬어졌다. 에이즈는 1950년대 후반 중앙아프리카의

녹색원숭이에서 유래되어 미국과 유럽 등 전 세계로 전파되었다. 유엔의 에이즈기구(UNAIDS)에 의하면 세계적으로 에이즈 감염인이 4,000만 명을 넘어섰다고 한다. 많은 국가가 범국가적으로 에이즈 예방 캠페인을 진행하고 있는데, 영국은 에이즈 교육을 위주로 홍보하고 있으며 미국은 대두분의 주에서 에이즈 필수교육을 시행하고 있다. 다행스러운 것은 의학의 발전으로 에이즈는 더 이상 불치병이 아니며 적절한 치료를 통해 충분히 관리가 가능한 질환이 되었다.

우리나라에는 에이즈 바이러스에 감염된 혈액제재에 의해 들어온 것으로 추정되고 있는데 1985년 처음으로 에이즈 감염자가 발견된 이후 매년 꾸준히 증가하고 있다. 우리나라의 문화적 특성상 70~80%가 이성 간의 접촉으로, 10~20%가 동성연애자, 그리고 10%가 수혈이나 혈액제재를 통한 감염이다. 현재 감염자의 대부분은 남자들이지만 최근에는 여성 감염자 수가 늘고 있다.

그런데 의외로 에이즈에 대해서 편견이나 잘못된 지식이 많다. 에이즈 보균자와 섹스를 하면 무조건 에이즈에 감염되는 것으로 알고 있으나 실제 감염 확률은 1% 이하이다. 남자가 보균자일 경우 여자에게 옮겨줄 확률은 조금 더 높고 항문성교를 하면 점막이 손상될 수 있어 더 위험하다. 구강성교만으로는 감염될 가능성은 대단히 낮다. 보균자와 변기를 같이 사용하더라도 감염이 되지는 않으나 면도기를 함께 쓸 경우에는 상처가 날 수 있어 감염 가능성이 있다. 또 에이즈 바이러스는 인체 밖으로 나오게 되면 생존이 어려우므로 피를 빠는 모기에 의해서 옮겨지지는 않는다.

현재 에이즈를 비롯한 성병에 대한 가장 강력한 방어수단은 콘돔이다. 그런데 에이즈 바이러스가 워낙 미세한 바이러스라서 콘돔을 뚫고 진입할 수 있다고 걱정하는 경우가 있는데 과격한 성행위로 콘돔이 찢어지지 않으면 전혀 문제가 되지 않는다. 단 여성의 분비물이 적을 경우 마찰에 의해 찢어질 수 있으므로 수용성 윤활제를 사용하는 것이 좋다. 또 사정 후에는 음경이 축소되면 틈이 생겨 정액이 누출될 수가 있으니 사정 후 바로 음경과 콘돔을 손으로 잡고 빼서 마무리하는 등의 사용요령을 잘 지켜야 한다.

건전한 섹스가 가장 이상적이란 생각에 집착해 아직도 간과되고 있는 안전한 섹스에 관심을 기울이는 사회적 분위기를 조성할 필요가 있는 것이다. 우리나라에서는 아직 성병이나 에이즈에 대한 적극적인 예방광고가 거의 없는 실정이다. 성적으로 개방된 나라일수록 섹스를 대담하게 표현하며 성병의 위험성과 콘돔 사용에 대한 계몽 광고를 하고 있다. 우리나라도 담배의 해악에 대해서 적나라한 광고를 시작했는데 청소년들에게 안전하지 못한 섹스에 대한 경각심을 주기 위해 보다 노골적이고 강력한 광고가 필요해 보인다.

토끼의 소망, 조금만 더?

우리나라에서의 설문조사에 의하면 '나는 조루증이다' 라고 스스로 생각하는 사람들의 비율이 27.5%나 될 정도로 섹스 시간에 대해서는 많은 남성 스스로 만족하지 못하고 있다.

5. 영원한 의문, 남성과 여성

여성스러움과 남자다움

남성호르몬에 대하여 잘 모르는 이야기

"아브라카다브라" 마법의 호르몬, 테스토스테론

남성 활력호르몬, 테스토스테론이 뭔가요?

토끼의 소망, 조금만 더 길었으면

포경수술에 대한 당신의 선택은?

정자는 외로워 - 정자와 관련된 숫자의 비밀

임신을 위한 정성, 100일 기도

볼 마사지(Ball Massage)

임신에 관한 속설들 - 임신프로젝트

남자의 냄새

계절과 정력

봄처녀, 가을남자

스트레스, 테스토스테론, 그리고 사랑의 호르몬

[여성스러움과 남자다움]

모처럼 친한 교수들끼리 저녁을 먹는 자리에서였다. 선후배이긴 하지만 나이들도 있고 오래전부터 스스럼없는 사이여서인지 술 한 잔 들어가고 나니까 슬슬 본색(?)이 드러난다. 갑자기 한 후배 교수가 옆으로 오더니 2년이나 선배인 나에게 장난을 건다.

"예전부터 생각했었는데, 선배는 정말 좋은 사람인 것 같아요."

"뭘~ 또 그런 칭찬을... 이왕이면 더 크게 해라. 근데 어떤 점이 좋아? 흐흐"

"말해도 돼요? 실은 선배는 너무나 여성스러워요"

"아니 이건 또 뭔 소리야? 설마 섬세하다는 의미?"

"아뇨, 여자처럼 잘 삐치고, 뒤끝 작렬~ 히히"

우린 남녀를 가리지 않고 성격이나 외모를 표현할 때 종종 여성스럽다 혹은 남자답다는 표현을 쓴다. 그리고는 이런 차이의 이유를 성호르몬의 차이 때문으로 알고 있다. 실제 유치원에 들어갈 나이 정도가 되면 남자아이와 여자아이들이 행동에서 차이를 보이기 시작한다. 이러한 차이를 보이는 이유는 테스토스테론이 남자아이로 하여금 남자다운 행동을 하도록 만들고, 여자아이에게는 테스토스테론이 없기 때문에 여성스러움을 보이게 된다고 생각한다. 그런데 실제로 사춘기 전의 아이들에 있어서는 남자아이든 여자아이든 모두에서 테스토스테론 수치는 큰 차이가 없다. 모두 혈중 테스토스테론이 낮은 상태이기 때문에 이러한 행동의 차이를 테스토스테론만으로는 설명할 수가 없다. 사춘기가 되면 남자아이들에서는 테스토스테론 수치가 급격하게 증가하지만 여자아이들은 약간만 증가하고 대신 여성호르몬의 분비가 훨씬 많이 증가하게 된다.

하지만 발달과정의 초창기에서도 테스토스테론은 중요한 역할을 한다. 태생기와 출생 직후에 여자아이들에게는 나타나지 않지만 남자아이들에서는 일시적으로 테스토스테론이 상승한다. 이때 상승된 테스토스테론에 의해 남자아이들의 뇌에 '남자다움'이란 특징이 심어지게 되고, 이러한 기억에 의해서 테스토스테론이 증가하지 않는 사춘기 전이라 하더라도 남자아이들의 행동이 여자아이들과 차이가 나는 것이다.

테스토스테론은 남성 생식기의 발달에도 중요한 역할을 하는데,

고환에서부터 정자가 이동하는 통로인 정관과 부고환, 정낭과 생식기관 분비선의 발달에 필수적이다. 이러한 장기들은 태생기 월피안관(Wolffian duct)에서부터 발달이 시작되며 제대로 발육이 되기 위해서는 적절한 용량의 테스토스테론이 필요하다. 하지만 다른 형태의 테스토스테론인 디하이드로테스토스테론(dihydrotestosterone; DHT)은 태아가 남자 생식기의 형태를 갖추는데 훨씬 더 중요한 역할을 한다. 태아가 발달하는 동안, DHT는 음순이 중심선에서 서로 융합하여 음낭을 형성하고, 음경에서 소변 배출로인 요도의 형성에 중요한 역할을 한다. 따라서 DHT가 없으면 사내아이들의 외부생식기도 여자아이들과 같은 모양을 보이게 된다.

사춘기가 되면 남자아이와 여자아이 모두에서 성호르몬이 많이 분비되면서 남성 또는 여성의 신체적 특성이 나타나게 된다. 남자아이에서는 고환의 활동이 매우 왕성해져 남성호르몬인 테스토스테론의 분비가 증가된다. 목소리가 굵어지고 근육이 발달하여 어깨가 넓어지고 수염이 나고 음경의 크기가 커지게 된다. 성욕이나 공격적인 성격과 수학적 능력도 증가하게 된다. 여자아이에서는 난소로부터 에스트로겐(난포호르몬)과 프로게스테론(황체호르몬), 두 종류의 여성호르몬이 분비가 증가한다. 유선이 발달하여 가슴이 커지고 피하지방이 축적되어 여성미가 생기고 엉덩이가 커지며 자궁 및 질의 성장으로 생리가 시작된다. 또 남자아이와 여자아이 모두에서 음모와 겨드랑이털이 나고 여드름이 나기 시작한다.

  사실 이러한 2차 성징의 발현은 단순히 성호르몬의 차이뿐만이 아니라 유전인자, 영양상태, 건강상태, 환경 등의 요인에 따라 성장 시기와 속도가 차이가 날 수 있다. 또한 성인이 되어서도 여성스러움과 남자다움을 제대로 유지하기 위해서는 성호르몬이 적절히 분비될 수 있도록 건강하게 관리를 하는 것이 필요하다.

  평소 과로를 피하고 충분한 휴식을 취하는 것이 필요하다. 숙면이 성호르몬의 분비에 가장 중요한 요소로 하루 6시간 이상 외부 빛이나 소음의 영향을 받지 않는 침실에서 충분히 자야 한다. 남성이든 여성이든 성호르몬 분비에 도움이 된다고 선전하는 각종 영양제가 무수히 많다. 하지만 의학적 근거가 명확하지 않고, 가장 좋은 영양식은 하루 세끼 식사를 규칙적으로 하고, 단백질과 무기질이 풍부한 육류와 두부, 신선한 채소, 과일 등을 골고루 먹는다. 과음과 흡연은 성호르몬 분비를 저하시키고 각 장기에서의 작용을 방해한다. 음주를 자제하고 금연이 필요하다. 규칙적인 운동을 하면 스트레스가 해소되고 성선자극호르몬이 촉진되어 성호르몬 분비가 증가한다. 주의할 점은 너무 무리하게 운동할 경우 오히려 피로도가 쌓여 역효과가 나므로 주 5회, 하루 한 시간 이내로 운동하고 주 2회 정도는 휴식을 취하는 것이 좋다.

[남성호르몬에 대하여 잘 모르는 이야기]

남성호르몬인 테스토스테론은 30세 이후 매년 1%씩 줄어들기 시작한다. 여성의 폐경기처럼 급격한 하락은 없지만, 남성들도 40대 중후반이 되면 남성호르몬 결핍으로 인해 성기능장애를 비롯한 다양한 갱년기 증상들을 겪는다. 그런데 갱년기의 발기장애나 성욕저하의 치료를 위해 남성호르몬을 보충해주면 성기능의 개선과는 관계없이 몸의 전반적인 상태가 좋아지게 된다. 기분이 좋아지고, 의욕적이 되고, 명랑해지고, 정력적이고 운동능력이 향상되는 것과 같은 다양한 효과를 보인다. 실제 성기능은 일부분에 불과하고, 신체 전반에 걸쳐 중요한 기능을 하는 것이 테스토스테론의 역할이다.

1930년대 이전에는 가축에서 고환을 제거하니 성적능력이 떨어지고 불임이 되며 행동이 유순해지는 것을 보고 고환이 직접 남성의 특성에 관여한다고 생각하였었다. 고환에서 분비되는 특정 물질이 있다는 사실은 1889년 프랑스의 찰스가 주장하였는데, 개의 고환으로부터 추출된 물질을 스스로 주사하였더니 체력과 식욕, 정신력이 향상되었다고 발표하였다. 이에 관련된 과학적인 근거를 제시하지는 못했지만 그는 고환 추출물이 남성과 젊음에 작용하는 물질이라고 주장하였다. 이후 비슷한 물질요법이 폭발적인 인기를 끌었고 다양한 형태로 수천 명에게 시술되었다. 이 요법의 기전은 효과를 필요로 하는 같은 장기의 추출물을 주입하면 원래 조직의 기능이 발휘되리라는 것이었다. 마치 암컷물개 수백 마리를 거느리는 수컷물개의 음경인 해구신을 먹고 정력의 증강을 기대하는 것과 같은 이치이다.

1920년 유겐 스타이나크는 고환에서 분비되는 물질이 정액이라고 주장하였다. 남성건강을 위해서는 정액이 빠져나가지 않아야 한다고 생각하여 정관을 묶는 시술을 시도하였다. 당시 정신분석학자 지그문트 프로이트와 극작가 예이츠 등이 이 시술을 받았다고 한다. 실제 테스토스테론의 분자구조는 1930년대 초에 발견되었고 검사방법도 만들어졌다. 1935년에는 테스토스테론의 합성에 성공함으로써 본격적으로 테스토스테론의 역할이 규명되고 치료에 사용할 수 있게 되었다. 테스토스테론 합성에 최초로 성공한 화학자인 레오폴드 루지카와 아돌프 부테난트는 1939년에 노벨화학상을 수상하였다.

테스토스테론은 고환의 라이디히세포(Leydig cell)에서 생산되어 혈류로 분비되며, 신체의 여러 부위로 이동하여 작용하는 스테로이드계열의 호르몬이다. 고환은 뇌에 위치한 시상하부–뇌하수체의 조절을 받는다. 먼저 시상하부(hypothalamus)에서 황체형성호르몬분비호르몬(LHRH)이 분비되어 뇌하수체(pituitary gland)를 조절하고, 뇌하수체는 황체형성호르몬(LH)을 분비하여 고환에서 테스토스테론의 생성을 조절한다.

어릴 때는 남자아이와 여자아이 모두 테스토스테론 수치가 낮으나, 사춘기에 접어들면서 남자아이는 테스토스테론이 극적으로 상승하여 2차 성징으로 남자다움을 만든다. 성인이 된 후 신체에서 테스토스테론의 역할은 다양하다. 뇌에 작용하여 사고력의 일부와 감정을 조절하는 역할을 한다. 테스토스테론은 단백동화 스테로이드(anabolic steroid)로 단백질 생산과 저장에 작용하는데, 주로 근육과 뼈를 증가시킨다. 근육세포에서는 테스토스테론이 많을수록 근육의 크기와 강도가 증가한다. 골밀도의 유지에도 중요한 역할을 하는데 직접 작용하거나 에스트라디올로 전환되어 뼈의 성장과 유지에 관여하게 된다. 또 최근에는 체내 지방세포에 작용하여 체지방을 감소시킬 수 있다는 연구보고도 있다.

테스토스테론이 다른 기관에 도달하면 스스로 직접 작용을 하거나 혹은 그 기관에 있는 효소에 의해 다른 형태의 호르몬으로 변환되기도 한다. 예를 들어, 지방조직에서는 아로마타제(aromatase)라는 효소에 의해 테스토스테론이 에스트로겐의 하나인 에스트라디올(estradiol)로 변환되어 여성호르몬의 기능을 발휘하여 남자에서 여성형 유방을 만들기도 한다. 또 전립선이나 두피에서는 디하이드로테스토스테론(DHT)으로 변환되어 전립선비대증이나 남성형 탈모에 관여한다. DHT는 테스토스테론보다 능력이 10배 정도 더 강력하다.

무엇보다도 가장 중요한 테스토스테론의 기능은 성에 대한 것이다. 뇌의 성 중추에서 작용하여 성적인 생각과 행동을 조절할 뿐 아니라, 남성의 성기관인 음경, 고환, 전립선 및 정낭에 작용하여 성기능의 전 과정에 걸쳐 관여한다. 또한 성적인 욕구와 성적 자극에 대한 뇌의 반응에 작용하고, 음경해면체의 강직을 만들어 발기에 직접 관여한다. 남성과 마찬가지로 여성에서도 테스토스테론은 성기능, 특히 성욕에 있어 중요한 역할을 한다.

[“아브라카다브라” 마법의 호르몬]

– 테스토스테론

2009년 여름을 달구었던 걸그룹 중의 하나인 브라운아이드걸스가 부른 ‘아브라카다브라(Abracadabra)’는 시건방춤과 함께 중독성이 강한 주문을 노랫말로 내세워서 각종 음악 사이트에서 1위를 차지하며 전국을 강타하였다. 아브라카다브라에서 선정적이고 섹시한 시건방 춤과 주문의 대상은 이미 다른 여자에게로 넘어간 남자이다. 아브라카다브라 주문으로 ‘빙빙 도는 판타지’라는 자기 최면까지 걸면서 이미 떠나간 남자를 다시 갖겠다는 강렬한 의지를 보인다.

우리 몸에도 브아걸의 노래에서처럼 다른 여자에게로 떠나간 남자와 비슷한 현상이 벌어진다. ‘젊음’이 바로 그것이다. 최근 들어 장수와 건강한 삶에 대한 관심이 늘어나면서, 이미 떠나간 젊음을 되돌려 보려는 많은 노력을 하고 있다. 아마 아브라카다브라 같은 주문이 효과가 있다면 누구나 시건방춤을 추면서 주문을 외울 것이다.

40대 이후가 되면 남성과 여성 모두에서 여러 가지 정신적, 육체적 노화가 일어나는데 여기에는 테스토스테론 등 호르몬의 감소가 밀접하게 관계가 있다. 그런데 나이를 먹기 때문에 호르몬이 줄어드는 것이 아니라 호르몬이 줄어들기 때문에 노화가 일어난다고까지 얘기할 정도로 호르몬은 중요한 역할을 한다. 특히 남성에서는 테스토스테론이라는 남성호르몬이 젊음의 유지에 중요한 역할을 한다.

노화에 따라 테스토스테론이 감소되어 남성들에게 나타나는 여러 가지 증상들은 폐경으로 대표되는 여성갱년기(menopause)와 비교하여 '남성갱년기증후군(andropause)'이라 부른다. 성기능장애를 비롯한 다양한 증상들이 나타나는데, 이러한 증상이 테스토스테론 부족과 관련이 있다는 사실을 모르고 나이가 들어 생기는 당연한 현상으로 여기는 사람들이 많다.

테스토스테론, 이 발음하기도 어려운 호르몬이 가진 진짜 중요한 역할은 잘 모르면서 그저 남자의 성에 관련된 역할을 하는 호르몬으로만 알려져 있다. 남성호르몬인 테스토스테론은 안드로겐이라고도 하며 우리 신체를 위해 하는 역할은 성기능 이외에도 너무나 많다. 남성 성징의 표현, 즉 남성다움을 나타내는 절대적인 역할과 함께 뇌, 피부, 뼈, 근육, 혈액 등 우리 몸 전체를 유지하는 데에도 필수적이다. 남성에서의 섹스를 주관하므로 성호르몬이라는 이름이 틀린 것은 아니지만, 신체의 전반적인 건강, 의식, 욕망, 정신 상태를 조절하는 중요한 호르몬이다. 즉 테스토스테론은 우리 신체가 생명을 유지하고 재충전하는데 있어 필수적인 호르몬이다.

테스토스테론은 스테로이드 계열의 유기화합물로 95% 정도가 남성의 고환에서 생산되고 신장 위에 위치한 부신에서도 일부 분비된다. 물론 여성에 있어서도 부신에서 분비되어 역시 신체 유지의 역할을 수행하고 있다.

남성갱년기는 나이가 들면서 고환 기능의 저하로 인해 테스토스테론의 분비가 감소함으로써 발생한다. 노화 이외에 테스토스테론 감소를 일으키는 원인으로는 음주, 흡연, 비만, 스트레스와 고혈압, 당뇨병 등 만성질환이 있다. 보통 테스토스테론은 30대 후반부터 서서히 감소하기 시작하여 여러 가지 증상들이 나타난다. 흔히 40대 이후의 중년남성들이 몸이 예전과 다르다고 호소하는 증상들 대부분이 남성갱년기 때문이다. 즉 브아걸 노래에서의 '떠나간 연인' 처럼 '흘러간 젊음' 이 되는 것이다. 만약에 뚜렷한 이유 없이 피곤하거나, 무기력해지거나, 삶의 의욕이나 재미가 없거나, 우울하고 짜증이 나고 성욕이 없고 발기력이 감소하였다면 테스토스테론 감소에 인한 남성 갱년기 때문일지 모른다. 이렇게 남성갱년기는 구체적인 증상보다는 보통 막연함과 같은 느낌으로 시작되는 경우가 많다.

'아브라카다브라' 라는 용어는 중세유럽에서 질병이나 불행으로부터 지켜달라고 사용하였던 주문이다. 영화나 소설에서는 브아걸처럼 무슨 소원이든지 들어주는 주문으로 사용되었는데, 남성의 젊음 유지에 있어 테스토스테론이 아브라카다브라 주문의 역할을 할 수 있다. 갱년기증후군을 가진 남성에서 테스토스테론 보충요법을 하면 성기능 향상과 섹스에 관한 욕구가 예전과 같이 회복되어 활기가 넘치고, 집중력이 증가하고, 삶을 확실하게 변화시켜 만족스럽고 행복한 삶을 누릴 기회를 주는 것이다.

유명한 해리 포터 시리즈에서도 아브라카다브라 주문이 나오는데, 세베루스 스네이프 교수가 덤불도어 교장을 죽일 때 사용하였다. 같은 주문이지만 소원을 들어주는 주문도 되고 사람을 살해하는 무서운 주문도 되는 것이다. 마찬가지로 남성갱년기를 해결하는 테스토스테론도 아무렇게나 사용하는 만병통치는 아니고 불로장생의 비술은 더욱 아니다. 무엇보다도 명심하여야 할 사실은 전문가의 적절한 검사와 관찰과 함께 테스토스테론 보충요법을 하여야 한다.

[남성 활력호르몬,
테스토스테론이 뭔가요?]

테스토스테론에 관해 상담을 하다 보면 대답하기 당혹스러웠던 질문들이 꽤 있는데, 그중 몇 가지를 여기에 소개하여 갱년기와 테스토스테론에 관한 궁금한 점을 적나라하게 풀어보려 한다. 이해를 돕기 위해 몇 개의 질문에는 약간의 토를 달았고 단문으로 답을 달아서 보다 쉽게 이해할 수 있도록 FAQ 형태로 정리하였다.

Q. 왜 그런지 모르겠는데, 남편이 아무것도 하지 않고 컴퓨터로 고스톱만 두고 있어요. 이것도 갱년기 때문인가요? (58세 남편의 부인, 40대 후반 여성)

A. 그럴 수 있다. 테스토스테론 감소로 인한 갱년기의 전형적인 증상 중의 하나가 무기력증이다. (그래도 소파에 누워 잠만 자는 것보다 낫다고 위로를 해드렸다.)

Q. 요즘 갱년기 때문인지 남편이 내 말을 전혀 듣지 않아요. (52세 남편의 부인, 50대 초반 여성)

A. 갱년기와 부인의 말을 듣지 않는 건 관계가 없다. (부인의 말을 잘 듣는다는 의미가 무언지 사실은 잘 이해되지 않았다.) 부인이 먼저 남편을 이해하려고 노력하는 것이 필요할 것 같다. (이 말을 듣는 순간 그분의 표정이 갑작스럽게 바뀌었다.)

Q. 남성호르몬의 양이 너무 적아요. (20세 남성, 31세 남성, 40세 여성, 필자의 친구들에게서 많이 받는 질문임)

A. 정액을 바로 남성호르몬인 줄 오해하여 잘못 사용한 것이다. 테스토스테론은 정액과 전혀 다른 물질이고 피에 녹아 있어 몸 밖으로 배출되지 않을뿐더러 눈에 보이지 않는다. 정액은 고환에서 생성되는 정자와 액체인 전립선액 및 정낭액으로 구성되는데, 테스토스테론 수치와 비례하지 않는다.

Q. 동성연애를 하는 것이 테스토스테론과 관계가 있나요? (35세 여성)

A. 남자나 여자에서 동성애 기질은 의학적인 상태가 아니라, 단지 개인적인 취향일 뿐이다. 테스토스테론이 관여하는 것은 아니다.

Q. 남자의 성격이 여자에 비해 더 폭력적인 것이 테스토스테론

때문인가요? (42세 여성) 집사람이 무서워요. 아내에게 테스토스테론이 많아서 그런 건 아닌지요? (45세 남성)

A. 남성의 폭력성이 테스토스테론 때문이라는 증거는 없다. 물론 일부 여자들이 보여주는 사나운 성질도 테스토스테론과는 전혀 관계가 없다. (성질은 성질일 뿐, 호르몬이 성질을 규명하는 것은 아니다.)

Q. 테스토스테론은 남성에게만 있지요? (22세 여성)

A. 여성에서도 테스토스테론은 부신에서 분비되어 남성과 마찬가지로 신체 유지의 역할을 수행하고 있다.

Q. 다리와 겨드랑이에 털이 많은데 테스토스테론이 많아서인가요? (20세 여성, 18세 남성)

A. 체모에 영향을 미치는 중요한 인자는 테스토스테론보다는 유전적인 요인이다.

Q. 테스토스테론이 감소되면 목소리도 가늘어지나요? (55세 남성, 35세 여성)

A. 성대가 완전히 성장한 사춘기 이후에는 테스토스테론이 아무리 감소하더라도 목소리에 영향이 없다. 고환을 제거하는 성전환수술을 한 트랜스젠더들의 가는 목소리는 본인이 만들어서 내는 가성이다.

Q. 테스토스테론 혈액검사 전에 금식이 필요한가? (46세 남성)

A. 피검사라 하면 반드시 금식해야 한다고 생각하는데 그렇지 않은 검사들도 많다. 테스토스테론 혈액검사도 식사 여부와는 관계가 없다.

Q. 전날 섹스를 하면 테스토스테론 혈액검사에 영향을 미치나요? (39세 남성)

A. 테스토스테론이 섹스에 관여하기는 하지만 섹스를 했다고 소모되지는 않는다. (이 분은 테스토스테론 수치가 낮게 나왔는데, 검사 당일 새벽에 섹스를 했기 때문이라고 우겼다.)

Q. 테스토스테론 보충요법은 정말로 효과적이고, 안전한가요? (62세 남성, 47세 남성)

A. 갱년기를 가진 남성들 대부분에서 증상을 호전시킨다. 또 이미 신체에 존재하고 있는 호르몬의 부족분을 보충하는 것이므로 특별한 부작용 없이 안전하다.

Q. 나 그냥 이렇게 살래. (58세 남성, 테스토스테론 보충요법에 대한 설명을 듣고 나서)

A. 특별한 불편함이 없으면 그냥 사셔도 된다. (하지만 더 나은 삶을 얻을 방법이 있는데 이렇게 얘기하면 더 이상 설명해도 소용없다.)

Q. 테스토스테론을 보충하면 머리털이 더 빠질 수 있나요? (44세 남성, 이미 머리숱이 적어 머리가 휑하신 분)

A. 테스토스테론 치료와 탈모와는 관계가 없다. 테스토스테론이 남성형 탈모에 관여하지만 보충을 한다고 해서 머리털이 더 많이 빠지지는 않는다.

Q. 테스토스테론 치료를 받는다면 성욕이 너무 왕성해지지 않을까요? (39세 여성, 50세 여성 - 여자분들이 많이 하는 괜한 걱정 중 하나)

A. 테스토스테론이 성욕을 정상화시킬 수 있지만, 광적으로 만들지는 않는다. 성욕을 주체할 수 없는 것은 테스토스테론 때문이 아니다. (남자들의 좋지 않은 습성을 모두 테스토스테론 핑계를 대는 경향이 있는데, 그건 절대로 아니다.)

Q. 운동해서 근육을 키우면 테스토스테론이 증가한다고 하던데요? (33세 남성, 42세 남성)

A. 운동으로 어느 정도 테스토스테론이 증가할 수 있지만 그 정도는 아주 적다. 하지만 우리 신체 전반에 대한 운동의 효과는 대단히 많고, 또 운동의 목적은 테스토스테론 상승이 아니라 건강함, 그 자체이다.

Q. 정력에 효과가 있다고 소문난 건강식품들은 어떤가요? (57세

남성을 비롯한 많은 남성들, 또한 40대 여성들도 많이 묻는 질문임)

A. 의학적 치료 없이 자연스럽게 테스토스테론이 증가하기를 바라는 것도 당연하다. 하지만 아쉽게도 현재 어떠한 식품이나 영양제도 확실하게 밝혀진 것은 없다. (친구들 모임이나 아는 사람들을 만나면, 정력에 좋은 음식 알려달라고 하는 사람들이 정말 많다.)

Q. 도대체 얼마 동안 테스토스테론 보충요법을 해야 하나요? (56세 남성)

A. 갱년기의 개선은 의학적 필요에 의한 것이 아니라 삶의 질을 향상시키기 위한 것이다. 그 효과를 필요로 하는 경우 계속하는 것이 좋다. 그러나 중단하면 대개 원래 증상이 다시 나타나긴 하지만 큰 문제는 없다.

남성갱년기 혹은 테스토스테론 감소를 알아보기 위한 자가 설문

1. 성욕이 줄었습니까?　　　　　　　　　　　예 □ 아니오 □

2. 무기력합니까?　　　　　　　　　　　　　　예 □ 아니오 □

3. 근력과 지구력이 감소했습니까?　　　　　　예 □ 아니오 □

4. 키가 다소 줄었습니까?　　　　　　　　　　예 □ 아니오 □

5. 삶의 의욕과 재미가 없습니까?　　　　　　　예 □ 아니오 □

6. 슬프거나 짜증이 많이 납니까?　　　　　　　예 □ 아니오 □

7. 발기력이 감소했습니까?　　　　　　　　　　예 □ 아니오 □

8. 조금만 운동을 해도 쉽게 지칩니까?　　　　예 □ 아니오 □

9. 저녁 식사 후 졸음이 잦습니까?　　　　　　예 □ 아니오 □

10. 업무 능력이 감소했습니까?　　　　　　　　예 □ 아니오 □

1번 또는 7번이 '예'이거나, 나머지 8개 항목 중 3개 이상이 '예'라면 남성갱년기 혹은 테스토스테론 수치가 낮을 수 있습니다.

[토끼의 소망,
조금만 더 길었으면...]

"에이~ 이 '토끼' 같은..."

토끼는 지혜와 다산, 성장과 풍요의 의미를 담고 있는 동물이다. 보통은 귀여운 이미지로 표현되긴 하지만 '엽기토끼'라는 캐릭터처럼 다소 방정맞고 경망스럽게 묘사되기도 한다. 하지만 이 토끼가 비뇨기과에서는 남성학적으로 좋지 않은(?) 의미로 사용되고 있다. 토끼는 언제 공격을 당할지 모르는 야생에서의 본능 때문인지, 3초 정도로 매우 짧은 교미시간을 가지고 있다. 이러한 짧은 교미시간 때문에 섹스할 때 짧은 시간 이내에 사정하는 남성을 빗대어 토끼라고 놀리곤 한다.

남성의 성기능장애는 1.성욕장애, 2.발기부전, 3.사정장애, 4.절정감장애 등이 있는데 가장 흔한 성기능장애가 사정장애 중의 하나인 '조루증'이다. 과거에는 삽입하고 90초 이내에 혹은 삽입 후 피스톤

운동 왕복횟수가 15회 이내에 사정할 경우에 조루증으로 진단하였으나, 최근에는 '사정을 자신의 의지대로 조절하기 힘든 상태로서 배우자와의 성행위에서 만족을 얻지 못할 정도로 빠르게 사정하는 경우'로 의학적인 정의를 내리고 있다. 그런데 우리나라에서의 설문조사에 의하면 '나는 조루증이다'라고 스스로 생각하는 사람들의 비율이 27.5%나 될 정도로 섹스 시간에 대해서는 많은 남성 스스로 만족하지 못하고 있다.

조루증의 원인은 무엇이라고 명확하게 밝혀지지 않았고 아직 확실한 치료법이나 예방법도 없는 실정이다. 신경학적으로는 뇌의 사정중추에서 세로토닌이라는 신경전달물질이 급속하게 흡수되어 고갈되면서 순식간에 사정이 일어난다고 한다. 전립선염이나 요도염이 있거나 성기 피부의 감각신경이 지나치게 예민해져 있을 때 혹은 내분비장애나 생식분비기능이 과도하게 활성화되어 있을 때도 조루증이 발생한다. 스트레스나 불안감 등 정서장애나 상대방과의 관계 악화, 잘못된 성경험, 불안감 등 정신 심리적 요인도 조루증의 위험요인이다. 또한 갱년기 이후 이차적으로 발생하는 조루증은 발기력 약화나 발기유지가 어려워져 빨리 성관계를 끝내려는 상대적인 심리 반응현상으로 알려져 있다.

이러한 조루증을 가진 남성들의 특징이 병원을 찾아 정식 치료를 받기보다는 남들에게 숨기려고 하고 출처가 확실치 않은 각종 비법을 찾아 이용하려는 경향이 있다. 이는 아직 획기적인 치료법이 없어서이기도 하고, 병 자체의 불편함도 문제이지만 조루증이 남성으로서의 자존심을 무너뜨리는 고민거리 질환이기 때문이다. 조루증의 또 다른 문제는 본인의 불편함뿐만 아니라 섹스 파트너인 여성에게도 나쁜 영향을 준다는 것이다. 남성의 조루증은 여성의 성적 만족도를 떨어뜨리게 되어 결국 불감증이나 성욕장애 등 여성 성기능장애를 유발하게 된다.

현재 인터넷 검색을 통해서나 기차역 화장실의 무단 전단지를 보면 '조루 특효약 혹은 기구'에 관련된 광고물을 무수히 많이 볼 수 있는데 아쉽게도(?) 정말로 의학적인 효과를 보이는 것은 없다. 오히려 이러한 잘못된 치료법을 이용할 경우 효과가 없게 되면 조루증은 더욱 심해지고 자신감이 사라져 섹스에 대한 공포심이나 발기부전마저 생기게 된다.

현재 사용하는 치료법으로는 세로토닌 재흡수 억제제를 이용한 약물요법, 음경 감각완화 연고, 음경 배부신경 차단술 등이 있고 성교자가중단법 등 행동요법이 있다. 하지만 이러한 치료법들에 의해서도 조루증이 완치되는 것이 아니라 증상의 개선이나 완화에 그치는 경우가 많다. 또 나이에 따라 조루증의 원인이 다르기 때문에 원인에 따른 적절한 치료법의 선택이 중요하다. 따라서 조루증을 제대로 치료하기 위해서는 부부가 함께 조루증을 이해하려 노력하고 비뇨기과 전문의를 찾아 꾸준히 치료받는 것이 가장 좋은 방법이다.

그러면 토끼의 반대되는 동물은 무엇일까?

거북이? 고전동화 토끼와 거북이의 경주에서는 거북이가 맞지만 남성의학적으로는 정답이 아니다. 3초짜리 토끼와는 달리 교미시간이 가장 긴 동물은 뱀으로 무려 75시간이라고 한다. 그렇다고 바로 뱀탕집으로 달려가지 말자. 뱀을 먹는다고 절대로 같은 효과를 얻는 것은 아니다. 또 뱀의 75시간을 부러워하지는 말자. 무슨 말이냐 하면 뱀처럼 사정시간이 너무 길어지는 지루증이나 사정 불능이 발생하면 그 고통이 조루증보다 더 심하기 때문이다.

[포경수술에 대한 당신의 선택은?]

한때 포경수술은 사춘기 남자아이들의 성년이 되는 의례로 유행처럼 받았던 수술이었다. 한자용어인 포경(包莖)이란 '남자의 음경(莖)이 피부에 덮여있다(包)'는 뜻으로, 귀두를 덮고 있는 포피를 당겼을 때 자연스럽게 뒤쪽으로 벗겨지는 불완전포경(가성포경)과 포피의 앞쪽이 심하게 좁아져서 뒤로 젖혀지지 않고 감염이나 협착 등의 합병증을 초래하는 완전포경(진성포경)으로 나뉜다. 포경수술은 음경에 과도하게 덮여있는 피부를 한 바퀴 돌아가면서 제거하는 수술로, 정확한 의학용어는 '환상절제술(circumcision)'이다.

인류의 가장 오래된 수술 중 하나인 포경수술은 이집트와 중동지방에서 처음 시행된 관습으로 추정된다. 가장 오래된 포경수술에 대한 기록은 성경 창세기에 있는 아브라함과 그의 가족들 모두 할례를 받았다는 것이고, 처음에는 유대교와 이슬람 문화권에서 종교의식으로 국한되었던 포경수술은 점차 영국, 미국 등지로 전파되었다. 미국에서는 1800년대 후반 청소년의 자위행위를 막을 수 있다는 이유로, 1950년대는 성병과 요로감염의 예방 효과가 있다는 이유로 포경수술이 널리 성행하였다. 우리나라에서는 1945년경 미국의 영향으로 도입되었으며, 현재까지 시행빈도가 비교적 높은 편인데 '학교나 동네에서 다른 친구들이 다 하니까' 하는 유행도 한몫을 한 것으로 생각된다.

수년 전부터 '포경수술이 반드시 필요한가?' 라는 문제가 사회적으로 논란이 되고 있다. 쟁점은 주로 의학적인 견지에서 이루어지는데, 포경수술을 반대하는 사람들은 포피를 제거하면 밖으로 드러나는 부위가 각질화가 될 수 있고 성기능에 문제를 일으킨다고 주장한다. 포경으로 인한 위생문제는 목욕이나 청결이 생활화되면서 구태여 포경수술이 필요치 않다고 한다. 이에 반해, 포경수술을 찬성하는 사람들은 귀두와 포피 사이에 때가 끼고 염증이 생길 수 있으며 성기능이나 조루도 좋아진다고 한다. 더구나 최근에는 에이즈도 예방한다는 연구결과도 나와 포경수술이 필요하다고 주장한다.

이러한 주장에 대한 반대 의견들도 많다. 포경수술 후의 각질화는 별문제가 되지 않고 성기능 장애도 포경수술과 관계가 없다고 한다. 그렇다고 포경수술이 성기능을 더 강화하거나 조루를 개선시키지도 않는다. 또 포경수술을 할 정도의 사람이라면 성생활 위생도 깨끗하게 관리를 할 것이기 때문에 반드시 포경수술만이 에이즈를 예방하는 것만은 아니다. 즉 에이즈나 성병은 포경수술 여부보다는 개인의 생활태도에 좌우되는 것이다.

완전포경으로 염증이 자주 재발하거나 포경이 요도 입구를 막아 소변 누기가 불편한 경우는 포경수술이 필요하겠지만, 사실 포경수술의 다른 의학적인 이점이나 문제점에 대해서는 아직 명확한 결론이 내려져 있지 않다. 의학적으로 이점이 있느냐 해가 되느냐 하는 것은, 마치 쌍꺼풀 수술이 시력을 좋게 하느냐 더 나쁘게 하느냐에 대한 논쟁과 마찬가지이다. 어차피 남아도는 피부를 잘라내기는 마찬가지이니까 말이다.

그렇다면 왜 쓸데없이 귀두를 감싸는 포피가 존재하는 것일까? 성기의 끝 부분인 귀두를 일부러 감싸고 있는 원래의 목적은 귀두를 보호하기 위함이다. 완전히 발가벗고 다녔던 원시시대에는 종족보존을 위한 중요한 장기인 음경, 그중에서도 가장 예민한 귀두를 보호하기 위하여 여분의 피부가 필요하게 된 것이다. 동물 중에는 아예 몸 안에 집어넣고 있다가 성행위를 할 때만 음경을 밖으로 내미는 경우도 있지만 사람은 그런 기능 대신에 포피로 보호하게 된 것으로 생각된다. 하지만 인류가 옷을 입기 시작하고부터는 귀두를 보호할 필요가 없어졌고, 종교적 이유에서든 미용상의 이유에서든 옷으로 외부생식기를 가리면서부터 포경수술이 시작한 것으로 생각된다.

이제 포경수술은 의학적인 판단이 아니라, 정서적, 문화적 배경을 바탕으로 개인적인 판단에 의해 수술 여부를 결정하여야 할 것이다. 본인이 음경을 깨끗하게 관리할 자신이 있거나 모양이 괜찮다고 생각되면 굳이 수술을 받지 않아도 된다. 그렇지 않고 포피 사이에 때가 자주 끼어 냄새가 심하거나 형태가 마음에 들지 않으면 비뇨기과를 찾아 간단하게 포경수술을 받으면 된다. 수술을 받는 적절한 시기에 대한 근거도 명확하지 않다. 포경수술도 하나의 경향이고 시대적인 흐름일 수 있으니, 시기에 구애받지 말고 본인 스스로 결정할 수 있을 때에 하는 것이 좋다.

[정자는 외로워]

– 정자와 관련된 숫자의 비밀

한 명의 자녀를 가지려는 사회적인 경향으로 출산율이 낮은 시대이긴 하지만 결혼해서 아이를 가지고 부모가 될 수 있다는 것은 대단한 축복이다. 신혼 초 부부들이 가지는 큰 희망과 기쁨이 임신이다. 임신과정에서 여성의 역할이 주로 강조되고 있지만 건강한 임신을 위해서는 남성들도 함께 노력하여야 한다. 우선 남성에 대해서 정확하게 아는 것이 필요한데, 임신에 관여되는 남성 생식기관에는 숫자로 표현되는 많은 비밀이 숨어있다.

 * 3축: 고환의 주요기능인 테스토스테론과 정자의 생성은 시상하부-뇌하수체-고환(hypothalamus-pituitary-gonad; HPG축)의 3개 축에 의해 조절이 된다. 뇌하수체에서는 두 종류의 호르몬이 분비되어 황포형성호르몬-라이디히세포-테스토스테론 분비, 난포자극호르몬-세정관-정자의 흐름에 따라 작용을 한다. 정자 생성을

조절하는 혈중 난포자극호르몬의 수치는 생식상피의 상태와 활동성을 나타내는 지표이다.

* 2~4℃: 음낭은 고환이 정자를 만드는데 최고의 기능을 발휘하도록 온도를 체온보다 2~4℃ 정도 낮게 유지한다. 이를 위해 음낭의 피부에는 가는 주름이 잡혀있어 넓은 표면적을 이용하여 열을 발산시킨다. 그러나 남성호르몬인 테스토스테론의 생성은 온도의 영향을 많이 받지 않는다.

* 20cc: 테스토스테론과 정자를 생성하는 고환은 좌우 한 쌍으로 하나의 크기가 4×3×2.5cm로 20cc 정도이다. 사람마다 차이는 있지만 고환의 크기가 클수록 생식능력이 높아진다.

* 74일: 정자는 고환의 정세관(seminiferous tubule)에서 세포분열에 의해 생성된다. 정조세포-1차 정모세포-2차 정모세포-정자세포-정자의 순으로 진행되는데, 74일 정도가 소요된다.

* 12일: 고환에서 만들어진 정자는 12일간에 거쳐 부고환(epididymis)을 지나면서 투과능, 운동성, 수정능 등이 성숙되어 난자와 결합할 수 있는 능력을 갖추게 된다. 부고환은 정자를 저장하는 역할도 하며, 필요 시 정자를 분해해서 흡수하기도 한다.

* 30cm: 정관은 부고환에서 성숙된 정자가 전립선부 요도에 위치한 사정구까지 이동하는 통로이다. 길이는 약 30cm로 외경은 0.2~0.3cm, 내경은 0.05~0.1cm의 근육성 둥근 관인데 연동운동에 의해 정자를 운반한다. 남성의 불임을 위해 이 관을 묶는 방법이 정관수술이다.

* 5%: 정자를 함유하는 정액은 전립선액 30%와 정낭액 60%로 구성되고, 본격적인 사정을 하기 전 요도를 통해 정액이 원활하게 분출되도록 구두요도에서 분비되는 점액이 5% 정도를 차지한다.

* 1개: 고환, 부고환, 정관은 양측으로 2개이지만 최종 사정관은 하나이다. 전립선 기저부에서 양측 정관 팽대부와 정낭이 만나서 하나의 관으로 형성되어 요도괄약근 근처의 요도에서 개구한다. 사정관의 입구는 평상시에는 정구로 닫혀있어 소변이 역류하지 못하게 한다.

* 4시간: 사정되어 음경 밖으로 분출된 정자는 여성의 질 내에서는 4시간 정도 생존하고, 자궁에서는 3일 정도 생존이 가능하다. 휴지에 묻어 공기에 노출되면 24시간 정도 생존이 되고, 만약에 정액을 삼켰을 때 위로 들어가는 순간 위산에 의해 바로 파괴된다. 정자를 장기간 보존하기 위해서는 영하 60℃로 냉동시키는데, 다른 세포들에 비해 정자는 높은 생존율을 보인다.

* 72시간: 제대로 된 정액검사를 위해서는 최소한 3일(72시간)에서 7일간 금욕을 한 후 자위행위로 채취한다. 남성불임의 진료에서 가장 기본적이며 필수적인 검사로, 2회 시행하여 종합적으로 판단한다.

* 1.5mL: 한번 사정되는 정액의 양은 1.5~5mL로 성관계를 자주 해서 사정의 빈도가 높을수록 양이 적어진다.

* 30분: 정자를 최대한 손실 없이 한꺼번에 질 내로 사정하기 위해서 정액은 끈적끈적한 상태로 분출된다. 사정이 된 후 30분 이내에 액화되어 정자가 움직일 수 있게 된다.

* 40,000,000마리: 한번 사정 시 정액에 포함되는 총 정자의 수는 4천만 마리 이상이면 정상범위이다. 그러나 임신이 되기 위해서는 최소한 1회 사정에 1억 마리 이상의 정자가 있어야 한다.

* 40%: 수천만 마리의 정자 중에서 정상적인 형태를 가진 정자가 40% 이상이 되어야 한다. 또 운동성을 갖는 정자의 수가 40% 이상이면 정상이다. 비정상적이거나 운동성이 없는 정자는 자궁까지 이동하지 못하고 질에서 사멸하므로 잘못된 정자에 의한 임신을 걱정하지 않아도 된다.

* 60분: 음경에서 분출되어 질에 떨어진 정자는 1분에 1~4mm의 속도로 나팔관 입구까지 20cm 거리를 이동하는데 30~60분 정도 걸린다.

* 300마리: 페르시아 100만 대군과 대적한 스파르타의 300 전사처럼, 나팔관 입구에 도착하여 난자와의 결합을 시도하는 정자는 300마리 정도에 불과하다. 질 내에 뿌려진 수억 마리의 정자들 대부분은 질의 산성을 중화하기 위해 산화하거나 유해환경을 방어함으로써 다른 정자들을 보호한다. 결국 남은 300마리들끼리 다시 치열한 경쟁을 벌여 외롭게 남은 단 한 마리가 난자와 결합하게 된다.

* 2일: 자연임신을 원하면 여성의 배란기에 맞추어서 2일 간격으로 성관계를 갖는 것이 좋다. 정자가 정관에 오래 머물수록 해로운 활성화산소에 노출되는 시간이 많아져서 손상을 받을 수 있기 때문인데, 잦은 사정을 하면 정자의 질이 개선될 수 있다. 이때 정자의 숫자는 줄어들 수 있지만 수태능력은 향상되어 임신에는 아무런 문제가 없다.

* 2주: 사정되지 않고 원위부정관에 머물러 있는 정자는 보통 2주 정도면 녹아서 몸에 흡수되고, 부고환에서부터 이동해 오는 새로운 정자들로 채워진다.

* 100일: 미분화 정모세포로부터 정자가 만들어지고 성숙되어 사정을 기다리는 기간이 다 합쳐서 100일이다. 건강한 임신을 위해서는 여성뿐만 아니라 남성도 100일 전부터 일상의 건강관리를 해야 하는 이유이다. 음주, 흡연, 스트레스, 과로 등이 이 과정에 나쁜 영향을 준다. 헐렁한 트렁크 팬티를 입어 음낭을 시원하게 하고 스트레스를 해소하고 규칙적인 운동을 하며, 신선한 야채나 과일을 많이 섭취하고, 순수단백질인 닭 가슴살 등이 정자의 생성에 도움이 된다.

[임신을 위한 정성, 100일 기도]

"비나이다. 비나이다. 삼신할아버지께 비나이다."

사극영화를 보다 보면 목욕재계를 한 여인이 한밤중에 정화수를 떠놓고 엎드려 절을 하는 장면이 나오면 대부분은 아이를 갖게 해 달라고 기도하는 것이다. 그것도 앞마당이나 뒤뜰이 아닌 깊은 산 속이 배경이다. 영화에도 자주 나올 정도이니, 아마도 옛날에는 아이가 없는 경우 집을 멀리 떠나 100일 기도를 하는 경우가 많았나 보다.

그런데 왜 집이 아닌 깊은 산 속으로 들어가 100일간이나 남편과 떨어진 체 '훌륭한 아이'를 기원하였던 것일까? 이런 기도로 아이 갖는데 얼마만큼 성공하였는지는 따지지도 말고, 변강쇠 영화가 아니니 절대로 요상한(?) 상상도 하지 말자. 마침 한 인터넷 포털 사이트 게시판에 누군가가 100일 기도에 대해 질문을 던졌다.

"옛날에는 아이를 갖게 해 달라고 100일 기도를 드렸다는데, 왜 구태여 100일인가요?"

우리 민족과 역사와 100이란 숫자와의 관계를 해석하는 다양한 답변들이 달리기 시작하였다.

"100이란 숫자는 완전함, 충족을 의미합니다."

"100은 단순한 숫자가 아니라, 아주 많음, 오랜 기간, 모든 것이라는 의미입니다."

"단군설화에서 곰과 호랑이가 100일 동안 쑥과 마늘만 먹고 살아서 그렇습니다."

"원래 우리나라에서는 100과 관련된 게 많습니다. 백일잔치, 백세주, 백일홍 등"

그런데 답변들 중에 암만 찾아봐도 비뇨기과와 관련된 정답은 나오지 않는다. 아이를 기원하는 100일 기도에 대한 시각은 대부분 100일이란 숫자의 신앙적 의미와 정성을 다하는 여인에만 초점이 맞추어져 있다. 하지만 이 100일 기도에는 우리 선조들의 가졌던 놀라운 비뇨기과적 지혜가 숨어있는 것이다. '아버지 날 낳으시고 어머니 날 기르시니'라는 말도 괜히 만들어진 게 아니라 정확한 의학적 근거에서 기인한 것이다.

현재도 임신을 위해 노력하는 경우 대부분은 여자들의 건강과 배란기에 맞추어서 관리하고 조절한다. 여성이 임신에 있어 중요한 역할을 하는 건 사실이지만 여성의 조절만으로 임신 가능성이 충분히 높아지는 것은 아니다. 여성은 태어날 때부터 난소에 가지고 있는 미성숙 난세포가 사춘기 이후에는 에스트로겐이란 호르몬의 영향으로 난자로 성숙하여 배란이 이루어진다. 보통 초경 이후 매월 난자를 배출하는데, 평생 300~400개의 난자를 배출하게 되고 폐경기가 되면 남아 있는 미성숙 난세포들은 퇴화한다.

그러면 남성은? 당연히 여성과는 다르다. 난자 대신 고환에서 정자가 만들어지지만 여성처럼 규칙적으로 배출되지 않는다는 건 누구나 알고 있다.

그렇다면 정자는 사정할 때마다 만들어지는 걸까?

아니면 계속 만들어지고 있는 걸까?

계속 만들어진다면 만일 사정하지 않고 있으면 넘쳐나는 정자는 어떻게 될까?

정자가 넘쳐나면 몸에 해롭지는 않을까?

이런 비뇨기과적 궁금증에 100일 기도의 비밀이 숨어있는 것이다.

남성의 생식기관인 고환은 세정관, 라이디히세포, 부고환, 근위부 정관, 원위부 정관으로 구성되어 있다. 뇌에 위치한 시상하부-뇌하수체의 명령에 따라 라이디히세포에서는 테스토스테론이 만들어지고,

테스토스테론의 영향으로 세정관 내에서 원시 미분화 정자세포의 세포분열이 시작된다. 이후 제1, 제2 정모세포를 거쳐 정자로 만들어지는데, 이 기간이 총 74일 정도 소요된다.

(자! 이제부터 제시되는 숫자는 기억하도록 하자.)

세정관에서 만들어진 정자는 부고환으로 이동되어 운동성과 수정 능력을 획득하고, 근위부 정관에서는 성숙해지면서 원위부 정관까지 가게 되는데, 여기까지 걸리는 기간이 약 2주 정도이다. 사정구 근처의 원위부 정관에서 정자는 사정이 될 때까지 기다리게 되는데 대기기간이 다시 2주 정도이다.

따라서 임신이 가능한 건강한 정자가 배출되기까지는 74일+14일 +14일= 약 100일이 걸리는 것이다. (합이 100일이 아니고 2일 넘는 건, 구태여 따지지 말자.) 그러면 이미 원위부 정관까지 와서 대기하고 있던 정자의 운명은 어떻게 되겠는가? 사정되지 않고 머물러 있는 정자는 보통 2주 정도 지나면 녹아서 몸에 흡수되고 그 자리에 새로운 정자들로 채워지게 된다.

이것이 우리의 옛 선조들이 부인을 100일간 떠나보내야 했던 비뇨기과적 이유이다. 부인이 산속에서 치성을 드리는 동안 남편들도 몸과 마음을 바르게 하여, 보다 건강하고 활기찬 정자가 생성되기를 기다렸던 것이다. 같이 생활해도 건강관리에 지장이 없었겠지만 결심을 굳건히 하기 위해 그런 게 아닐까? 세포분열에 의해 정자가 만들어지는 3개월 동안 음주, 흡연, 스트레스 등이 정자 생성과정에 나쁜 영향을 줄 수 있다. 스트레스를 해소하고 규칙적인 운동을 하며, 신선한 야채나 과일을 많이 섭취하고, 순수단백질인 닭 가슴살 등이 정자 생성에 도움이 된다.

건강한 정자를 생성하고 건강한 임신을 위해서는 최소한 3개월 전부터 엄마와 아빠가 함께 건강관리를 하고 체계적으로 노력하는 것이 중요하다. 하지만 선조들의 지혜를 본받는다고 엄마가 산속으로 들어가거나 각방을 쓰지는 않아도 된다. 예전의 100일 기도는 어디까지나 상징적인 의미가 더 크기 때문이다.

[볼 마사지(Ball Massage)]

휴가철에 우리나라 사람들이 많이 찾는 동남아 여행지 중 하나는 태국이다. 태국 관광청에 따르면 올해 태국을 방문하는 한국인 관광객의 수가 120만 명에 이를 것이라고 할 정도다. 태국은 볼거리, 먹거리, 놀거리 등 다양한 관광을 즐길 수 있는데, 그중에서도 태국의 마사지는 세계적으로 유명하다. 유명 호텔에 위치한 고급 스파에서부터 길거리에서 싸게 받을 수 있는 발마사지, 타이마사지, 오일마사지에 이르기까지 여러 종류의 마사지를 손쉽게 즐길 수 있다. 태국에서의 마사지는 치료나 재활 목적이라기보다는 하루의 피로를 편히 풀 수 있는 일상생활의 하나지만 밤 문화가 발달해서인지 퇴폐적인 보디마사지도 성행한다.

그런데 간혹 지나다 보면 일반 마사지가게 같아 보이는데 입구에 '남자를 위한 볼 마사지(Ball Massage for Man)' 라는 묘한 의미의 영어 간판이 있어 뭇 남성들의 호기심을 끌기도 한다. 볼 마사지는 태국말로 '짭까싸이'라고 하는데, 아무 마사지사나 할 수 있는 것이 아니라 '아짠'이라는 나이가 꽤 든 숙달된 마사지사만이 할 수 있는 마사지로 남성 고환을 마사지하여 주는 것이라고 한다.

태국의 볼 마사지와 비슷하게 최근 우리나라에서는 '전립선 마사지'라는 변종서비스가 은밀하게 시행되고 있다. 이는 병원에서 주로 전립선염의 검사와 치료에 사용되는 전립선 마사지가 퇴폐적 유사성행위로 변형되어 '정력증강', '오줌발 강화' 등 황당한 문구로 남성들의 호기심을 자극하고 있다. 원래 전립선 마사지는 항문으로 손가락을 넣어 전립선 후면을 압박하는 전문 의료시술인데, 이러한 퇴폐업소에서는 회음부와 고환에 오일을 뿌려서 태국의 볼 마사지와 비슷하게 회음부를 압박하고 고환을 마사지한다고 한다.

이런 광고처럼 고환 마사지가 남성 정력에 좋다고 하는 것이 과연 정말일까?

현재 실제로는 치료에 사용되고 있지 않지만 아주 오래전에는 남성불임이나 발기부전, 정욕감퇴를 치료하기 위해 고환 마사지를 시행하기도 했다. 당시에는 고환을 마사지하여 자극을 줌으로써 고환에서 만들어지는 남성호르몬인 테스토스테론 생성이 증가하고 정자의 형성이 증대된다고 생각했다. 하지만 고환에 이런 단순한 자극을 준다고 해서 테스토스테론이나 정자의 생성이 증가하지는 않는다. 남성호르몬의 분비가 조절되는 기전을 보면, 시상하부의 명령을 거쳐 뇌하수체에서 분비되는 성선자극호르몬에 의해 고환의 라이디히세포에서 테스토스테론이 생성된다. 분비된 테스토스테론은 우선 고환조직에 정자의 생성과 성숙을 위한 환경을 만들게 되고, 역시 뇌하수체에서 분비되는 난포자극호르몬에 의해 고환의 세정관에서 정자가 만들어지는 것이다. 즉, 고환의 자극이나 마사지가 정자와 테스토스테론의 생성에는 아무런 관련이 없는 것이다.

오히려 잘못된 물리적인 자극을 주는 경우 고환이나 전립선에 손상이나 염증을 일으켜 고환이 붓고 통증을 유발하며 소변을 보기 힘들게 만들기도 한다. 더구나 팔이나 다리를 스트레칭 하듯 고환을 억지로 잡아당기고 비틀 경우 잘못하면 고환이 꼬여 피가 통하지 않는 '고환꼬임'이라는 응급상황이 발생할 수도 있다. 고환꼬임은 고환에 산소와 영양분을 공급하는 혈관이 들어있는 정색(spermatic cord)이 꼬여서 피가 안 통하게 되는 상태를 말한다. 고환이 붓고 음낭과 아랫배에 심한 통증이 발생하는데 6시간 내에 꼬인 것을 풀지 못하면 고환조직에 괴사가 일어나게 된다. 꼬인 후 24시간 이상이 지나면 고환을 보존하기 어렵게 되고 자가면역반응이 일어나 반대측 고환까지 영향을 받아 불임이 되므로 꼬인 고환은 바로 제거해야 한다. 주로 30대 이전에 심한 운동을 한 후나 잠자는 동안에 아무런 이유 없이 발생하지만 고환의 심한 자극이나 충격에 의해서 어느 연령대에나 발생할 수 있다.

고환 마사지나 전립선 마사지는 정력증강이나 발기력 강화와 같은 효과가 전혀 없을뿐더러 고환염이나 전립선염, 고환꼬임과 같은 부작용이 생길 수 있으니 혹시라도 이런 마사지가게가 눈에 띄더라도 모르는 척 지나가는 게 고환 건강을 위하는 길이다.

그런데 태국으로 여행 가신 분들, 'Ball Massage'를 한국의 퇴폐 마사지와 비슷한 것으로 착각하거나 혹은 괜한 기대감과 호기심으로는 찾아가지 말자. 건전한 마사지가게에서는 거시기 마사지가 아니라 진짜 볼(Ball)을 가지고 찜질을 해주는 허브볼(Herb Ball) 마사지일 수도 있어 실망(?)할지도 모른다.

[임신에 관한 속설들 – 임신프로젝트]

  결혼 후 1년 이내에 90%가 임신을 하는데, 피임을 하지 않고 정상적인 부부 생활을 1년 정도 했음에도 임신이 되지 않으면 불임으로 정의된다. 최근에는 남녀의 결혼연령이 높아지고, 스트레스나 과도한 다이어트 등 생활환경적 이유로 인해 임신이 어려운 난임이 증가하고 있다. 임신에서 여성의 역할이 중요시되지만 불임이나 난임의 원인이 여성에게만 있는 것은 아니다. 여성에서는 월경불순, 배란장애, 나팔관장애, 자궁내막장애, 남성은 정계정맥류, 정자무력증, 무정자증 등이 난임의 원인이지만 원인불명인 경우도 많다. 난임 부부들은 임신이 잘된다는 비법을 많이 찾는데 임신에 관한 속설들이 의학적으로 근거가 있는 것도 있지만 전혀 아닌 것들도 많다.

"부부금슬이 너무 좋으면 아기가 안 생긴다고 한다."
  임신을 계획했으면 여성의 배란기에 맞추어서 일주일에 2~3번 정도 부부관계를 하는 것이 임신 성공률을 높일 수 있다. 하지만 무계획적으로 평소 부부관계를 너무 자주 하게 되면 남성 정자의 수가 줄어들고 정액의 질이 떨어져서 정작 배란기에는 임신 가능성이 낮아지는 것도 사실이다.

"한밤중보다는 새벽에 부부관계를 하는 것이 임신이 더 잘된다."
부부관계를 하루 중 어느 시간에 하느냐는 임신 성공률과는 전혀 관계가 없다.

"피임약을 오래 복용하면 나중에 피임하지 않더라도 임신이 힘들어진다."
가족계획을 위해 적정하게 피임약을 복용하는 것은 이후 임신을 하는 데 아무런 문제가 되지 않는다. 하지만 오랜 기간 피임을 하다 보면 나이가 들게 되는데 여성의 나이는 난임의 원인이 될 수 있다. 여성은 24세경에 임신능력이 가장 높고, 30세부터 난소의 기능이 떨어져서 35세 이후에는 임신능력이 급격하게 감소된다. 반면 남성은 35세 이후 정액 소견이 나빠지기 시작하나 50세까지는 수태능력이 크게 감소하지 않는다.

"물구나무서기는 임신에 도움이 된다."
아이를 갖기 위해 노력하는 부부들이 가장 많이 신경을 쓰는 것이 부부관계 시 체위이다. 어떤 체위에서 임신이 잘된다거나 깊이 삽입을 해야 한다는 등의 속설이 많다. 그래서 다리를 높이 들어 올리거나 심지어는 물구나무서기처럼 애를 많이 써서 성관계를 한다. 정자는 질과 자궁 안에서 여성의 자세와는 무관하게 1분에 1~4mm의 속도로 나팔관까지 이동한다. 그런데 정액은 처음에는 끈적끈적한 상태로 질 내에 분출되고 30분 정도 지나면 액화되고 정자가 움직일 수 있다. 그래서 사정 후 30분 정도는 베개를 받쳐 골반을 높여서 액화되는 동안 정액이 질 밖으로 흘러나오지 않게 하는 것이 좋다. 물구나무서기까지는 필요치 않다.

"마르면 임신이 어렵고 엉덩이가 튼실해야 임신이 잘된다."
적정체중에서 엉덩이가 크던 작던 몸매는 임신에 문제가 되지 않는다. 그러나 비만이나 저체중은 모두 호르몬의 불균형을 일으켜 배란과 생리주기가 불규칙해지므로 난임의 원인이 될 수 있다.

"음모가 없거나 적으면 아기를 가지기 어렵다."
음모는 성기를 보호하고 성적 흥분을 일으키는 역할을 한다. 여성의 경우 음모가 많으면 성욕이 강하고, 음모가 없거나 적으면 성적 매력도 적은데 임신도 어렵다고들 알고 있다. 그러나 음모의 풍성함은 유전적인 영향이지 성호르몬과는 관계가 없으며 음모가 적다고 임신이 어려운 것은 아니다. 최근 서양에서는 겨드랑이털처럼 위생이나 미용상의 이유로 음모를 제모하는 경향이라고 한다.

"육식하면 아들, 채식하면 딸이다."
육식 혹은 채식과 같이 식생활의 형태에 따라 체질이 바뀌고 질의 산도가 달라져 태아의 성별이 결정될 수 있다는 근거는 없다. 일부 연구에 의하면 아들을 가진 임산부들이 딸을 가진 임산부에 비해 에너지 섭취량이 평균 10% 많다고 한다.

"생리통이 심한 경우 아기를 출산하고 나면 좋아진다."
생리통의 흔한 원인이 자궁내막증인데 출산을 하면 자궁내막증이 좋아진다. 또 출산 후에는 자궁근육 수축이 줄어들고 자궁통증을 유발하는 신경도 소실되기에 생리통이 줄어들거나 없어질 수 있다.

"잠자기 전에 초콜릿을 먹으면 부부관계에 좋고 임신도 잘된다."
초콜릿은 남녀 모두에게 정력제 역할을 하는 것으로 알려져 있고 밤이면 침대에 초콜릿을 준비해주는 호텔도 있다. 사실은 초콜릿에 들어 있는 페닐에틸아민(phenylethylamine)이라는 성분이 감정을 상승시키고 성감을 높여주는 것이지 실제 정력이나 임신에 도움이 되는 것은 아니다.

"헐렁한 트렁크 팬티를 입어야 건강한 정자를 만든다."

고환에서 정자가 활발히 생성되려면 음낭의 온도는 체온보다 2~4도 정도 낮아야 한다. 젊은 남성들이 주로 입는 삼각팬티는 음낭을 꽉 눌러주고 통풍이 되지 않아 음낭의 온도를 상승시키고 혈액순환에도 좋지 않다. 삼각팬티를 너무 좋아하면 정자의 생산에 장애가 초래될 수 있다.

"불알이 크면 임신을 잘 시킨다."
고환의 크기가 클수록 테스토스테론을 분비하는 라이디히세포(Leydig cell)나 정자를 만드는 세정관의 숫자가 더 많아져서, 남성호르몬과 정자의 생성이 비례해서 증가한다. 큰 고환을 가진 남성이 수태능력도 좋다.

"남성의 임신능력을 높이려면 고기, 지방질 섭취를 줄여야 한다."
콜레스테롤이라 하면 무조건 나쁘다고 생각하는데 남성호르몬은 스테로이드호르몬으로 콜레스테롤이 원재료이다. 콜레스테롤이 너무 적으면 성호르몬에 불균형이 생기고, 단백질이 적으면 정자 생산에 지장을 받는다. 건강한 임신을 위해서는 적절히 육류와 지방을 섭취하는 것이 필요하다.

"스마트폰이나 태블릿에서 나오는 전자파가 정자에 손상을 준다."
전자파가 정자에 손상을 주고 운동성도 떨어뜨린다는 연구가 있지만, 대부분 실험실 연구에 의한 결과이다. 인체에서는 피부, 근육, 지방조직 등을 통과해야 하므로 고환에 있는 정자가 전자파의 영향을 받는지는 명확하지 않다. 직접적인 영향보다는 스마트폰을 바지 앞주머니에 넣고 다니거나 태블릿을 무릎에 놓고 쓸 경우 기기에서 나오는 열로 인해서 음낭의 온도를 상승시켜서 나쁜 영향을 줄 수 있다.

"술과 담배는 난임의 주범이다."

가장 정확하고 맞는 얘기이다. 담배의 유해물질이 고환이나 난소에 직접 나쁜 영향을 끼치고, 흡연으로 인한 혈류장애가 성호르몬과 정자의 생성을 감소시킨다. 과음이나 빈번한 음주도 성호르몬 생성과 정자나 난자의 분비에 장애를 주게 된다. 당연히 임신을 계획하고 있다면 1년 전부터는 금연과 금주를 하는 것이 좋다.

그밖에 임신에 관한 많은 속설이 있는데 이런 속설들을 따라 해서 임신이 되더라도 우연일 뿐이다. 건강한 임신을 위해서 여성들만이 아니고 남성들도 임신을 시도할 무렵만이 아니라 평소 건강하고 건전한 생활을 하여야 한다. 그래도 만약에 임신이 되지 않을 경우 부부가 동시에 검사를 받는 것이 필요하다.

(본 칼럼은 2013년 5월 KBS 비타민 출연 대본을 바탕으로 작성하였습니다.)

[남자의 냄새]

[낯선 여자에게서 내 '남자의 향기'가 났다.]

여자배우 김선아 씨를 유명하게 만든 화장품 광고 카피이다. 그런데 암만 봐도 '남자의 향기'라는 표현이 어색하고 잘 어울리지 않는 것 같은데 보다 사실적인 단어를 써서 현실감 있게 바꾸어 보자.

[낯선 여자에게서 내 '남자의 냄새'를 맡았다.]

이제야 비로소 제대로 된 표현이 만들어진 것 같다. 화장품 광고용으로는 좀 그렇지만 역시 남자에게는 '향기'보다는 '냄새'라는 단어가 '딱'이다. 많은 남성에게서 '홀아비 냄새, '노총각 냄새'라고 하는 독특한 냄새가 나기 때문에 냄새라는 단어가 훨씬 더 익숙한 것 같으니 이제부터 남자에서 나는 냄새를 향기라고 우기지 말고 더 이상 따지지도 말자. 그러면 왜 남자들에게는 이런 특유의 냄새나 체취가 나는 걸까?

보통 남자들의 체취는 남자의 몸에서 나는 땀과 분비물들 때문인데, 보통 사춘기 이후에 남성호르몬인 테스토스테론이 땀과 피지의 분비를 자극하게 되어 특유의 냄새를 만들어내게 된다. 땀을 분비하는 땀샘에는 두 종류가 있는데, 에크린샘과 아포크린샘이다. 에크린샘에서 나오는 땀은 99%가 물로 구성되어 있으며 피부 표면에서 증발하여 체온을 조절하는 작용을 하고 몸 전체에 걸쳐서 존재한다. 아포크린샘은 겨드랑이와 생식기의 피부에 집중적으로 존재하는데, 아포크린샘의 땀에는 지질이나 유기물질이 섞여 나오므로 피부의 세균에 의해 분해되어 냄새가 난다.

아포크린샘은 사춘기에 활성화되고 아드레날린 자율신경에 의해 조절이 되는데, 겨드랑이에서 심한 불쾌한 냄새가 발생하면 '액취증'이라고 하며 음경과 고환으로부터 나는 특유의 냄새를 보통은 '남자의 냄새'라고 하는 것이다. 고환을 둘러싸고 있는 주머니인 음낭의 피부에는 무수히 많은 주름이 잡혀 있는데 이러한 주름은 자동차의 라디에이터와 같은 역할로 외부와의 접촉 면적을 넓혀서 쉽게 열을 발산할 수 있도록 한다. 그래서 고환의 온도는 체온보다 2~3도 낮게 유지되고 정상적인 기능을 할 수 있다. 사춘기 이후에는 테스토스테론 분비와 정자 생성을 위해 고환의 활동이 왕성해지므로 고환을 식히기 위해서 음낭의 피부에 땀이 많이 나온다. 이로 인해 냄새가 심해지게 되는 것이며 따라서 사춘기 이전에는 이러한 냄새가 나지 않는다.

"야~ 이놈아, 창문 좀 열어라. 방에서 냄새 나는 것 좀 봐라~~"

"그리고 팬티 안에 손 좀 넣고 자지 마라"

사춘기 아들을 가진 엄마들이 휴일 아침 늦잠 자는 아들 방에 들어가서 종종 하는 잔소리이다. 남성의 냄새가 속옷 안에서만 머물러 있으면 괜찮은데, 몸 깊은 곳(?)을 떠나 방안에까지 냄새를 풍기게 되는 것은 남성들만이 갖고 있는 특유의 행동 때문이다.

남성은 종족 번식의 역할을 하는 생식기의 상태를 확인하는 본능을 가지고 있다고 한다. 자는 동안 음낭이 축축해지는 느낌이 들면 자기도 모르게 손으로 고환을 만지게 되는 것이다. 그리고 사춘기에는 성적 충동에 못 이겨 자위행위를 하게 되는데 정액과 음낭의 땀 냄새가 섞여 방안에 묘한 냄새를 풍기게 되는 것이다. 정액 특유의 냄새는 밤꽃냄새와 비슷하며 이는 정액에 섞여 있는 전립선으로부터 나오는 스퍼민이라는 물질에 의한 것이다. 따라서 남성호르몬 활동이 활발한 남성이라면 음경이나 음낭, 사타구니 근처는 항상 축축할 수밖에 없고 냄새를 풍기게 된다. 그런데 문제는 이런 사정이 단순한 불편함이 아니라 축축한 채로 놔두게 되면 고환의 열 발산에 방해되기에 남성 기능 저하로 이어질 수 있다.

음주나 흡연을 삼가고, 속옷을 자주 갈아입으며, 샤워 등의 개인

위생 관리를 잘하면 이러한 냄새를 줄일 수 있다. 또한 카페인이나 탄산음료, 열량이 높은 기름기 많은 음식을 줄이고, 신선한 야채나 과일을 많이 먹는 것이 좋다. 꽉 끼는 바지보다는 바람이 잘 통하는 바지가 좋으며, 헐렁한 트렁크 팬티가 도움이 된다.

사춘기 아들의 방에서 나는 냄새는 건강한 남성의 냄새이니 야단 치지 말자. 단 자기 전에 손을 깨끗이 씻도록 하는 것이 건강한 고환 을 유지하고 냄새가 덜 나게 하는 방법이다. 그래도 '거시기'에서 냄 새나 향기가 필요(?)하다고 생각하는 남자들이 팬티 안에 향수나 방 향제를 뿌리기도 하는데 잘못하면 역효과가 난다. 오히려 땀과 세균 과 뒤섞여 더 이상한 역한 냄새를 만들 수 있기 때문이다.

[계절과 정력]

"여름철 남편의 '정력'이 걱정이 된다면, XXX를 많이 해주세요."
"세기의 바람둥이들은 '정력'을 위해 OOO를 즐겨 먹었다고 전해진다."

'정력(精力)'이란 단어의 사전적 정의는 ①심신의 활동력, ②남자의 성(性) 능력으로 되어 있지만, 의학용어로는 'vitality'라 하여 육체적, 정신적인 모든 면에서의 건강함, 즉 '활력'을 말한다. 그러나 우리나라 남자들에 있어서 정력은 건강함의 문제보다는 단순한 섹스능력에 주로 집착하여 발기유발제를 정력제로 오인하기도 하고 종종 정력을 남성의 자존심으로까지 생각하곤 한다. 사실 동서고금을 막론하고 모든 남자가 제일 듣기 싫어하는 말 가운데 하나가 '정력이 약해졌다'일 것이다. 그래서 남자들이 정력을 강화하기 위해 끊임없이 각종 보양식을 찾는 모습을 일상생활에서 쉽게 찾아볼 수 있다. 특히 체력이 떨어지는 여름철이면 정력 강화를 위한 각종 묘안들이 등장한다.

정력에 좋다는 음식들은 옛날부터 무수히 많이 알려져 왔으며, 우리나라에서는 남자들이 냇물에서 고기를 잡으며 즐기는 천렵이란 놀이가 정력에 도움이 된다는 얘기도 있다. 이는 남성 생식능력을 담당하는 고환의 온도가 체온보다 2~3도 낮은 상태에서 건강과 활동성을 유지하므로, 더운 여름철 고환을 시원하게 하면 기능을 보다 잘 할 거라는 믿음 때문이다. 실제로 배뇨장애를 가진 남자 환자들에게 온수좌욕을 권하면 "고환은 찬물로 씻는 게 좋다던데, 따뜻한 물에 담그고 있으면 정력이 떨어지지 않나요?" 하고 괜한 걱정하는 경우와 마찬가지이다.

고환은 라이디히세포에서 테스토스테론을 분비하고 세정관에서는 정자를 생성하는 두 가지 기능을 한다. 정자는 수태에 필요하고, 흔히 '정력'이라고 표현되는 성기능에 관여하는 것은 테스토스테론이라는 남성호르몬이다. 과연 고환의 온도가 올라가는 더운 여름철에는 테스토스테론 분비가 줄고 정자 생성이 줄어들게 되는 걸까? 그래서 정력도 떨어지는 걸까?

고환의 영어, testis의 라틴어 어원의 본뜻은 '증명'이다. 아마도 남성력을 증명한다는 의미에서 유래한 것 같은데, 무엇보다도 종족 보존이 중요하였던 옛날에는 남성의 상징이 성적인 정력이 아니라 임신을 위한 정자의 생성이었다. 고환이 음낭 주머니로써 몸밖에 달려 낮은 온도에서 정상 기능을 하도록 되어 있는 이유는 바로 정자를 잘 생성하기 위함이다. 따라서 고환의 온도가 올라가면 충분한 정자가 생성되지 않아 임신이 어려워진다.

정자와는 달리 성기능과 남성 활력에 관여하는 호르몬인 테스토스테론은 이러한 온도 변화에 별 영향을 받지 않는다. 생리학적으로 남자든 여자든 성호르몬은 일조량이 늘어나고 날씨가 더워지는 봄에서 여름에 활발하며 가을과 겨울 사이에는 억제된다. 하지만 실제로는 사계절에 있어서 큰 영향이 없다고 하니 남성호르몬의 분비 감소로 인한 정력 감퇴가 여름이라고 더 심해지는 것은 아니다. 오히려 과도한 음주나 흡연, 비만, 스트레스, 수면 부족 등의 생활 환경적인 요인이 고환 기능에 나쁜 영향을 미치는 것이다.

그렇다면 여름철에 즐겨 먹는 보신정력식품은 과연 효과가 있는 것일까?

굴은 카사노바가 즐겨 먹었다는 정력음식으로 유명한데 굴이 정력에 좋은 이유는 아연이 풍부하기 때문이다. 아연이 테스토스테론의 분비와 정자 생성에 필요한 미네랄이긴 하지만 사실 굴 한두 번 먹는다고 정력이 확연하게 좋아지지는 않는다. 우리나라 남자들이 여름철에 선호하는 정력음식인 보신탕도 정력에 그리 도움이 되지 않기는 마찬가지이다. 보신탕에 함유된 단백질이나 기타 영양소가 다른 육류와 별 차이가 없고 특별한 효과를 나타내는 것도 아니라고 한다.

가끔 TV 프로그램에 나오는 출연자들이 이런저런 정력음식으로 소개되는 음식을 먹으면서 '여보, 오늘 밤 끝내줄게' 하고 큰소리를 치는 장면이 나오는데 과연 정말로 제대로 된 책임이나 졌는지, 혹시 창피나 당하지 않았는지 궁금하다.

여름철이라고 해서 성기능을 더 잘 유지하는 비법은 없다. 남성호르몬의 활발한 생성을 위해서는 하루 세끼 식사를 거르지 않고, 충분한 휴식과 잠을 취하며, 꾸준히 몸을 움직이면서 적당한 긴장을 유지하는 것이 도움된다. 무엇보다도 정력을 성적인 능력만으로 오해하지 말고, 활력, 체력, 에너지로 올바르게 알고 평소 건강관리를 잘하는 것이 가장 중요하다.

[봄 처녀, 가을 남자]

봄처녀 제 오시네 새 풀 옷을 입으셨네
하얀 구름 너울 쓰고 진주 이슬 신으셨네
꽃다발 가슴에 안고 뉘를 찾아오시는고

봄을 처녀로 의인화하여 우아하고 아름답다고 표현한 이은상 작사 홍난파 작곡의 가곡 '봄 처녀'다. 그런데 꼭 처녀라 하지 않고 '봄 총각' 혹은 '봄 남자'라고 바꿔도 되지 않을까? 총각이라고 해서 우아하지 말란 법은 없지만 봄의 남자는 아무래도 어색하고 전혀 어울리지 않는다. 그러면 또 다른 계절은 어떤가? '가을 여자'도 그럴 듯해 보이지만 '가을 남자'라고 해야 훨씬 분위기가 살아나는 것은 틀림없다.

흔히 여성은 봄을 타고 남성은 가을을 타기 때문에, 봄은 여자의 계절이고 가을은 남자의 계절이라고 한다. 왜 그렇게 부르게 되었는지 계절적 변화를 사람의 감정 조절에 관여하는 호르몬과 연관해서 설명하기도 한다. 봄에는 낮의 길이가 길어져서 일조량이 늘어나면 성호르몬의 분비가 증가하게 되는데 남성보다 여성이 증가된 성호르몬의 영향을 더 많이 받는다. 가을이 되어 일조량이 줄어들고 기온이 떨어지게 되면 성호르몬 분비가 줄고, 뇌에서 갑상선호르몬 대사가 감소하여 정신을 차분하게 만든다. 이러한 가을철 호르몬의 감소에 있어서는 여성보다 남성이 더 많이 영향을 받는다. 따라서 봄에 성호르몬의 증가는 여성에게 큰 영향을 주고, 가을에 성호르몬의 감소는 남성에게 더 큰 영향을 끼치므로 춘녀추남(春女秋男) 현상이 일어나는 것이다. 하지만 50대 이상에서는 계절에 따른 성호르몬 분비가 계절적으로 거의 차이가 없기 때문에 갱년기 이후에는 계절에 따른 변화가 나타나지 않는다.

여성들이 봄을 타는 원인을 여성들의 시각과 후각이 더 발달했다는 것으로 설명하기도 한다. 보통 냄새는 후각신경을 거쳐 뇌의 변연계(limbic system)에 전달되는데 변연계는 체온, 혈압, 호르몬 분비 등 신체 항상성(homeostasis) 유지와 기억이나 감정을 담당하는 중추신경계다. 봄이 되어 만연한 꽃향기가 후각신경을 자극해 변연계를 활성화시키면 성호르몬의 분비가 촉진된다. 시각적으로 봄에는 햇빛의 양이 많아지고 화사한 색감의 증가로 인해 뇌기능이 활성화되어 호르몬 분비를 증가시키게 된다. 이렇게 시각과 후각을 통해 여성호르몬의 분비가 증가하여 여성들의 기분을 들뜨게 만드는 것이다.

세로토닌(serotonin) 호르몬은 공격성, 체온, 기분, 수면, 식욕 등 다양한 분야에 영향을 미치지만 특히 인간의 감정에 큰 영향을 미친다. 세로토닌 분비는 가을과 겨울에 감소하고 봄과 여름에 증가한다. 따라서 봄이 되면 세로토닌 호르몬의 분비가 증가하여 기분이 상승하고 긍정적, 활동적 성격으로 바뀐다. 이러한 세로토닌의 변화는 남성보다 여성에서 더 크기 때문에 봄에는 여성이 더 분위기를 타게 되는 것이다.

입추가 지나고 밤에 귀뚜라미 소리가 들리기 시작하면, 남성들이 감성적으로 변해 가을을 타는 이유를 멜라토닌(melatonin)의 영향으로 설명한다. 멜라토닌은 뇌에 있는 송과선(pineal gland)에서 생성되는 신경전달물질로 빛을 감지해서 몸의 주기적인 리듬을 조절하는 생체시계 역할을 한다. 멜라토닌의 분비는 빛의 양에 따라 조절이 되고 수면패턴에 영향을 주는데, 우리가 해외여행 시의 시차 적응에도 관여를 한다. 밤에는 많은 양이 분비되어 잠을 유도하고, 아침에 햇빛이 들어 밝아지면 분비가 급격하게 감소하여 잠에서 깨게 만든다. 또 혈압과 심박수, 흥분감을 낮추며 스트레스를 줄여주고 숙면을 취할 수 있도록 한다. 멜라토닌이 증가하면 사람의 기분이 차분해지고 감성적이 되는데 사실 가을이 되면 남녀 모두 멜라토닌의 분비가 증가한다. 그런데 멜라토닌이 여성의 신체 리듬에는 큰 영향을 주지 않기 때문에 남성들이 가을에 더 민감해지게 되는 것이다.

남성이 가을을 타는 이유를 일조량의 감소와 함께 떨어지는 기온 때문이라고도 한다. 가을이 되면 차가워지는 날씨로 인하여 호르몬의 분비 상태가 변하는데 특히 남자는 옥시토신(oxytocin)과 바소프레신(vasopressin)의 분비가 증가한다. 옥시토신은 혈압을 조절하고 성욕을 일으키고 좋아하는 감정을 촉진한다. 바소프레신은 혈압을 상승시키며 성욕을 자극하고 성적으로 행동하게 이끈다. 물론 이런 호르몬들은 여자에게서도 분비가 증가하지만, 남자의 경우 수용체에서 호르몬을 민감하게 잘 받아들이기 때문에 호르몬의 작용이 커져 감정 변화도 더 크게 나타난다.

사실 봄이 되면 마음이 들뜨는 것은 여자나 남자나 똑같고, 가을이 되면 마음이 허전해지고 감성적이 되는 것도 남자나 여자나 똑같다. 이러한 심리적인 변화를 남녀가 다르다고 생각하고 이를 호르몬이나 신경계의 변화만으로 설명하는 것은 극히 단편적인 시각일 수밖에 없다. 한 쇼핑업체에서 빅 데이터를 이용하여 남녀 간의 행동경향을 분석한 결과, 봄에 대해 남성들이 훨씬 더 감성적이 되는 것으로 나타났다고 한다. 사람들의 감정은 계절별로 변화를 보이긴 하지만 이는 신체적인 요소보다는 심리적인 변화이며, 반드시 남녀 간에 생리적 차이가 있는 것은 아니다. 더구나 현대 사회에서는 계절적인 변화보다 사회적 및 문화적 환경에 의해 영향을 더 많이 받게 되므로, 봄 처녀나 가을 남자보다는 환경에 의해 '차도남(차가운 도시 남자)'이나 '차도녀(차가운 도시 여자)'가 생겨나는 것이다.

[스트레스, 테스토스테론,
그리고 사랑의 호르몬]

의학적으로 스트레스는 적응하기 어려운 환경에 처할 때 발생하는 심리적 및 신체적 긴장상태라고 정의된다. 인체는 스트레스를 받게 되면 이에 적응하기 위해서 시상하부(hypothalamus)에서 부신피질 자극호르몬 유리호르몬(corticotropin releasing hormone)과 노르에피네피린(norepinephrine)이 분비되어 교감신경계가 활성화되고, 부교감신경계는 억제되어 혈압이 상승하고, 심박동과 호흡이 증가하게 되며 피부에 소름이 끼치며 땀이 증가한다. 신체적 증상으로 두통을 비롯한 통증과 성기능 장애, 근육의 경직, 소화불량 등과 정신적으로는 흥분, 초조, 수면장애, 우울증 등이 나타난다.

적절한 스트레스 해소법을 이용하여 긴장감을 풀 수 있다면 신체적 및 정신적 증상들을 감소시킬 수 있다. 그러나 사실 스트레스를 해소한다는 것이 그리 쉬운 일이 아니고 의사들이 하는 가장 무책임한 말이 "스트레스를 푸세요."이다. 대부분은 술을 마시거나 담배를 피우고, 혹은 수면제나 신경안정제 등의 약물에 의존한다. 이런 방법으로 일시적으로 위안이 될 수는 있을지 몰라도 근본적인 해결책은 되지 못하고 오히려 스트레스를 가중시키거나 스트레스로 인한 만성질환으로 이환될 수 있다. 생활에서 끊임없이 받아야 하는 스트레스를 올바르게 인식하고 건강에 나쁜 영향이 조금이라도 덜 미치도록 스스로 해소방법을 마련해야 한다.

테스토스테론은 성기능뿐만 아니라 기분을 상승시켜주고 의욕적이 되게 하고 정력적으로 만들고 운동능력의 향상에 관여하는 신체활력 호르몬이다. 테스토스테론 분비에 가장 나쁜 영향을 미치는 것이 스트레스나 수면 부족이다. 스트레스나 수면부족에 의해 발생한 활성산소는 고환의 라이디히세포(Leydig cell)의 기능을 억제하여 테스토스테론 생성을 감소시키게 된다. 게다가 뇌하수체(pituitary gland)에서 프로락틴(prolactin)의 분비가 증가되어 남성호르몬 분비와 작용을 억제한다.

하지만 스트레스가 전혀 없는 것도 권태감으로 무기력해지고 역시 테스토스테론 분비에 나쁜 영향을 미친다. 홈그라운드 어드밴티지라는 것이 있어 프로야구나 프로축구에서 자신의 홈구장에서는 능력 이상의 실력을 발휘하는 경우가 종종 있다. 이를 홈팬의 열광적인 응원, 익숙한 경기장, 아니면 심판의 유리한 판정 등으로 해석한다. 실제 FIFA 월드컵의 경우 1930년 우루과이에서 시작된 이래 지금까지 개최국은 모두 16강에 올랐었다. 우리나라도 2014년 브라질 월드컵에서는 죽을 쓰고 말았지만, 우리나라에서 열린 2002년 월드컵에서는 4강까지 진출하였다. 이를 설명하는 요인으로 남성호르몬인 테스토스테론의 증가라는 연구결과가 있다. 테스토스테론이 지배력, 자신감, 운동력과 관련이 있는데, 원정경기보다는 홈구장에서 경기할 때 테스토스테론 분비가 증가한다고 한다.

또한 테스토스테론 분비량은 4계절이 뚜렷한 온대지방에서는 5~6월에 가장 적고 10~11월에 가장 많다고 한다. 테스토스테론 분비에 필요한 적당한 스트레스가, 날씨가 따뜻해지는 봄이 되면 감소하여 테스토스테론 분비도 감소하게 된다. 가을은 인간을 포함한 모든 동물에서 추운 겨울을 대비하여야 한다는 스트레스를 가중시켜주는 계절로 이에 따른 스트레스로 남성 및 여성호르몬 분비가 저하된다. 그러나 50대 이상에서는 계절에 따른 성호르몬 분비가 계절적으로 거의 차이가 없다고 한다.

남자와 여자 모두 사랑에 빠지면 도파민(dopamine), 페닐에틸아민(phenylethylamine), 엔돌핀(endorphine) 등의 사랑호르몬의 분비가 증가한다. 도파민은 이성과 지성을 조절하는데 지적이고

형이상학적인 사랑을 느끼게 해준다. 상대방에 대해 눈이 멀게 되고 분별력이 없어지는 것은 페닐에틸아민 때문인데 열정적이고 감정적인 사랑을 느끼게 해준다. 사랑의 희열을 극대화하는 것은 엔돌핀이고, 육체적 성욕을 느끼게 해주는 것은 옥시토신이다. 사랑에 관여하는 호르몬들은 대개 수명이 2년 정도이고 남자에서는 더 짧다고 한다. 이런 호르몬들도 스트레스를 받게 되면 분비가 감소하기 때문에 스트레스를 해소하지 못하면 사랑에도 빠지기 힘들고 제대로 된 사랑의 기쁨도 느끼기 어려우며 더 이상 사랑의 호르몬이 만들어지지 않아 결국 사랑이 식게 된다.

페닐에틸아민은 뇌에서 분비되는 호르몬으로, 각성제인 암페타민(amphetamine)과 비슷하게 중추신경과 교감신경을 흥분시키는 작용을 한다. 기분을 상승시키고 감정을 상승시켜 준다. 초콜릿에 많이 들어있어 사랑 고백에 많이 쓰이고 고급호텔에서는 저녁에 침대 머리맡에 놓아두기도 한다. 혹시 초콜릿이 정력제나 성적 흥분제가 아닐까 착각하는 수가 있는데 실제로 기능적인 효과가 있는 것은 아니고 심리적인 느낌뿐이다. 단백질이 풍부한 육류와 콩에 많이 함유된 페닐알라닌이란 아미노산은 체내에 흡수되면 페닐에틸아민으로 변환되기에 필요하면 초콜릿 대신에 고기와 콩을 많이 먹어도 된다.

사랑의 아름다움과 즐거움을 단지 육체적인 현상이나 화학적 분석으로 설명해서는 안 되겠지만 스트레스는 단지 신체기능의 저하뿐만 아니라 정신적으로 나쁜 영향을 준다. 가능하면 일상에서 스트레스를 받지 않는 것이 좋겠지만 스스로의 해소법을 가지고 제때 해소하는 것이 건강과 사랑을 위해서 더욱 중요하다.

맥주 마시면 치료되나요?

맥주를 많이 마시면 요로결석이 치료
된다는 것이 정말로 근거가 있는 얘기
일까? 정답은 "그렇지 않다"이다.

6. 요로생식기계의 다른 질환들

[키드니블로우]

어린 시절 뭔지도 모르면서 김기수 선수가 우리나라 최초의 세계 챔피언이 되는 모습을 흑백 TV로 지켜보며 권투를 처음 알게 되었다. 대학생 때는 홍수환선수가 파나마에서 카라스키야 선수와 벌였던 사전오기(四顚五起) 시합을 보며 펄쩍펄쩍 뛰다가 발을 삐었던 추억이 있다.

요즘은 야구, 축구, 골프 등 다양한 스포츠가 우리의 관심을 받고 있지만 과거에는 권투가 유일한 국민스포츠였다. 학교에서 쉬는 시간이면 권투 흉내를 내며 놀았고 권투용어를 종이에 적어가며 외우기도 했다. '피니쉬블로우', '카운터블로우', '오픈블로우', '피벗블로우', '키드니블로우' 등 '블로우(blow)' 라는 단어가 들어가는 권투용어가 꽤 많았는데, 한번은 영어시험에 blow가 나와서 아무 생각 없이 '가격' 이라고 번역했다가 틀렸던 적이 있다. '바람이 불다' 와

'꽃이 피다'라는 다른 뜻도 있다는 걸 권투용어에 익숙해져 있는 바람에 몰랐던 것이다.

권투는 글러브를 끼고 상대방을 가격하는 스포츠다. 허리의 벨트라인 위쪽은 어디를 때려도 되지만 절대로 가격해서는 안 되는 부위가 있다. 옆구리의 신장에 대한 고의적인 타격은 반칙으로 절대적 금지 행동인데 이를 '키드니블로우(kidney blow)'라고 부른다. 심지어는 우리 몸의 가장 중요한 장기인 심장이 있는 가슴에 대한 펀치는 허용되면서도 신장에 대한 타격을 금지하는 이유가 무엇일까? 신장이 심한 충격을 받으면 소변에 피가 섞여 나오는데 그런 이유 때문일까? 그렇다면 코피가 날 수 있으므로 코에 대한 가격도 금지해야 하지 않는가?

모양이 비슷하여 콩팥이라고도 하는 신장이 하는 일은 피에서 노폐물을 걸러 소변으로 만들고, 우리 몸의 수분과 전해질을 조절하며, 혈압과 스트레스를 조절하는 물질을 분비하는 것이다. 이러한 기능을 하기 위해서는 부드럽고 연약한 조직으로 구성될 수밖에 없다. 우리 몸의 가장 중요한 필수장기인 심장은 골격근으로 이루어져 비교적 튼튼함에도 단단한 뼈로 이루어진 흉곽 속에 위치하여 외부 충격으로부터 보호되고 있다. 반면에 부드러운 연조직으로 이루어진 신장은, 갈비뼈 아래 후복막 깊숙이 위치하여 앞쪽은 간장과

창자, 뒤쪽은 척추와 등 근육, 옆으로는 갈비뼈에 둘러싸여, 외부충격이나 손상이 직접 전달되는 것을 막고 있다.

따라서 신장은 총이나 칼에 의한 관통상이 아니고서는 외상에 의해 쉽게 직접적인 손상을 받지는 않는데, 높은 곳에서 떨어지거나 차에 부딪히는 교통사고를 당했을 때 신장도 충격을 받아 파열되는 수가 있다. 하지만 이런 경우 80% 이상에서 신장의 손상뿐만 아니라 다른 장기의 손상도 동반된다. 또한 요로폐쇄로 인한 수신증이 있거나 신장암을 가지고 있는 경우 아무런 충격 없이 자연적으로 파열되기도 한다.

그러면 이렇게 잘 보호받고 있는 신장에 대한 가격이 권투에서는 왜 금지되는 것일까?

신장의 조직 자체가 워낙 약하고 신장을 둘러싸고 있는 장기들만으로는 충격 흡수가 충분치 않기 때문이다. 격렬한 사고가 아니더라도 피부의 상처 없이 옆구리의 타격만으로도 그 충격이 바로 전달되어 신장이 파열될 수도 있다. 신장이 파열되었을 때는 옆구리에 심한 통증과 함께 혈뇨가 나타나게 되는데 이는 얼마 되지 않는 비뇨기과 응급질환 중의 하나이다.

신장 손상으로 출혈이 심할 경우에는 응급수술로 파열된 부분을 봉합하거나 신장을 적출하기도 하지만 대부분의 경우 2~3주가량의 절대 안정과 약물요법으로 치유된다. 하지만 아무리 단순한 타박상이라도 고혈압, 수신증, 신장 위축 등의 후유증을 남길 수 있기 때문에 가볍게 넘겨서는 안 되는 것이 신장 손상이다.

이런 비뇨기과적 이유로 인해 권투에서는 '키드니블로우'라고 해서 신장에 대한 타격을 금지하는 것이다. 이제 상체에서 가장 약한 부분이 어딘지 알게 되었다고 혹시라도 친구들과 장난치면서 일부러 옆구리를 치는 비겁한 행동은 하지 말도록 하자. 잘못하면 상대방에게 치명적인 위해가 될 수도 있다.

[말을 해야 알지.
초기 자각증상이 없는 비뇨기과 암]

젊은 시절, 말없이 괜히 잘 삐치는 여자친구를 사귄 적이 있다. 평소에는 전혀 그렇지 않다가 갑자기 분위기가 묘해져서 보면 뭔가에 화가 난 상태다. 왜 그런지 알아야 풀어주든지 변명을 하든지 할 텐데 그전까지 아무런 내색도 없다가 갑자기 화를 낸다. 그러고도 왜 그런지 이유는 고사하고 입을 꼭 다물고만 있으니 미치고 환장할 노릇이었다.

"왜 그러니? 내가 뭘 잘못했어?"

"몰라."

"얘기를 해봐.... 뭔지 알아야 할 거 아냐..."

"........."

"에휴~ 도대체 왜 그래?"

"........."

왜 그러는지 도대체 말을 해야 알지, 아니면 삐치지를 말든지. 요즘 같으면 '남녀탐구생활'이라도 참고 하련만 당시는 그저 답답하기만 했던 기억이 난다. 이처럼 비뇨기과 질환 중에서도 아무런 내색 없이 어느 정도 진행할 때까지 어떤 기미도 보이지 않다가 갑자기 증상을 나타내는 질환이 있는데 바로 전립선암과 신장암이다.

전립선암은 남성의 대표적인 암이라 할 정도로 흔한 암으로 미국의 경우 암 발생률 1위와 암으로 인한 사망률 2위에 랭크될 정도로 흔한 암인데 최근에는 우리나라에서도 급증하고 있다. 그런데 이 전립선암의 가장 큰 문제는 특징적인 초기증상이 없다는 것이다. 그래도 명색이 암인데 전립선 부위에 독특한 통증이나 출혈 등이 있을 법한데, 전혀 없다!

중년 이후 남성에게서 배뇨장애를 일으키는 전립선비대증이 워낙 흔하다 보니까 전립선 질환에 대한 걱정들은 많이 하지만 정작 전립선암에 대한 인식은 낮은 편이다. 최근에는 이 전립선비대증에 관한 건강기능식품들이 많이 판매되고 있어서, 불편하다고 생각되면 병원을 찾기보다는 손쉽게 구매할 수 있는 식품만을 복용하는 경우가 종종 있다. 그런데 이럴 경우 만약 전립선암이 혼재되어 있다면 증상의 발현을 지연시켜 진단이 더 늦어지게 된다. 초기의 전립선암은 전립선비대증의 형태로 나타나기 때문에 한 번도 검사를 받지 않은 경우에는 반드시 병원의 진찰을 받아서 암의 동반 유무를 확인해야 한다.

전립선암은 뼈로 전이가 잘 이루어지지만, 전이되더라도 특징적인 증상 없이 뼈에 통증만을 일으켜 나이 들어서 생기는 관절염이나 디스크로 오해하는 경우도 많다. 한 가지 다행스러운 것은 전립선암은 서서히 진행되기 때문에 설령 전이된 시점에서 발견되더라도 다른 암과는 달리 아주 치명적이지 않고 치료할 수 있는 많은 방법이 있다. 전립선암의 진단은 PSA라는 혈액검사를 하는데 수치가 높게 나오면 경직장초음파검사와 조직검사를 통해서 확진된다. 최근 들어 PSA 혈액검사가 포함된 건강검진이 보편화되어 전립선암의 조기 발견율이 높아지고 있다.

신장암은 오줌을 만드는 신장의 실질에서 발생하는 신세포암을 말한다. 주로 50대 이후 노년층에게 많이 발생하고 증가하는 추세를 보이고 있다. 전립선암은 초기에 전립선비대증의 배뇨곤란 증상이라도 나타내지만 신장암은 그런 증상조차도 없다가 어느 정도 크기가 커져서 주변 장기에 압박을 줄 정도가 되어야 비로소 증상이 나타난다. 가장 흔한 증상이 혈뇨인데 이것도 일부에서만 나타난다. 따라서 진단이 늦어지는 경우가 많아 처음 진단될 때 환자의 30% 정도는 이미 전이된 상태로, 전이된 부위에 따라 호흡곤란, 기침,

두통 등의 전이 증상 때문에 신장암을 진단하게 되는 경우가 많다.

재미있는 사실은 신장암 세포가 생산하는 물질 때문에 고혈압, 고칼슘혈증, 간기능 이상 등이 나타나 내과에서 이런 증상을 검사하던 중 신장암이 발견되어 비뇨기과로 의뢰되는 경우가 많다. 진단은 복부초음파촬영에서 신장의 혹이 발견되면 복부 CT 촬영으로 확진한다. 신장암의 치료는 전이 여부와 관계없이 신장을 제거하여야 하고, 면역요법이나 방사선요법 등을 시도하지만 효과는 좋지 않다. 최근에는 아무 증상 없이 건강진단을 받던 중 우연히 발견되는 경우가 많은데 이런 경우는 주로 초기이고 신장적출술만으로 치료가 된다.

초기 증상이 없는 전립선암과 신장암이라 하더라도 혈액검사와 초음파촬영을 이용한 검진으로 조기에 발견하여 효과적인 치료를 할 수 있다. 특히 40대 이후에는 자각증상이 없는 암이 있어 아무런 이상이 없다 하더라도 주기적인 건강검진이 필수적인 이유다.

[총 맞은 것처럼, 요로결석의 통증]

몇 년 전 유명가수들이 노래로 승부를 겨루는 '서바이벌, 나도 가수다' 라는 예능프로그램이 한참 화제였다. 가창력이 검증된 기성 가수들의 대결이 자아내는 긴장감이 혼신의 힘을 다한 무대와 어우러져 감동을 자아냈었다. 당시 첫 서바이벌에 등장한 일곱 명의 가수들 모두 대단했지만, 그중 백지영이 부른 자신의 히트곡 '총 맞은 것처럼' 과 나훈아의 '무시로' 는 소름이 끼칠 정도의 열창이었다. 백지영을 단순히 댄스가수로만 알고 있었던 필자로서는 그녀의 노래 실력에 놀랍기 그지없었다.

'총 맞은 것처럼' 은 대중가요로서는 다소 파격적이고 직설적인 제목으로, 아마 이별의 아픔을 극단적으로 표현하여 총을 맞은 것에 비유한 것 같은데 '아픔' 에 관한 몇 가지 노랫말들로 구성되어 있다.

총 맞은 것처럼 정신이 너무 없어

심장이 멈춰도 이렇게 아플 것 같진 않아

어떻게 좀 해줘 날 좀 치료해줘

이렇게 아픈데 이렇게 아픈데 살 수가 있다는 게 이상해

아픔을 적나라하게 표현한 가사의 일부인데 비뇨기과 질환 중에 이 가사를 적용했을 때 딱 들어맞는 질환이 있다. '총 맞은 것' 대신에 '칼로 후벼 파는 듯'이라는 또 다른 살벌한(?) 표현을 쓰기도 할 정도로 그 아픔이 실제로 대단한데 바로 요로결석이다.

요로 혹은 비뇨기계라고 함은 오줌을 만들어내는 신장, 오줌을 방광까지 전달하는 요관, 오줌을 일시적으로 저장하는 방광, 신체 밖으로 내보내는 요도 등을 총칭하는 용어인데, 이 요로의 한 부분에서 결석으로 인해 통증과 같은 증상을 일으키는 것을 요로결석이라고 한다. 담석증과 착각하기도 하는데, 담석은 쓸개에 생기는 결석으로 요로와는 전혀 다른 장기이고 성분도 요로결석과는 다르다.

요로결석은 체내 노폐물인 오줌 속에 녹아 있는 여러 물질이 물리화학적인 불균형으로 인하여 결정체가 된 것으로 칼슘, 인산, 수산, 요산 등이 주요 성분이다. 원인은 정확히 알려져 있지는 않지만 서구화된 식생활로 인한 영양 과잉과 운동부족 등이 위험요인이다. 처음에는 신장에서 작은 티끌 크기로 만들어져 저절로 빠지기도 하지만,

어느 정도 커지고 난 후에는 요관으로 빠져나오다가 걸리게 되면 요로점막에 염증을 일으키고 오줌 흐름에 장애를 초래하여 혈뇨와 함께 격렬한 통증을 유발하게 된다. 보통 결석이 신장에 머물러 있는 동안에는 아무런 증상이 없지만, 요관 윗부분에서 막힌 경우는 옆구리에, 요관 아랫부분에서는 아랫배에 통증이 나타나고, 소변을 자주 보거나 시원치 않은 배뇨증상을 동반할 수 있다.

결석으로 인한 통증의 특징은 아무 전구증상 없이 갑자기 나타나며 '총이나 칼에 맞은 것처럼' 격렬하다. 그 심한 정도는 가수 백지영의 '총 맞은 것처럼' 노랫말과 싱크로율 100%다. 갑작스럽게 요로결석에 의한 통증이 발생하면 응급처치로 아픈 쪽을 바닥에 대고 누워 옆구리에 따뜻한 찜질을 하면 통증이 어느 정도 가라앉는다. 이후 움직일 정도가 되면 바로 병원을 찾는 것이 좋다. (하지만 노래에서의 사랑의 아픔은 찜질로 가라앉지 않고, 병원을 찾아도 해결되지는 않는다.)

아무리 아픈 사랑의 상처도 어느 순간 자기도 모르게 치유되듯이 요로결석에 인한 통증도 갑자기 사라지기도 하여, 옆에 있던 가족들이 보기에 엄살이라고 생각할 정도이다. 이는 결석이 걸린 요관에 자그마한 틈새라도 생겨 오줌이 조금이라도 흐르는 경우에는 통증이 없어지기 때문인데 단순한 불쾌감이나 더부룩한 느낌만을 보인다.

치료는 증상의 정도, 결석의 크기 및 위치, 요로감염의 동반 유무, 요로의 해부학적 이상 여부에 따라 치료법을 선택하게 된다. 5mm 이하의 작은 결석은 자연배출을 기대하는 대기요법을 시행하고, 신장이나 상부요관결석은 에너지 음파를 이용하는 충격파쇄석술, 중부나 하부요관결석은 요관내시경으로 제거술을 시행한다.

응급실을 찾아야 될 정도로 심한 통증을 일으키는 요로결석증이지만 의외로 치료는 2~3일 정도의 입원이나 외래에서의 시술로 쉽게 치료가 된다. 그렇다고 하더라도 한 번이라도 요로결석을 앓았다면 평소 적절한 식생활과 적당한 운동으로 요로결석을 예방하는 것이 가장 좋은 방법이다.

[맥주를 많이 마시면 치료되나요?]

"맥주를 많이 마시면 요로결석이 치료되나요?"

요로결석 환자들로부터 가장 많이 받는 질문이다. 누가 요로결석에 맥주가 좋다는 얘기를 시작하였는지는 몰라도 일반적인 상식처럼 되어버려서 술을 마시지도 못하는 중년 부인이 아침부터 벌겋게 취해서 진료실에 들어오기도 하고, 병실에서 친구들과 밤새 술판을 벌인 환자도 있을 정도이다. 얼마 전에는 결석으로 입원한 환자에게 병문안 온 친구들이 꽃이나 음료수가 아니라 실제로 맥주를 가져오는 걸 목격하기도 하였다.

그렇다면 '맥주를 많이 마시면 요로결석이 치료된다'는 것이 정말로 근거가 있는 얘기일까? 정답은 "그렇지 않다"이다.

대부분 요로결석은 링거줄 모양인 요관에 결석이 걸려 오줌의 흐름이 막힘으로써 통증을 일으키게 되는 요관결석이다. 급성일 경우에는 격렬한 통증을 유발하지만 만성이 되면 특별한 증상 없이 요관과 신장이 점점 확장되는 수신증을 일으키고 마침내는 신장 기능이 완전히 소실되기도 한다.

맥주를 마시고 일시적으로 오줌량이 늘어나면 아주 작은 크기의 결석은 빠지기도 하겠지만 이미 요관의 점막에 박혀서 통증을 유발하는 결석은 그렇게 해서는 빠지지 않는다. 오히려 섭취한 알코올이 염증과 부기를 악화시켜 통증이 더 심해지기도 한다. 또한 평소 맥주뿐만 아니라 술을 자주 마시게 되면 술에 들어 있는 칼슘이나 인산 성분으로 인해 결석 형성이 촉진되기도 한다.

"요즘은 우유 안 먹어요."
여대생인 지연 양은 초등학교 시절부터 아침에 우유 한 컵으로 하루를 시작했고, 대학생이 된 후에도 우유로 끼니를 대신할 정도로 우유를 즐겨 마시곤 하였다. 또한 요구르트나 유제품도 무척이나 좋아했는데 얼마 전 요로결석으로 치료를 받은 후부터는 우유나 유제품을 끊었다. 요로결석의 발생에 우유의 칼슘 성분이 위험요인이라는 얘기를 들었기 때문이다.

요로결석이 식생활과 밀접한 관계가 있으므로 결석을 경험한 사람은 결석 성분이 많이 함유된 식품인 우유, 유제품, 멸치, 시금치,

육류 등의 섭취에 있어 주의해야 하는 것은 사실이지만 그렇다고 전혀 먹지 말라는 얘기는 아니다. 결석의 형성은 단순히 결석 구성성분을 함유한 식품을 많이 섭취한다고 생기는 것이 아니라 보다 복합적이기 때문이다. 더구나 결석의 주요성분인 칼슘은 우리 몸을 유지하는데 필수적인 미네랄이므로 단지 결석 예방을 위하여 제한하게 되면 건강상의 손실이 더 클 수 있다. 선천적인 대사이상이나 유전적인 문제가 아니라면 결코 이러한 식품의 섭취를 억지로 제한할 필요가 없다.

기원전 4,800년경 이집트에서 방광결석이 처음 발견된 이래 오랫동안 인류를 괴롭혀온 요로결석은 아직도 원인 및 형성기전이 확실하게 규명되어 있지 않다. 과식이나 영양과잉, 운동부족, 비만 등 실생활과 밀접한 관계가 있다고 하며, 최근 우리나라에서도 생활 수준의 향상과 식생활의 서구화로 점차 증가하고 있는 추세이다. 식생활, 즉 칼슘, 인산, 수산, 요산 등의 성분을 많이 함유한 식품의 섭취가 영향을 준다고 하지만 과연 어느 정도를 먹었을 때 위험도가 높아지는지에 대해서는 명확하지 않다. 따라서 결석환자라 하더라도 구태여 이런 식품을 멀리할 이유는 없고 한 가지 음식을 편식하기보다는 골고루 먹는 것이 좋다.

요로결석의 예방을 위해서는 규칙적인 식생활습관을 가지고 물을 꾸준히 넉넉하게 마시고 항상 많이 움직여서 결석의 형성을 억제하고 혹시 작은 결석이 생긴다 하더라도 아무런 증상 없이 자연배출이 되게 하는 것이 더 중요하다. 오줌 속의 결석 구성성분을 줄이는 것이 중요한 것이 아니라 이러한 성분들이 서로 뭉치지 않게 하고, 또 작은 결정체인 요사(尿砂)가 되더라도 신장에 머물러서 크기가 커지지 않도록 하는 것이 예방법이다.

물은 하루에 최소 2.5리터 이상 마시는데, 실제로는 마시는 물의 양보다는 자신의 오줌 색깔을 확인하여 투명한 맑은 색이 될 정도로 꾸준히 마시면 되고 한꺼번에 많이 마시는 것보다는 하루 종일 넉넉하게 마시는 것이 좋다. 적절한 활동은 따로 시간 내서 하는 운동보다는 평소에 많이 걷거나, 수시로 스트레칭을 해주면 작은 결석은 아무 증상 없이 자연적으로 배출된다. 또한 과음이나 과식을 피하고 정신적인 부담이나 육체적인 긴장을 피하며 항상 규칙적인 생활을 하여야 한다.

[아빠가 엄마보다
더 잘 알 수 있는 짝불알]

휴일이면 매번 핑계를 대고 낚시를 가거나 친구를 만나러 외출하던 어떤 아빠가 있었다. 한번은 6살짜리 아들을 데리고 가는 조건으로 아내의 허락을 받아 당당하게 나가게 되었다. 아들의 손을 잡고 막상 밖으로 나오고 보니 정작 갈만한 데가 마땅치 않았다. 아이를 데리고 친구를 만나러 갈 수도 없고 영화관 가기도 그렇고, 막막한 생각에 놀이터에서 30분을 보내니 혼자 놀던 아들도 지루해한다. '에이, 갈 데도 없는데 사우나나 가서 좀 쉬다가 오자' 하는 생각에 아들을 꾀었다.

"아들, 우리 사우나 가자. 물놀이도 할 수 있고, 맛있는 거도 사 줄게"

기대에 찬 아들과 함께 동네 사우나로 가서 옷을 벗고 탕에 들어갔다. 아들 보고는 냉탕에서 수영하면서 놀고 있으라고 하니까, 진짜 수영장을 상상하였던 아들은 실망한 표정이 역력하다.

"아빠, 이게 뭐냐? 미끄럼틀도 없고, 혼자서 뭐 하고 놀아?"

"그럼 빨리 씻고 아이스크림 사줄게. 여기 아이스크림 진짜 비싸고 맛있는 거야."

그 사이 온탕에 몸을 담그고 쉬려던 아빠는 괜히 무리수를 뒀다가 체면만 구기고 말았다. 미안한 마음에 씻겨주다 보니까 아들의 한쪽 음낭이 반대쪽에 비해 훨씬 커져 있는 걸 발견하게 되었다.

"너 왜 '짝불알'이야? 언제부터 이래? 엄마는 알아?"

"에이~ 아빠는... 창피하게... 엄마가 어떻게 알겠어?"

복주머니 모양의 음낭은 속에 고환이 들어 있는데, 원래 양쪽의 크기가 약간 다르고 늘여져 있는 정도도 좌·우측이 차이가 난다. 그런데 한쪽이 유난히 크거나 작은 경우를 우리말로 '짝불알'이라고 한다. 어른들에게도 생길 수 있는 질환이나, 주로 어린애들한테 흔히 볼 수 있으며 '음낭수종'과 '정류고환'이 대표적인 원인 질환이다. 출생 시에 확인되지 않으면 무심코 그러려니 하고 지내는 엄마들도 많다. 그런데 어쩌다 아빠가 기저귀를 갈아주다가 발견하고는 병원을 찾는 경우가 많다.

고환은 태생기 처음에는 복강 내의 신장 근처에서 만들어지기 시작하여 태어날 무렵에는 양쪽 사타구니를 통해 배 아래쪽으로 내려와 음낭에 위치한다. 그런데 음낭까지 완전히 내려오지 못하고 중간에 멈추어 있는 경우가 '정류고환'으로, 음낭은 고환이 없는 빈 주머니로 쭈그러들어 작아지게 된다. 신생아 때는 양측 음낭의 크기가 그리 크지 않고 하복부의 살로 인해 차이가 크지 않아 정류고환인 줄 모르고 지내는 수가 종종 있다.

뱃속에서 만들어지기 시작한 고환이 음낭으로 하강하여 자리를 잡으면 복강과의 연결통로는 닫히게 된다. 이 통로가 제대로 막히지 않아 복수가 음낭으로 흘러내리게 되어 음낭이 커지게 되는 것이 '교통성 음낭수종'으로, 반대쪽 음낭과의 크기 차이를 확연하게 알 수 있다. 그런데 연결통로로 장이 음낭 내로 빠져 내려오게 되면 서혜부 탈장이 되는데 이는 바로 교정을 해야 하는 응급질환이다.

두 질환 모두 태어날 때 바로 진단이 되기도 하지만 출생 시에는 음낭의 확실한 차이가 보이지 않다가 성장한 후 발견하는 경우가 종종 있다. 더구나 음낭의 크기가 차이 나는 것 외에는 다른 특별한 증상이 없어 유심히 보지 않으면 모르고 지내는 수가 많다. 그래서 서너 살 이후에는 엄마보다는 아무래도 '아빠의 역할'이 기대되는 것이다. 함께 목욕을 하면서 자연스럽게 음낭의 이상 유무를 확인하는 것이 좋다.

이러한 선천성 정류고환이나 음낭수종은 생후 1년까지는 고환이 음낭으로 저절로 내려오거나 자연적으로 복강과의 통로가 막힐 수 있어 기다리긴 하지만 만 1세 이후에는 수술적 교정을 해야 한다. 특히 정류고환인 경우 2~3세 이후에는 조직학적 변형이 생기므로 빨리 수술해주는 것이 좋다. 방치할 경우 고환의 성장에 지장을 주고 기능이 떨어지게 되는데, 고환은 남성호르몬인 테스토스테론을 만들고 정자를 생성하는 기능을 한다.

사우나에서 아들과의 외출을 마친 아빠는 다음날 병원을 찾았고 음낭수종으로 진단되어 무사히 수술을 받았다. 덕분에 아빠의 체면을 되찾았고 포상으로 아내로부터 3개월간 휴일 외출을 허락받았다고 한다.

[벨트 손상과 사다리 손상]

#1. 현옥 씨는 29세 여성으로 회사에서 마케팅 업무를 하고 있어 늦게까지 일을 하는 경우가 많다. 오늘도 늦게 마감을 하고 동료직원들과 맥주 한잔 하다 보니 시간이 늦어져 택시를 잡았다. 급하게 타느라고 앞좌석에 안전벨트를 하고 앉았는데, 아까 맥줏집에서 그냥 나오는 바람에 화장실을 들리지 못해 소변이 차서 아랫배가 부푼 느낌이다. 빨리 집에 가면 될 것 같아 기사에게 서둘러 달라고 부탁했다. 의외로 길이 막히고 아랫배는 계속 팽팽해져서 혹시 실수라도 할까 초조해진다.

속도를 내서 달리던 택시가 사거리에서 붉은 신호를 보고 급정거를 했다. 순간 몸이 앞으로 밀리고 아랫배가 안전벨트에 세게 눌리기는 했지만 금방 괜찮아졌다. 신호가 바뀌고 다시 택시가 달리는데 뭔가 이상하다. 조금 전까지는 식은땀이 날 정도로 마렵던 소변이 갑자기 아무렇지도 않은 것이다. 무사히 집에 와서 화장실부터 찾았는데 그렇게 급하던 소변이 나오지 않는다. 힘을 주었더니 약간의 소변과 함께 왈칵 피가 쏟아진다. 놀래서 바로 근처 병원 응급실로 가서 자초지종을 이야기했더니 요도에 소변 줄을 꽂고 엑스레이를 찍으라고 한다. 결국 방광파열이 확인되어 복원수술을 받았다.

#2. 전원주택에 사는 42세 기범 씨는 가정적인 남편이다. 처마가 망가진 부분을 보고는 이번 주말에 직접 수리를 하기로 했다. 아내가 밑에서 잡아주겠다는 것을 만류하고, 사다리를 걸쳐놓고 혼자 올라가서 작업을 하려는데 갑자기 다리를 삐끗하여 사다리 계단을 헛디디고 아래로 미끄러졌다. 다행히 바닥까지는 떨어지지 않았지만 한쪽 다리가 계단 틈새로 빠져 회음부가 사다리 계단에 걸치면서 크게 충격을 받고 말았다.

통증을 참고 화장실에 가서 보니 음낭과 항문 사이 회음부에 시퍼렇게 멍이 들어있다. 혹시나 하고 아랫배에 힘을 주니까 소변은 나오지 않고 요도로 핏방울이 몇 개 떨어진다. 시간이 지나니 통증은 더 심해지고 소변 마려운 느낌뿐 소변은 나오지가 않고 피가 계속 비친다. 급하게 응급실을 찾았더니, 요도손상이 의심이 된다며 요도조영술을 시행하였는데, 후부요도가 파열되었다고 한다. 내시경을 이용하여 파열된 요도를 맞추는 수술은 한 후 요도카테터를 삽입하였다.

소변을 만들어서 배설하는 요로는 신장, 요관, 방광, 요도로 구성되고, 남성생식기관인 고환, 음낭, 정관, 정낭, 전립선, 음경이 합쳐져서 '요로생식기계'를 구성한다. 기능적인 특성상 요로생식기는 손상에 약한 부드러운 연조직으로 이루어지는데, 외부 충격으로부터 보호하기 위해서 근육, 뼈, 다른 장기들로 둘러싸여 후복막 깊숙이 위치한다. 그래서 총을 맞거나 칼에 찔리는 관통상에 의하지 않고는 직접 손상을 받는 경우가 드물다. 특히 단단한 치골과 골반강 안에 들어있는 방광과 외부충격이 가해지기 어려운 회음부에 위치한 요도는 직접적인 손상이 드물다. 그런데 우리가 생각지도 않는 일상생활에서 방광과 요도에 충격이 가해져 손상을 받을 수가 있다. 바로 벨트 손상과 사다리 손상이다.

방광 손상은 해부학적 특성으로 다른 사고에 의해 골반이 골절되면서 방광이 동시에 파열되는 경우가 많다. 보통 골반골절의 80~90%에서 방광손상이 동반한다. 비어있는 방광은 골반강의 치골 아래 깊숙이 위치하여 손상을 받을 기회가 거의 없다. 하지만 소변이 차서 팽창되면 치골 상부로 팽창되어 아랫배에서 만져지고 방광벽도 얇아져서 외부충격에 의해 직접 손상을 받을 수 있다. 흔히 음주 후 제때 소변을 보지 못해 방광이 충만하였을 경우, 어디에 부딪히거나 자동차 안전벨트를 하고 있는데 급정거로 몸이 쏠리게 되면 파열될 수 있다.

이러한 외부충격에 의해 방광이 파열되면 차있던 소변이 방광 밖으로 유출되어 소변을 보기 힘들어지고 소변에 피가 섞여 나오는 혈뇨를 보인다.

아랫배나 골반에 충격을 받은 후 혈뇨가 있으면 반드시 방광조영술을 시행하여 방광 손상 여부를 확인하여야 한다. 단순한 좌상이나 파열이 작은 경우에는 일주일 정도 방광에 요도 카테터를 유치하고 있으면 치유가 된다. 파열의 정도가 심하거나 복강과 연결된 파열이라면 즉시 수술적 교정이 필요한데 수술 후 일주일이면 회복이 가능하다.

요도손상도 골반 골절과 동반된 손상이 제일 많은데, 치유과정에서 점막조직의 섬유화가 생겨 후유증으로 요도협착이 잘 생긴다. 교통사고나 추락사고에서 흔히 발생하고, 일상에서는 회음부에 충격을 받을 경우 후부요도에 직접적인 손상이 발생할 수 있다. 사다리에서 미끄러지면서 다리가 계단 사이로 빠지거나, 허들 같은 쇠막대를 뛰어넘다가 걸려서 회음부를 부딪쳐서 충격을 받을 수 있다.

사고를 당한 후 요도구로부터 피가 나오면 우선 요도손상을 의심한다. 이런 경우 소변이 마렵더라도 억지로 소변을 보려고 하거나 병원에서는 소변을 뽑기 위해 도뇨관을 삽입하면 안 된다. 파열을 더 악화시킬 수 있고 감염의 위험이 있기 때문이다. 검사는 요도조영술을 시행하여 손상의 부위와 정도를 확인한다. 완전파열이면 즉시 수술적 교정을 하거나 출혈이 심하고 골반골절과 동반된 경우에는 우선 방광루를 설치하고 지연수술을 한다. 부분파열의 경우에는 내시경을 이용하여 요도를 재정렬하고 요도관을 삽입하고 일주일 정도면 치유가 된다.

드물긴 하지만 일상생활에서 우연히 발생할 수 있는 방광의 벨트 손상이나 요도의 사다리 손상을 예방하기 위해서는 다음 교훈을 잊지 않아야 한다.

"맥주나 카페인을 마신 경우에는 반드시 화장실을 들러 소변을 보고 난 후 택시를 탄다."

"집안일을 할 때 사다리를 타고 올라가야 하면, 반드시 아내에게 밑에서 잡아달라고 한다."

[고래잡이]

"고래 좀 잡아 줘"

가벼운 배뇨증상으로 가끔 찾아오던 60대 중반의 진경 할아버지가 오랜만에 오셔서 대뜸 하신 말씀이다. 갑자기 왜 그러신지 의아해하면서 음경을 진찰한 결과 특별히 필요치 않은 것 같다고 말씀드렸더니 막무가내로 해달라고 우기다가 마침내 그 이유를 말씀하셨다. 얼마 전부터 정력과 발기력이 감퇴되었는데, 친구들이 수술을 안 한 자신의 음경을 보더니 포경수술을 하면 좋아진다고 얘기해서 옳다구나 하면서 찾아오신 것이다.

"고래도 잡으셔야겠는데요."

소변보는 불편함을 수년간 참고 지내다가 찾아오신 70대 초반의 문식 할아버지께 검사결과 전립선비대증 치료를 해야 한다고 하면서 함께 드린 말씀이다. 이 분은 진찰 과정에서 귀두에 포피가 심하게 달라붙어 있어 요도 입구가 보이지가 않을 정도로 심한 상태를 발견하였다. 물론 전립선비대증도 치료를 받아야 할 정도였지만 그 이전에 포경수술로 포피를 제거하는 것이 우선이었다. 70대 할아버지께 포경수술을 하자는 얘기를 꺼내기가 민망해서 대신 고래잡이라는 비유를 썼다.

고래와 남성의 음경은 비슷하지도 않은데, 왜 포경수술은 고래잡이로 불리게 되었을까?

최인호 작가의 소설이 원작인 영화 '바보들의 행진'에 삽입된 '고래사냥'이라는 노래는 청바지, 통기타와 더불어 70년대 젊음의 상징이었다. 영화에서는 당시의 암담한 현실에서 희망을 찾아가는 것을 '고래사냥'으로 표현하였지만, '고래사냥'은 '고래 잡는다'는 말로 바뀌어 "포경수술"의 의미로 널리 사용되어 왔다. 그러나 포경(包莖)은 '남자의 음경(莖)이 피부에 덮여있다(包)'는 뜻으로, 포경수술은 덮여있는 음경피부, 즉 포경을 제거하는 수술을 말한다. 반면 '고래(鯨)를 잡는다(捕)'는 뜻의 포경(捕鯨)은 포경(包莖)과 음만 같고 뜻은 전혀 다른 단어이다. 더구나 수술 자체가 아니라 '포경'이라는 상태의 음만 따온 것이므로 정확한 의미로 사용된 것도 아니다. 하지만 비유는 비유일 뿐이므로 그런 식의 사용이 틀렸다는 것은 아니다.

인류 역사상 가장 오래된 수술 중의 하나인 포경수술은 유대교와 이슬람 문화권에서 종교의식으로 행해졌다. 미국에서는 1900년대 중반 청소년의 자위행위를 막고, 성병과 요로감염을 예방한다는 이유로 널리 성행하였다. 우리나라는 1945년 미국의 영향으로 도입되었으며 사춘기의 통과의례와 '다른 친구들이 다 하니까' 하는 이유로 시행빈도가 높은 편이다.

완전포경으로 염증이 자주 재발하거나 소변보기가 불편한 경우에는 의학적인 이유로 포경수술이 필요하지만 일반적으로 시행하는 포경수술에 대해서는 아직 논란이 있다. 사실 포경수술은 의학적인 필요보다 정서적 혹은 사회문화적 이유에 의해서 수술을 하는 경우가 많다. 수술을 받을지를 스스로 결정해야 하는데, 음경을 깨끗하게 관리할 자신이 있으면 굳이 수술을 받지 않아도 되며 이것이 귀찮다면 간단하게 제거해버리면 된다. 또 포경수술을 받으려는 우리나라 남자들은 포경수술과 성기능의 관계에 대해 궁금해하는 경우가 많은데 포경수술과 남성의 성기능은 큰 상관관계가 없다. 이제 포경수술도 하나의 경향이고 시대적인 흐름일 수 있으나 친구가 한다고, '엄친아'가 한다고 무작정 따라 하지는 말자.

포경수술에 관해 얘기하였던 진경 할아버지는 포경수술 대신 호르몬치료를, 문식 할아버지는 포경수술을 받으셨고 지금은 두 분 다 만족해하신다.

[몸이 보내는 사인 훔쳐보기]

– 방광암과 혈뇨

이미 600만 관객 시대를 연 프로야구는 우리나라에서 국민스포츠 다. 그런데 야구는 경기 내내 사인으로 이루어지는 운동으로, 타자 에게 내리는 감독의 사인, 주자의 도루 사인, 투수에게 보내는 포수 의 사인, 주자를 잡아내기 위한 내야수들의 견제 사인 등 많은 사인 이 있다. 아마 야구 말고 이렇게 경기 내내 무수히 많은 사인을 주고 받는 운동경기는 드물 것이다.

야구 경기에서는 종종 사인 훔쳐보기가 문제가 되고는 한다. 어디 로 어떤 구질의 공이 들어오는지 알고 나면 못 치는 타자는 없을 것이고, 상대 팀이 번트 댈 것을 알면 투수는 당연히 공을 뺄 것이 다. 실제 사인을 훔치지 않더라도 도루를 잘하는 선수들은 발이 빨 라서이기도 하겠지만 상대방 투수의 공 던지는 습관을 미리 알면 도루 성공률이 높다. 이렇게 상대 팀의 사인을 미리 알면 언제든지 적절히 대응할 수 있으니 누구나 상대 팀의 사인을 알아보려고 하고, 또 '사인 훔쳐보기'를 하려는 마음을 갖게 된다.

　야구에서의 사인 훔쳐보기처럼 각종 질병도 발생 초기의 사인을 우리에게 들키는 수가 있다. 우리 몸이 나타내는 여러 증상들에는 단순한 과로나 생리적 현상으로 나타나는 경우도 많으나, 어떤 증상은 반드시 어떤 특정 질병 때문에 나타나는 것들도 있다. 그런데 이런 증상들이 계속해서 나타나거나 불편해서 생활에 지장을 주면 모르겠지만 어쩌다 잠깐 나타나거나 크게 불편하지 않으면 무심코 지나치는 경우가 많다. 비뇨기과 질환 중에도 흔히 볼 수 있는 요로결석은 대부분 심한 통증이 발생하여 바로 병원을 찾아 치료를 받는다. 그런데 가끔 아무 통증도 일으키지 않고 오랫동안 요관에 박혀있게 되면 수신증으로 진행하여 결국 신장 기능을 완전히 잃어버리게 되기도 한다.

　비뇨기과에서 가장 중요한 증상은 소변에 피가 섞여 나오는 혈뇨다. 혈뇨는 남녀를 막론하고 어느 나이에나 올 수 있지만, 나이와 성별, 그리고 동반증상에 따라 혈뇨를 일으키는 질병의 종류가 대체로 다르고, 대부분 방사선촬영이나 CT 촬영, 요로내시경 등에 의해 비교적 쉽게 원인질환을 규명할 수 있다.

　그런데 아무런 증상도 없이 어느 날 갑자기 한두 번 소변이 붉게 나왔다가 맑은 소변으로 바뀌는 경우가 있다. 통증과 같은 다른 증상이 있거나 혈뇨가 계속되면 모르는데, 저절로 괜찮아져서 며칠 지내니까 혈뇨가 다시 나오지 않으니 크게 관심을 두지 않고 잊어버리게 되는 것이다. 하지만 나이가 40대 이상이라면 이런 경우를 결코 그냥 넘겨서는 안 된다. 왜냐하면 40대 이후 이런 무증상 혈뇨의 가장 흔한 원인은 요로계 종양, 특히 방광암에 의한 경우가 가장 많기 때문이므로 어떠한 정도의 혈뇨가 한 번이라도 있었다면 병원을 찾아 검사를 받는 것이 필요하다.

방광암은 방광의 점막에서 발생하는 요로상피암으로 초기에 발견할 경우 방광내시경을 이용한 전기절제술로 손쉽게 치유된다. 알려진 방광암의 유발인자로는 흡연, 머리 염색약, 화학물질 등이 알려져 있지만 흡연이 방광암의 가장 위험한 유발인자이다. 방광암의 약 50%는 흡연에 의해 유발되는 것으로 알려져 있으며, 흡연 시 방광암의 발생위험률은 비흡연자의 3배로 높아진다고 한다.

방광암이 보내는 사인인 혈뇨를 무심코 놓쳐서 조기에 발견하지 못하여 시간이 지난다면, 방광근육으로 암이 진행되어 방광을 제거하는 수술을 해야 한다. 방광을 벗어나 임파선이나 다른 장기에 전이된 경우에는 방사선요법이나 항암화학요법으로 치료한다. 물론 이런 경우에는 완치가 가능하긴 하지만 조기 발견하고 내시경치료를 하는 것에 비하면 완치율이 떨어지고 많은 노력과 시간, 육체적인 고통을 겪어야 하니 조기발견의 중요성이 무엇보다도 중요하다.

우리 생명에도 영향을 끼치는 심각한 질환인 암이 무서운 이유 중의 하나가 신체의 주인인 우리가 모르게 조용히 발생하여 자란다는 사실이다. 방광암의 경우도 마찬가지인데, 다행히도 방광암이 발생한 사실을 혈뇨라는 사인으로 슬쩍 흘리는 경우가 있다. 방광암은 요로점막인 상피에서 발생하므로 혈뇨가 주된 증상으로 나타나기 때문이다. 혈뇨는 소변이 붉어서 쉽게 확인할 수 있는 경우도 있지만, 눈으로 보기에는 맑으나 현미경 검사를 통해서 혈뇨를 보이는 경우도 많다. 그래서 혈뇨를 보이다가 다시 맑아진다고 해도 검사를 하면 소변에서 피가 계속 섞여 있는 것을 확인하게 되기도 한다. 이런 잠깐의 작은 사인 하나라도 놓치지 않는 것이 조기발견이고, 더구나 암과 같이 심각한 질환에서는 치료에 있어 조기발견의 중요성이 무엇보다 강조되는 것이다.

야구경기에서 의도적인 사인 훔쳐보기는 스포츠 정신을 망각한 불법 행동이지만, 방광암의 초기증상인 혈뇨라는 사인을 놓치지 않고 발견하여 정밀검사를 하는 것은 방광암의 치료에 있어 절대적으로 필요한 것이다.

[피와 요로생식기계]

초등학교 시절 친구들과 싸울 때면 누가 많이 맞았는가보다는 먼저 코피를 흘리는 친구가 피를 본 순간 울음을 터뜨리고 싸움의 승패는 갈리게 된다. 사람들은 원시시대부터 피에 대한 두려움과 경이를 동시에 가지고 있었다. 왠지 가까이하기 싫고 꺼려지는 붉은색과 비릿한 냄새의 피는 지금도 공포영화에서 반드시 등장해야 하는 소재이기도 하다. 하지만 피가 생명을 유지하는데 필수적인 신비의 액체라는 사실 역시 모든 사람이 잘 알고 있다.

이렇게 피에 대한 이미지가 다른 이유는 피를 이용한 종교의식, 잘못된 과거의 의학적 개념, 드라큘라처럼 전설 속에 들어있는 신비 그리고 출산을 상징하는 여성들의 생리 등 다양한 관점에서 만들어졌기 때문이다. 그런데 일반적으로 우리 몸으로부터 피를 흘리게 되는 경우에는 대부분은 놀라움과 두려움을 느끼게 된다. 더구나 상처를 받지도 않았는데, 아무런 징조도 없이, 전혀 피가 날 것으로 생각지도 못한 곳에서 우연히 피를 보면 그 충격은 더 커지게 된다.

평상시에는 유심히 보지도 않고 또 당연히 노란색으로 생각되는 소변은 정상적으로는 무색무취다. 약간 옅은 갈색 정도는 정상 색깔이고, 짙은 노란색의 경우는 물을 많이 마시지 않아 소변이 농축된 경우다. 항상 맑고 투명해야 할 소변이, 빨간 핏빛을 보일 경우 그 충격과 놀라움은 대단히 크다. 더구나 빨간색 소변을 발견하는 장소가 혼자 있는 밀폐된 화장실이라면 말 그대로 공포에 휩싸이기도 한다. 그런데 빨간색도 정도의 차이가 있어 주황색이나 콜라색은 오래된 핏덩어리가 녹아서 나오는 경우나 혹은 신장의 기능 이상에 의한 출혈이다. 선홍색이나 붉은색이 요로의 급성출혈로 인한 혈뇨의 색깔로, 가장 문제가 되는 경우이다.

의학적으로 혈뇨(hematuria)란 빨간 색깔에 의해서가 아니라 고배율 현미경 검사에서 3개 이상의 적혈구가 관찰되는 경우로 정의된다. 신장, 요관, 방광, 요도, 전립선 어디에서든지 출혈을 일으키는 질환이 있으면 혈뇨가 나올 수 있다. 간혹 핏덩어리가 나오면 더 놀라기도 하지만, 사실 혈뇨는 나오는 것 자체만으로도 요로의 질병이 있음을 나타내기 때문에 색깔이 짙다고 더 심각한 병을 의미하지는 않는다. 혈뇨는 보이는 정도에 따라, 눈으로도 빨간색으로 보이는

'육안적 혈뇨(gross hematuria)'와 눈으로는 맑게 보이지만 현미경 검사에서 적혈구가 관찰되는 '현미경적 혈뇨(microscopic hematuria)'가 있는데, 임상적인 의미는 차이가 없다. 따라서 어떤 형태이든 혈뇨가 관찰되면 원인을 찾기 위한 정밀검사가 필요하다.

증상의 유무에 따라 '유증상 혈뇨'와 '무증상 혈뇨'로 구분한다. 혈뇨와 동반되는 대표적인 증상이 통증인데 요로결석이나 염증이 원인인 경우가 대부분이다. 그런데 무엇보다 중요한 혈뇨는 아무런 증상이 없이 그것도 한두 번 잠깐 보이고 저절로 멎는 혈뇨다. 특히 40대 이후라면 원인이 방광암이나 신장암에 의한 혈뇨일 가능성이 높기 때문에, 혈뇨가 사라졌다 하더라도 정밀검사를 통해 원인을 찾아야 한다.

일반적으로 혈뇨를 보이는 가장 흔한 질환은 요로결석인데 통증이 동반되는 것이 특징이다. 주로 옆구리에 심한 통증이 나타나는데 아팠다가 순간적으로 사라지기도 한다. 결석에서 혈뇨는 결석이 요로의 점막에 직접 자극을 가해 생채기가 나서 출혈이 되는 것이다. 신장암과 방광암에서 피가 나오는 것이 혹시 암이 진행된 심한 상태가 아닐까 하고 오해를 한다. 하지만 신장암이나 방광암은 특징적이라고 할 초기증상이 없는 대신, 가벼운 혈뇨로 암이 발생한다는 사실을 알려준다. 이는 암 세포가 증식을 하는 과정에서 조직의 일부가 자연적으로 떨어지면서 이때 잠깐 출혈이 되는 것이다.

소변 색깔도 괜찮고 아무런 증상이 없는데 건강검진의 소변검사에서 혈뇨를 보이는 사람들이 종종 있다. 이런 경우 초음파촬영이나 CT 촬영으로 요로계의 구조적인 이상이나 결석 등이 있는지를 조사한다. 단 40대 이후라면 방광내시경으로 방광암에 대한 검사를 하는 것이 필요하다. 특별한 증상이 없으면서 이런 검사들에서 아무런 이상 소견을 보이지 않으면, 우리 몸에 큰 문제를 일으키지 않는 '원인 불명 혈뇨(essential hematuria)'로 진단되고 특별한 치료가 필요 없으니 크게 걱정하지 않아도 된다.

그런데 남성들이 소변에서 피를 보는 것보다 훨씬 더 큰 충격을 받는 경우가 있다. 열심히 섹스하고 나른한 만족감에 마무리하는데 하얀 휴지에 빨간 피가 묻어나는 것이다. 혹시 아내가 생리를 시작했나 했더니 웬걸 자기 음경의 요도 입구에서 몇 방울 정액과 빨간 피가 떨어지고 있는 게 아닌가. 피가 정액에 섞여 암갈색의 정액을 보이는 혈정액증이다. 남성 성기능의 상징성 때문인지 이때 당사자가 받는 충격은 어마어마하고 별별 걱정을 다 하게 된다.

혈정액증(hemospermia)은 고환, 부고환, 정관, 정낭, 요도분비선, 전립선, 요도에 병변이 있을 때 나타나는 증상이다. 주로 40대

이하의 젊은 남자에게 잘 생기며, 횟수도 단 일 회에 그치는 경우에서 1주에서 1년까지 지속적 혹은 반복적으로 혈정액증을 보이는 경우까지 다양하다. 처음 혈정액을 보게 되면 대부분은 암과 같은 심각한 질환을 우선으로 생각하던지 남성으로서 모든 기능이 다 끝난 것으로 오해하여 심한 불안감과 근심, 걱정을 하게 된다.

아주 드물기는 하지만 생식기계 악성종양에 의한 경우도 있으나 대부분은 염증이 원인인 경우가 많다. 염증반응이 생식기계의 점막을 자극하여 정관이나 정낭의 부종을 초래하고 모세혈관이 터져 출혈이 일어난다. 청년층의 경우 과도한 섹스 혹은 너무 오랫동안 금욕생활을 할 경우 발생하고, 가끔 전립선이나 정낭의 결석이 원인이 된다. 혈정액증 환자들은 두려움을 가지고 있기 때문에 치료의 첫 번째 목표는 불안감 해소다. 대부분의 경우 심각한 원인질환이 없기 때문에 약물요법에 의해 잘 치유가 된다.

[대변과 세균, 그리고 방광염]

　입으로 섭취한 음식물이 위에서는 2~5시간, 소장에서는 4~8시간, 대장에서는 10~20시간에 걸쳐서 분해되고 영양분이 흡수된 후 남은 찌꺼기는 직장으로 이동한다. 대략 12~24시간 정도가 걸리며, 직장에 머물러 있다가 새로운 찌꺼기가 생겨서 내려오면 밀려서 몸 밖으로 나가게 되는 것이 대변이다. 반면에 마신 물이 장에서 흡수되어 피에 녹아서 신장으로 이동하여 전해질, 미네랄과 함께 소변으로 만들어지고 방광으로 배설될 때까지는 30~120분 정도 걸린다. 따라서 지금 보는 대변은 하루 전에 먹은 음식물의 찌꺼기가 밀어내기에 의해서 나가는 것이고, 지금 보는 소변은 2시간쯤 전에 마신 물로 만들어진 배설물을 방광이 수축함으로써 내보내는 것이다.

　배설기관이라는 공통점이 있긴 하지만 소화기관과 요로기관은 구조와 기능도 다르고 각각 만들어지는 물질인 대변과 소변의 성질과 역할도 전혀 다르다. 하지만 대변은 요로기관, 특히 방광과 전립선에 직간접적으로 많은 영향을 끼치는데, 설사로 인해 잦은 배변활동이나 변비가 문제가 된다. 변비의 경우 직장에 머물러있는 딱딱한 대변이 직접 방광, 전립선, 골반근육과 신경을 자극해서 배뇨장애나 골반통의 원인이 된다. 또한 설사나 변비로 인해 잦은 배변활동 혹은 변비에서 대변을 보려고 과도하게 힘을 주게 되면 골반근육에 무리가 가고 경직되어 방광 및 전립선에 허혈성 장애를 일으켜 배뇨장애나 골반통의 위험요인이 되고 증상을 악화시킨다.

무엇보다도 요로기관에 위험한 것은 대변에 포함되어 있는 세균에 의한 침범이다. 소화를 돕기 위해 대장에 존재하는 세균들이 대변에 섞여서 배출된 후 항문 주위에 붙어 있다가 요로생식기계감염의 원인균으로 작용한다. 대표적인 요로감염질환인 방광염, 전립선염, 신우신염의 가장 흔한 병원균이 대변에서 나오는 대장균(E.coli)이다. 여성들에게 흔한 방광염의 경우, 항문 주변의 장내세균이 질 입구 쪽으로 이동하여 증식하여 군집을 이루고, 성생활 등을 통해서 요도를 통해 방광으로 침입하여 염증을 일으키게 되는 것이다.

소화과정을 보면 먼저 위에서는 산이 분비되어 음식물을 분해하고 묻어있는 대부분의 세균이 파괴된다. 십이지장과 소장에서는 소화효소들에 의해 음식물이 잘게 부수어지고 영양분을 최대한 흡수한다.

대장에서 본격적인 똥의 생산이 시작되는데, 장내세균들이 탄수화물은 발효시키고 단백질은 부패시켜 분해하게 된다. 세균에 의한 음식물의 발효 및 부패과정에서 발생하는 가스가 바로 방귀이다.

한 번에 누는 대변의 양은 100~200g으로 70~80%가 수분이며, 소화되지 않는 음식물 찌꺼기. 세균, 섬유소, 무기질, 지방 등이 섞여 있다. 대변 고형물의 1/2~1/3가량을 차지하는 세균은 100종류로 1g에 10^{11}~10^{12}개 정도가 들어있다. 대변에 들어있는 세균은 대부분 대장에 존재하는 장내세균으로, 유익균과 유해균이 있는데 비율은 85:15 정도다. 유익균에는 비피더스(bifidus), 락토바실러스(Lactobacilli) 등의 유산균과 박테로이드(bacteroid), 유박테륨(Eubacterium) 등 편성혐기성균이 있고, 유해균에는 대장균, 포도상구균(staphylococcus), 클로스트리듐(clostridium), 프로테우스(proteus) 등이 있다. 유익균은 소화와 흡수의 보조, 비타민이나 단백질 합성, 병원균의 억제 등의 역할을 하고, 유해균은 면역기능의 강화, 세로토닌(serotonin) 생성 등의 역할을 한다. 유해균은 장내 부패, 독소 생산, 발암물질 생산으로 설사나 장염 등의 원인이 된다.

현대인의 말 못할 고민 중 하나가 변비인데, 일주일에 3회 이하로 대변을 보는 경우로 다이어트 등으로 밥을 굶거나 운동 안 하는 사람들에게서 많이 생긴다. 이러한 변비가 있으면 대변의 단위 부피당

세균의 밀도가 높아져서 역시 방광염의 위험요인이 될 수가 있다. 해결방법은 끼니를 거르지 말고 규칙적으로 식사를 하고 섬유소가 많은 야채, 과일 등을 많이 먹고 활발하게 움직이고 규칙적인 운동으로 장운동을 정상화시키는 것이다. 물을 많이 마시는 것은 소변의 양만 늘려주게 되고 변비 해소에는 크게 도움이 되지 않는다. 또한 방광염의 빈도가 높은 여성은 변비 예방과 함께 배변 후 뒤처리를 잘해야 하는데, 휴지로 닦는 방향을 앞에서 뒤로 하여야지 항문으로부터 질 쪽으로 세균의 이동을 줄일 수 있다.

밥상의 신, 토마토

많은 남성건강 기능식품들 중에서 효과에 대한 의학적 근거가 있는 최고의 '밥상의 신'은 토마토이다.

7. 일상에서 찾는 소변건강

[사랑과 전쟁, 그리고 소변]

"4주 후에 뵙겠습니다."라는 말을 유행시킨 드라마 '사랑과 전쟁'을 보면 일상에서 흔히 겪는 일들도 있지만 설마 하는 사소한 일상사로부터 부부 사이의 갈등이 일어난다. 드라마에서야 극단적으로 표현하였기 때문에 다소 비현실적으로 보일 수도 있지만 소재 대부분이 사실에 기반을 둔, 누구에게나 일어날 수 있는 상황이라고 한다. 그런데 오랜 기간 다양한 소재로 방영된 이 드라마에서 아직껏 한 번도 다뤄지지 않은 주제가 있다. 바로 소변 문제인데, 부부간의 갈등에 소변이 어떻게 관계가 있는지를 알아보자.

하루에 소변을 보는 평균횟수는 6~8회로, 일 년에 총 배뇨횟수는 대략 2,500회나 된다. 이렇듯 소변은 일상의 많은 부분을 차지함에도 불구하고 평소에는 소변보는 사실을 의식하지 못하고 지내다가 불편함이 생겨야 비로써 배뇨가 우리 생활과 얼마나 밀접하다는 걸

알게 된다. 따라서 자연스러운 우리의 삶 일부분인 소변이 부부생활에도 당연히 영향을 미치는 것이다.

소변으로 인한 부부간의 갈등은 배뇨에 문제가 생기는 갱년기 이후에 본격적으로 나타나긴 하지만 남녀 간 배뇨의 구조적, 생리적 차이로 초반부터 부딪치기 시작한다. 처음에는 분쟁의 원인이 소변이 아니라 좌변기의 앉는 부분인 안장 때문이다. 남자가 안장을 내려놓은 체 소변을 봐서 표면에 소변이 묻거나, 안장을 올리고 소변을 봤으나 내리는 걸 깜빡 잊고 그냥 나오면서 변기 사용에 대한 여자의 잔소리가 시작된다. 사실 안장이 올려져 있으면 여자가 내려놓고 용변을 보면 되는데 남자에게만 이를 강요한다는 게 남자들로서는 이해가 되지 않아 부딪치게 된다.

소변으로 인해 싸움이 잦아지는 상황은 변기가 여성들에게 더 절실해지는 30대 이후에 더 심해진다. 소변을 자주 보고 참기 어렵고 급한 과민성방광이나 자기도 모르게 소변이 새는 요실금 증상으로 인해 수시로, 급하게 화장실을 가야 하는 여성들의 입장에서는 변기에 대해 예민해질 수밖에 없다. 과민성방광은 증상이 하나라도 있는 여성이 30% 이상일 정도로 흔한 질환이다. 대부분은 과민성방광으로 인한 증상을 나이 들어 생기는 현상으로 당연하게 생각하거나 창피해서 얘기하지 못하고 불편함을 스스로 감수하며 지내는 경우가 많다. 그러나 제대로 관리를 받지 않으면 단지 소변의 불편함만으로 그치는 것이 아니라, 삶의 질을 크게 떨어뜨리고 소변으로 인한 두려움으로 우울증에 빠지기도 한다. 이를 모르는 남자는 변기에 집착하는 여자를 이해하기가 어려운 것이다. 더구나 모처럼 외출이라도 하려고 하면 그렇지 않아도 외출 준비에 시간이 걸리면서도 '마지막으로' 하며 꼭 화장실을 들려야 하는 여자 때문에 남자들도 은근히 짜증이 나기 시작한다.

"도대체 화장실에서 몇 시간씩 있는 거야?"

"소변 하나도 제대로 못 봐? 변기 주변이 지저분해지고, 화장실에서 지린내가 나서 못 살겠어."

50대 중반 이후가 되면 남성들은 전립선비대증이라는 숙명의 병을 앓기 시작한다. 소변줄기가 가늘어지기 시작하더니 소변을 보려면 힘이 들어가고 중간에 끊기며 마무리가 깔끔하게 되지 않는다. 그러다 보니 변기에 정확하게 조준이 되지 않아 주변으로 튀기게 되거나 심지어는 팬티나 바지를 적시기도 한다. 이럴 때 현명한 부인이라면 전립선에 문제가 있는지를 걱정해야 하지만 소변을 제대로 보라고 야단치는 경우가 대부분이다.

"당신 밤에 자다가 화장실을 왜 그렇게 자주 가?"

"화장실 가는 것도 죄가 돼?"

"너무 자주 가니까 그렇지. 그리고 조용히 가면 얼마나 좋아."

"당신도 만만치가 않아. 내가 갔다 오면 당신도 가잖아?"

"그건 당신 때문에 깨서 가는 거야."

이 부인은 소변으로 인한 문제는 오로지 남편의 탓으로만 잘못 알고 있다. 자는 동안에 소변을 보기 위해서 1회 이상 일어나는 경우를 야간빈뇨라 하는데 나이가 들수록 증가하고 남자는 전립선비대증의 2차 증상으로, 여자는 폐경기 이후 요도 및 방광의 노화로 인해 나타난다. 그런데 야간빈뇨는 본인뿐만 아니라 배우자의 수면까지도 방해하게 되어 노년기 부부들에게 갈등의 주요 요인이 된다.

소변으로 인한 부부간의 갈등을 해소하기 위해서 무엇보다도 중요한 것은 평소 배뇨건강을 유지하는 것이다. 규칙적인 배뇨습관을 가지고 과음이나 흡연을 삼가며 꾸준한 운동으로 적절한 체중을 유지하는 것이 좋다. 사랑과 전쟁에 등장한 많은 상황에서처럼, 소변으로 인한 부부의 갈등도 구조와 생리의 서로 다름을 이해하고 불편함이 있으면 함께 얘기를 나누는 것이 필요하다.

[서거나 혹은 앉거나]

예전 바깥에 위치하였던 화장실이 실내로 옮겨오면서 이제 화장실은 단순히 생리적 현상을 해결하는 장소에서 세수와 목욕, 그리고 바쁜 일상에서 여유를 가지는 생활공간으로 바뀌었다. 화장실 문화의 발전은 편리함과 안락함을 가져왔지만 남자들에게는 의외의 곤혹스러움을 겪게 하고 있다. 소변기와 대변용 좌변기가 따로 설치된 공중화장실에서는 '흘리지 마라'는 경고를 받고 좌변기만 있는 가정에서는 아예 '앉아서 소변을 보라'는 압력을 받고 있다.

현재처럼 '남자는 서서', '여자는 앉아서' 소변을 보게 된 것이 역사적으로 언제부터인지는 명확하지 않다. 단지 습관이나 성적 차별성, 남성 우월감 때문이 아니라 변기의 등장과 현대식 의복, 특히 속옷을 입게 됨으로써 비뇨기 구조와 생리의 차이에 따라 남녀의 자세가 달라진 것으로 생각된다. 과거 치마를 입었던 지역에서는 남녀 모두 서서 소변을 보았고, 공중화장실이 없었던 중세유럽에서 여성들의 치마폭이 넓은 이유도 서서 소변보기에 편하게 하기 위해서라는 속설도 있다.

요즘 여성단체 등에서 남자들도 앉아서 소변을 보라고 주장을 하면서 실제 유럽이나 일본의 남성들 상당수가 앉아서 소변을 본다고 한다. 이들 여성단체의 주장에 의하면 남자들이 서서 소변을 보면 주변으로 튀어서 위생적으로 불결하며, 앉아서 소변을 보는 것이 남성들 자신에게도 더 편안하다면서 은근히 추천까지 한다. 그동안 남성들이 서서 소변을 봐왔던 것은 단지 습관과 바지를 벗지 않아도 되는 편리함 때문이므로 앉아서 보더라도 아무런 문제가 없다고 얘기한다. 그렇다면 정말로 남자들이 앉아서 소변을 보면, 소변이 변기 주변으로 튀는 것을 막을 수 있어 더 위생적이고 남성들도 편하게 느낄 수 있는 것이 맞는 얘기일까?

남자의 요도는 20cm로, 전립선부, 막양부(요도괄약근), 구부, 음경부로 나뉘어, 오른쪽 옆에서 봤을 때 'ㄴ자' 형태로 두 번 꺾인 모양을 하고 있다. 방광 입구의 전립선과 요도괄약근이 있는 막양부에서 첫 번째로 부드럽게 꺾이고, 두 번째는 심하게 꺾이는데 구부와 음경부의 경계(음경–음낭 연결부)에서 급격한 각을 만든다. 남자들이 소변을 볼 때 음경을 잡고 살짝 들어주어야 이 두 번째 꺾임이 똑

바로 펴져서 소변이 쉽게 나가는 것이다. 병원에서 소변을 뽑기 위해서 요도카테터를 꽂을 때 음경을 위쪽으로 들어 올리면서 넣는 것도 같은 이유이다. 이런 특성 때문에 앉아서 소변을 보더라도 조금이라도 강하면 소변줄기가 아래가 아니라 앞을 향하게 된다. 그래서 바닥에 쪼그리고 앉아서 보면 밑으로 내린 바지와 속옷이 젖기도 하고, 좌변기라면 안장과 변기 사이로 소변줄기가 새어나가기도 하여 튀는 것보다 더 많은 양을 흘리게 된다. 남성들이 소변을 보는 자세에 따른 배뇨상태를 조사한 연구들에 의하면, 자세에 따른 소변줄기, 방광압, 잔뇨량 등에 있어 차이가 없다고 하니 앉아 누기가 배뇨 기능에 도움이 되는 것도 아니다.

서서 본다 하더라도 소변을 보는 동안 제대로 방향을 잡고 정확하게 각도를 유지한다면 소변 방울이 밖으로 튀는 것은 얼마든지 막을 수 있다. 튀는 것은 앉거나 서는 자세의 문제가 아니라 얼마나 신경을 써서 소변을 보느냐 하는 의지의 문제이기 때문이다. 남성 요도의 구조적 특성상 좌변기에 앉아서 볼 경우 오히려 다른 문제가 발생한다. 남자는 방광을 다 비운 후에도 요도에 남아있는 소변을 처리하여야 하는데, 좌변기의 구조상 음경을 털어서 하는 마무리 작업을 제대로 하기 힘들다. 앉아서 소변을 보는 경우 휴지를 사용하거나 엉거주춤 일어나서 마무리를 하기도 하지만 제대로 되지 않는다.

서서 볼 때 마지막에 남은 요도의 소변을 처리하는 과정에서 소변이 밖으로 튈 가능성이 더 많다. 그래서 마무리로 소변을 잘 터는 것이 요령인데, 끝나자마자 후딱 1~2번 털고 음경을 팬티 속에 집어넣지 말고 후부요도에 있는 오줌이 음경부요도로 나오게 5초 정도 기다렸다가 가볍고 정확하게 털어야 밖으로 튀지도 않고 깔끔하게 마무리가 된다. 이를 제대로 하지 못할 경우 속옷이나 바지에 소변 방울이 떨어져 축축해지고 냄새를 풍기게 된다.

반면에 여자의 요도는 길이가 4cm로 짧고 약간 비스듬한 'I' 자형을 하고 있다. 그래서 앉았을 때나 섰을 때나 소변줄기가 아래로 향하기 때문에 크게 튀지 않고 소변을 볼 수 있다. 또 요도가 짧아 요도에 남은 소변으로 인한 불편함은 생기지 않는다. 대신 배뇨 끝 무렵에 소변줄기의 힘이 약해지면서 요도 바깥쪽으로 주름진 음순에 오줌이 묻게 되므로 이를 잘 닦아야 하는데 문지르지 말고 가볍게 두드리듯이 닦아야 방광염의 위험을 줄일 수 있다.

최근 위생 및 청결 등의 이유로 앉아서 소변을 보라는 부인의 요구에 실제 그렇게 하는 남성들이 늘어나고 있지만, 남성 비뇨기계의 특징상 앉아서 소변을 본다 하더라도 화장실의 청결에 그다지 도움이 되지 않는다. 그렇지만 50대 이후 전립선비대증으로 요도괄약근이 원활하게 열리지 않는 경우에는, 앉아서 소변을 보는 것이

괄약근의 긴장을 풀어주어 소변을 시작하기가 쉽다. 그러나 이런 경우에도 본인이 요령껏 마무리를 잘해야 소변 후 밖으로 튀거나 옷이 젖는 불편함을 막을 수 있다.

[골반근육과 비뇨기계 건강]

　의료기기전시회에 가면 골반교정용 의자나 골반교정기와 같은 골반에 관련된 기기들을 흔히 볼 수 있다. 주로 여성들의 출산 후나 높은 하이힐로 인해서 변형된 골반을 바로 잡아주는 건강용품이라 하는데 많은 관람객의 관심을 끌고 있다. 골반은 우리 신체의 한가운데 위치하여 건강하고 아름다운 몸매를 유지하고 몸의 균형을 잡아주는 역할을 하지만 사실은 숨겨진 더 중요한 기능을 하고 있다.

　골반은 엉덩뼈, 엉치뼈와 두덩뼈로 구성되고, 상체와 엉덩이 및 다리로 연결되는 여러 근육이 부착되어 있어 몸의 균형을 유지하고 상·하체의 움직임을 연결하는 역할을 한다. 형태는 동그란 항아리 모양의 구조로 방광, 전립선, 자궁, 직장 등의 장기가 골반 내에 들어있고 다치지 않도록 보호해주며, 아래쪽에서는 골반저근육이 받쳐주고 있다.

비뇨기계 영역에서도 골반은 구조적으로나 기능적으로 대단히 중요한 장기로, 이 중 방광과 전립선의 건강을 유지하는데 골반근육과 골반신경의 역할이 무엇보다도 크다. 운동부족, 사무직 등 앉아서 일하는 경우, 음주나 흡연, 비만 등이 골반근육의 약화를 초래할 수가 있고, 40대 이후가 되면 노화로 인해 골반근육이 약해져 각종 질환이 빈번하게 나타날 수가 있다. 대표적인 질환으로는 요실금이나 과민성방광, 전립선비대증을 비롯한 각종 배뇨장애, 회음부, 항문 주위, 음낭이나 음경, 사타구니, 허벅지 안쪽, 하복부, 허리 아래쪽 등 다양한 부위에 통증을 일으키는 만성골반통증후군 등이 있다. 또한 남성의 조루, 사정통이나 사정감 저하 심지어는 발기부전도 이러한 골반근육의 이상과 관련이 있다.

골반근육도 신체 다른 부위의 근육과 마찬가지로 평소 관리가 필요하고 운동에 의해서 유지가 될 수가 있다. 비뇨기계와 관련이 있는 골반근육은 골반저근육, 요도괄약근 및 요도환상근인데, 이 근육들은 우리 스스로 조절이 불가능한 불수의근으로 이 근육들에 대한 직접적인 강화운동은 불가능하다. 그런데 이 근육들과 연결되어 있고 우리 스스로 조절이 가능한 골반의 수의근이 있다. 항문 주위에 위치한 항문괄약근이 바로 그것인데 이 근육을 이용하여 항문을 조였다 풀었다 하는 운동으로 골반근육의 강화를 도모하는 것이다.

방법은 간단하고 일상에서 언제 어디서나 할 수 있다.

① 항문을 서서히 죄어 10초 정도 참았다가 다시 서서히 푼다.

② 푼 상태를 10초 정도 유지한다.

③ 다음에는 빨리 조였다 풀기를 연속으로 3번 반복한다.

한 번 할 때 10회를 반복하고, 하루에 오전, 오후, 저녁 3차례 정도씩 해주면 된다. 익숙해지면 조이는 시간이나 횟수를 늘여 가면 되고 항문을 조일 때 아랫배나 허벅지에 힘이 들어가지 않도록 주의해야 한다. 보통 8주 정도 열심히 하고 나면 효과를 느낄 수 있다.

골반근육뿐만 아니라 엉덩이와 허벅지 근육도 골반을 지지해주는 역할을 하므로 역시 중요한데, 항문 조이기 운동으로는 이 근육들은 강화되지 않는다. 엉덩이와 허벅지 근육을 위해 헬스장을 찾아 운동을 할 수 있으면 좋겠지만 바쁜 현대사회에서 시간을 내서 지속적으로 하기가 힘들다. 일상생활에서 부담 없이 할 수 있는 방법이 걷기운동인데 이것도 일부러 시간 내서 할 것 없이 평소 대중교통의 이용, 그중에서도 지하철 이용이 가장 안전하고 효율적으로 할 수 있는 운동법이다.

걷기운동의 장점이나 방법은 잘 알려져 있는데 걸을 때 가급적이면 주위를 두리번거리지 말고 정면을 바라보고 팔을 앞뒤로 흔들면서 걷는 것이 운동이 된다. 하루에 30분 정도 열심히 걸어서 등이 약간 축축한 느낌이 들게 되면 효과는 충분하다. 지하철 이용할 때 또 다른 요령이 있는데, 자리에 앉지 말고 체중을 발끝으로 모으고 뒤꿈치를 살짝 드는 기분으로 서는 방법이다. 이렇게 하면 허벅지와 엉덩이근육에 힘이 들어가게 되고 항문괄약근을 비롯한 골반근육을 죄는 효과가 있다.

자전거 타기도 하체근육이나 골반근육 강화에 도움이 되긴 하지만 배뇨장애나 골반통과 같은 골반질환이 있을 경우는 피하는 것이 좋다. 자전거 안장이 골반근육을 자극하여 긴장시켜 질환을 악화시킬 수 있기 때문이다. 비뇨기계 건강에 대단히 중요한 역할을 하는 골반근육은 평소 올바른 생활습관과 일상생활을 통해서 관리하고 유지할 수 있다.

[3분 법칙, 운동과 남성건강]

3분 이상 걷게 되면 반드시 차를 탄다.

3분 이상 지하철이나 버스를 타면 반드시 앉는다.

3분 이상 차를 타고 앉아 있으면 반드시 존다.

움직이기를 싫어하는 사람들이 갖고 있는 생활습관을 비유하여 만들어진 '3분 법칙'이다. 본인도 해당이 될지 모르니 잘 체크해 보시기를 바란다. '난 5분쯤은 걸어간다.'라며 자신은 아니라고 안심하는 분들은 없었으면 한다. 5분이나 3분이나 거기서 거기이고 조금 더 쓰더라도 10분도 마찬가지이다. 시내 지하철도 그렇지만 버스를 타보면 당황스러울 정도로 정류장 간 거리가 짧은 경우가 있다. 이 정도 거리에도 차를 타는 사람들은 다 이유가 있어서이겠지만 일상생활이 이렇다 보니 현대인의 운동량은 현저히 줄어들게 된다.

육체적 활동량, 즉 운동이 심장을 비롯한 여러 신체 장기에 많은 이점을 가지고 있다는 건 너무나 명백한 사실이다. 비뇨기과 영역에는 우리 생활과 밀접한 질환들이 많이 있는데, 그중 육체적 활동량과 관련이 있는 대표적인 남성질환이 전립선질환과 발기부전이다.

운동과 전립선질환과의 관계를 보면, 운동량이 많을수록 전립선비대증과 전립선암의 발병률이 낮아진다. 한 재미있는 연구논문은 텔레비전 시청시간으로 운동량을 추정하였는데, 텔레비전 시청시간이 길수록 전립선암의 발병률이 높았다고 한다. 소파와 텔레비전이 운동부족을 표현하는 상징적인 단어인데, '휴일, 거실 소파에 누워 텔레비전만 보는 남성'은 전립선질환의 위험요인을 안고 있는 것이다.

영화나 드라마에서 '여자가 샤워를 하는 동안 남자는 침실 바닥에 엎드려 팔굽혀펴기를 하고 있는 장면'을 흔히 볼 수 있다. 혹시 이런 모습을 보고 '저 친구 괜스레 힘 빼네. 힘을 아껴야지, 쯧~쯧~' 하시는 분들은 남녀상열지사(男女相悅之詞)에 대해서 뭘 잘 모르는 분들이다. 감독이 의학적인 면을 고려하여 이런 장면을 연출했는지는 모르겠지만 팔굽혀펴기를 하는 것에는 다 이유가 있고 근거 역시 충분하다. 실제로 중년인 분 중 간혹 등산을 갔다 온 날 저녁 잠자리에서 오랜만에 힘 좀 쓰신 경험이 있을 것이다. 등산 후 한잔 하는 바람에 제대로 힘도 쓰기 전에 잠들어 버리면 소용이 없겠지만 보통은 간만에 의욕도 생기고 충분한 능력을 발휘하는 경우가 대부분이다.

운동이나 육체적 활동은

① 혈류량을 증가시키고,

② 효과적인 혈관의 운반력을 증가시키고,

③ 말초혈관 확장을 통하여 성기능, 특히 발기기능을 향상시킨다.

또 남성호르몬인 테스토스테론의 분비를 증가시켜 성욕 및 성감을 높이게 된다. 이렇게 운동의 효과를 보기 위해서는 중간 강도의 운동을 규칙적으로 해야 한다. 하루 30~40분 정도의 빨리 걷기가 효율적인 유산소 운동으로 3개월 이상 지속해야 효과를 볼 수 있다.

일부러 시간을 내서 하는 운동도 중요하지만 너무 심하게 하면 오히려 노화를 부추기게 되므로 생활 속에서 자연스럽게 이루어지는 육체적 활동만으로도 충분한 유산소 운동의 효과를 나타낼 수 있다. 계단은 걸어서 오르고 가급적 대중교통으로 출퇴근하면서 운동량이 부족하다 싶은 날은 한두 정거장 정도는 걸어가는 것이 좋다. 일상에서 쉽게 할 수 있는 걷기 운동에는 대중교통의 이용이 대표적인데 이때 앉지 말고 서서 가면 열량 소비량이 앉아서 가는 것에 비해 2배가 소모된다. 걸어 다닐 때 주의할 점은 어슬렁거리는 산책이 아니므로 정신을 집중하여 정면을 바라보고 팔을 앞뒤로 흔들면서 걷는 것이 효과적이다. 얼마만큼 운동이 되었는지를 알 수 있는 방법은 땀이 나는 정도를 보는 것이다. 옷이 땀으로 젖을 경우 불쾌해질 수 있으므로 등에 약간 축축한 느낌이 있다면 충분히 운동이 되었다고 볼 수 있다.

 반드시 중년이 아니라 하더라도 휴일 소파에 누워 텔레비전으로 시간을 보내지 말고 밖으로 나가서 동네 서너 바퀴를 돌기 바란다. 소파와 텔레비전을 멀리해야 가족들의 사랑과 본인의 젊음을 유지할 수가 있다.

[항문에 힘을 주자, 항문 조이기]

"크크크~~~ 진짜 해야 되나요?"

"효과가 정말로 있긴 하나요?"

말로 정확하게 설명하기가 꽤나 어려운 항문에 힘을 주는 운동을 처음 권유하게 되면 대부분의 환자는 의아해 하면서도 민망한 표정을 짓는다. 항문 조이기 운동, 케겔운동이라고도 하면 정확한 용어는 골반근육강화운동이다.

비뇨기과에서 해부학적 특성상 골반은 대단히 중요한 구조이다. 골반에 담겨 있는 방광과 전립선의 건강을 유지하는데 골반근육의 역할이 무엇보다도 특히 중요하다. 특히 40대 이후에 접어들면 방광이나 전립선과 연관된 배뇨장애나 요실금, 만성골반통증 등이 흔히 나타난다. 원인은 노화에 의한 골반근육의 장애 때문이기도 하며 비만, 운동부족, 음주나 흡연 등이 위험인자로 작용한다. 남자들이 심각하게 생각하는 성기능장애도 골반기능 이상과 관련하여 나타날 수 있다. 갱년기에서 성욕감퇴나 발기력의 저하는 다양한 기전에 의해서 나타날 수 있지만 조루, 절정감 저하, 사정통, 경미한 발기부전 등은 골반근육의 이상이 주원인일 수 있다.

골반근육도 근육의 일종인지라 신체 다른 부위의 근육과 마찬가지로 관리가 필요하고 꾸준한 운동으로 유지가 될 수 있다. 하지만 이두박근이나 삼두박근 같은 팔의 근육이나 복근과는 달리 골반근육을 직접 관리하는 운동은 사실 불가능하다. 골반근육의 대부분을 차지하는 골반저근, 요도괄약근과 요도환상근은 우리가 마음대로 조절하지 못하고 자율적으로 작동되는 불수의근이다. 골반에 위치한 근육 중에서 항문 주위에 위치한 항문괄약근만이 우리의 의지에 의해 직접 조정할 수 있는 근육으로, 항문에 힘을 주는 항문조이기 운동을 통해서 간접적으로 다른 골반근육을 운동시킴으로써 강화되도록 하는 것이다. 또한 골반근육의 수축과 이완을 통해서 혈액 및 임파선 순환을 원활하게 하여 쌓인 피로물질과 부종 등을 제거하고 긴장감을 풀어주는 효과도 있다.

골반근육강화운동에는 정형화된 요가식 운동법 등 여러 가지가 있으나 일상에서 가장 손쉽게 할 수 있는 운동이 항문 조이기이다. 원래는 캐나다의 의사인 케겔이 요실금을 치료하기 위하여 처음 고안했다고 한다. 이 항문 조이기 운동에도 여러 가지 방법이 제안되었지만 일상에서 쉽게 하는 케겔운동은 다음과 같다.

① 항문을 서서히 죄서, 10초 정도 참으며 조인 상태를 유지한다.

② 다시 서서히 푼다.

③ 다음에는 1~2초 간격으로 조였다가 풀기를 연속으로 3번 반복한다.

④ 10초 정도 쉬었다가 다시 처음부터 반복한다.

한번 할 때에 이런 네 가지 과정을 총 10~20회 정도 반복하며 익숙해질수록 횟수를 늘린다. 그리고 하루에 오전, 오후, 저녁에 한 차례씩 최소한 세 차례 이상은 해야 효과를 볼 수 있다. 항문 조이기 운동을 할 때의 자세는 어떤 자세라도 괜찮으나 처음 할 경우에는 본인이 가장 편한 자세에서 하는 것이 좋다. 나중에 익숙해지면 언제 어디서나 자유롭게 할 수 있다.

남자나 여자 모두의 골반질환에 효과가 있으므로 남녀 모두 같은 방법으로 하면 된다. 부작용은 따로 없고 특별한 주의사항은 없으나 항문을 조일 때의 느낌이 중요한데 방귀나 대변을 참을 때처럼 항문을 닫는다는 느낌이 들도록 하는 것이 중요하고, 항문에만 힘이 들어가도록 집중하는 것이 좋다. 아랫배에는 힘이 들어가지 않아야 하는데 얼굴이 벌게질 정도로 용을 쓰다 보면 오히려 골반통증이 악화될 수 있으므로 주의하여야 한다. 또 괜히 허벅지에 힘을 주지 말고 자연스럽게 긴장을 풀고 하는 것이 효과를 높일 수 있다.

꽤나 어려울 것 같지만 하다 보면 요령이 생기고 3~4주가량 꾸준히 하다 보면 자연스럽게 습관이 되고 효과를 볼 수 있다. 도움이 되는 질환으로는 각종 배뇨장애와 요실금, 과민성방광증후군, 만성전립선염, 만성골반통증후군 등이 있고, 발기력 강화, 조루증 완화, 사정력 및 사정감 증대, 여성 불감증 완화에도 효과가 있다고 한다. 또한 변비나 치질에도 효과가 있으니 본인이 골반질환의 가능성이 조금이라도 있다고 생각되면 한번 시도해 보기 바란다.

일반적으로 건강에 좋은 운동으로 알려진 자전거 타기는 비뇨기과 입장에서는 그리 권장하지 않는다. 자전거를 탈 경우 회음부에 과도한 압박과 자극을 주어서 전립선질환이나 과민성방광증후군을 가진 환자에서는 배뇨장애와 통증이 심해질 수가 있다. 만약에 이러한 질환을 가진 경우에 직업적인 이유로 자전거를 꼭 타야 한다면, 자전거 안장을 실리콘이나 도넛형으로 바꾸어서 안장이 회음부에 직접 압박을 주는 것을 피해야 한다. 헬스장에 있는 고정식 자전거도 같은 문제를 일으킬 수 있으니 역시 주의해야 한다.

[당당한 뚱보 – 비만과 비뇨기계 질환]

"니 병실타 치러 왔나? 야~ 이 돼지야~~"

천만 관객을 동원한 영화 '해운대'에서, 야구장을 찾은 남자주인공 설경구가 술에 취해서 난동을 부리며 당시 롯데자이언츠의 이대호 선수에게 소리친다. 돼지는, 뚱뚱한 사람을 놀리거나 혹은 애교스럽게 부르는 단어인데 의학적인 용어로 바꾼다면 비만일 것이다. 지금은 일본 프로야구 소프트뱅크 호크스 4번 타자로 활약하고 있는 이대호 선수의 프로필에는 194cm/130kg으로 나와 있으니 이를 BMI(신체질량지수)로 계산하면 34.5로 고도비만에 속한다.

비만은 고혈압, 당뇨병, 고지혈증, 심혈관질환 등 각종 만성 성인 질환의 위험요인으로 비뇨기과의 거의 모든 질환과도 밀접한 관련이 있다. 비만의 지표인 뱃살과 허리둘레가 클수록 비뇨생식기계에도 심각한 영향을 끼쳐서 배뇨장애, 성기능장애, 불임, 전립선염,

만성골반통 등을 일으키고 남성력의 퇴화를 촉진한다.

남성들만이 갖고 있는 전립선의 3대 질환인 전립선염, 전립선비대증, 그리고 전립선암 모두가 비만이 중요한 위험인자로 작용한다. 비만이 병을 일으키는 기전은 과잉 칼로리가 전립선에 염증을 일으키고 크기를 증가시키며 암세포 증식을 일으킨다고 한다. 또 비만은 남성호르몬인 테스토스테론을 감소시키고 여성호르몬의 비율을 상대적으로 증가시킨다. 이는 지방조직에 많이 존재하는 '아로마타제'라는 효소 때문에 테스토스테론이 여성호르몬인 에스트라디올로 변환되기 때문이다. 뚱뚱한 남성들 대부분에서 볼 수 있는 출렁이는 가슴은 단순히 지방이 축적되어서 커진 것이 아니라 여성호르몬인 에스트라디올에 의해 유방조직이 발달한 여성형 유방이다. 이러한 성호르몬의 불균형 때문에 정자의 숫자가 줄어들고 운동력도 떨어지며 전반적으로 정자의 건강상태가 나빠져서 불임이 된다.

그러나 외형적으로 뚱뚱하다고 무조건 문제가 되는 것은 아니다. 일본의 스모선수들은 모두가 덩치가 크고 뚱뚱하기로 유명하며 일부러 살을 찌우기 위해서 노력한다. 그렇다면 뚱뚱하기 그지없는 스모선수들도 비만으로 인한 여러 위험요인으로부터 고통을 받을까? 정답부터 말씀드리자면 그렇지 않다. 몸무게가 최소한 150kg 이상으로, 겉보기에는 온통 지방 덩어리로 채워져 있어서 건강에 문제가 많을 것으로 생각되지만, 이들의 신체지방의 양은 일반인들에 비해서 오히려 적다. 스모선수들은 나름대로 체계적이고 과학적인 방법으로 살을 찌운다. 근육의 양과 강도를 늘리면서 지방을 몸 전체에 골고루 피하지방으로 분포하게 함으로써 건강에 해로운 내장지방은 거의 없다고 한다.

미국의 한 스포츠신문에서 여자스캔들이 가장 적은 종목으로 스모를 선정하였는데, 그 이유로는 스모선수들의 복부비만 때문이라고 하였다. 복부비만은 복강의 장기 사이에 축적된 내장지방을 의미하는데 당뇨병과 심혈관계 질환의 위험도를 높이고 성기능장애를 유발하는 주범이다. 그래서 이 신문은 뚱뚱한 스모선수들이 발기부전의 위험성이 높기 때문에 여자스캔들이 없을 거라고 잘못된 분석을 했던 것 같다. 사실 스모선수들은 비록 배가 나온 것으로 보이지만 근육량이 높고 피하지방이 많은 반면 뱃속의 내장지방이 적어 성인질환과는 관련성이 적다고 한다. 더구나 일본 스모는 원래 남자들이 자신의 힘을 신에게 바치는 일종의 종교의식으로부터 시작하였기 때문에, 엄격한 예의범절과 사생활을 중요시하고 있어 여자 스캔들이 거의 없는 것이다.

프로야구에서는 이대호를 비롯해 김태균, 김동주, 최준석 등 한 덩치 하는 선수들이 파워와 함께 순발력과 유연성을 보이며 중심선수로 활약하는 것을 볼 수 있다. 이를 보면 단순히 체형이 문제가 아니라 체질이 중요하다는 것을 알 수 있다. 2009년 영화 해운대에서 돼지라 불리는 수모를 당한 이대호 선수는 이듬해인 2010년 9경기 연속 홈런이라는 세계 프로야구 신기록을 세우고 우리나라 사상 최초로 타격 7관왕을 차지하였다. 무조건 마르고 근육질 몸매가 최고로 추앙받는 우리 사회에서, 당당한 뚱보로 거듭난 것이다. 물론 이렇게 최고의 선수가 될 수 있었던 것은 무엇보다도 열심히 한 본인의 노력이 있었겠지만 적은 내장지방과 충분한 근육량을 가진, 의학적으로 건강한 뚱보이기 때문일 것이다.

[술, 담배, 커피 그리고 남성건강]

"술이나 담배는 끊어야 하지요?"

진료 시에 함께 온 남자환자의 부인들이 은밀한(?) 표정으로 많이 하는 질문 중의 하나이다. 아니 질문이라기보다는 그렇게 얘기해 달라는 은근한 압력이다. 또 실제 보호자가 미리 들어와서 '술이나 담배를 끊으라.'는 얘기를 해달라고 부탁하는 경우도 가끔 있다. 하지만 의사들의 금주, 금연 권고를 부탁에 의한 것이라고 단정 짓고 무조건 부인을 의심하지는 말자. 그런 환자들은 보호자의 부탁이 아니더라도 술과 담배를 끊어야 하는 경우가 대부분이다.

꼭 치료를 위해서가 아니더라도 새해가 되면 의례적으로 '금주' '금연'을 결심하는 사람이 많다. 정말로 끊어야 생각한다면 새해가 시작일 필요는 없이 당장 끊으면 되는데 새해부터, 다음 달부터라고 결심한다면 실패할 확률이 높다. 이렇게 결심하는 사람들 대부분은 금연과 금주의 목적이 일반적인 건강이나, 장수, 위암이나 폐암 예방 등이겠지만 알고 보면 남성건강을 위해서도 금연과 금주가 반드시 필요한 것이다.

술과 관련해서는 섹스에 관한 얘기를 많이 하게 되는데, 약간의 알코올이 혈액순환을 좋게 하여 성욕을 자극하고 성감을 높여주는 것은 사실이다. 은은한 조명 아래 사랑하는 연인과 함께하는 포도주 한잔은 로맨틱하기 그지없지만 한두 잔을 넘어 폭음하게 되면 얘기는 달라진다. 남자가 과음하면 알코올이 뇌를 포함한 신경계를 마비시켜 성욕이 사라지고 발기를 어렵게 만드는데, 설사 억지로 발기가 된다 하더라도 사정까지 가기가 힘들게 되어 정상적인 섹스가 불가능해진다. 더구나 매일 과음하게 되면 간장이 손상되면 혈중에 남성호르몬의 분해생성물인 에스트로겐이 증가하고, 고환에서는 남성호르몬인 테스토스테론의 생산이 줄어들어 성욕이 저하되고 발기부전도 나타난다.

그렇다면 기분을 좋게 해주는 약간의 알코올은 어느 정도가 적당한 것일까? 30그램 이하의 알코올 섭취라고 알려져 있는데 이는 소주 3잔 정도라고 한다. 그러나 적당량을 마신다고 하더라도 매일 마시는 경우에는 전혀 마시지 않는 사람에 비해 성기능장애가 나타날 확률은 3배 이상 증가된다고 한다.

갱년기 이전인 40대 남성에서 발기부전의 가장 큰 직접 원인은 흡연이다. 담배가 인체에 미치는 가장 심각한 영향은 혈관을 망가뜨리는 것인데, 흡연을 하면 발기에 작용하는 음경의 혈관과 해면체가 망가지게 되어 발기부전이 된다. 세계 여러 나라에서 담뱃갑에 다양한 흡연경고를 써놓고 있는데, 몇 년 전부터 러시아에서는 '흡연은 발기부전을 유발할 수 있습니다.' 라는 문구를 사용하여 커다란 효과를 보았다고 한다. 담배는 술과 달리 하루 적당량이 없다. 무조건 한 개비도 피지 않아야 한다.

세상에서 가장 많이 소모되는 기호식품이 커피라고 한다. 커피 한 잔에는 100mg 정도의 카페인이 함유되어 있는데, 적당량의 카페인은 피로회복과 각성작용을 하지만 지나치면 불안감과 흥분을 일으키고 심장질환의 위험도를 높이게 된다. 카페인은 발기유발물질인 아데노신의 활동을 억제시켜 음경해면체의 강도를 감소시키고 발기력을 떨어뜨리게 된다. 커피를 좋아한다면 하루에 2~3잔 정도가 적당한데 발기력이 감소된 경우에는 삼가는 것이 성기능 유지에 도움이 된다.

술과 담배는 성기능장애뿐만 아니라 고환에서의 정자 생성을 감소시키고 정자의 운동성을 떨어뜨려 불임의 원인이 되기도 하고, 흡연은 방광암과 신장암의 위험요인으로도 알려져 있다. 또한 술, 담배,

커피는 중년 이후 전립선비대증으로 인한 배뇨장애를 일으키는 위험요인으로 증상을 악화시킨다.

　중년부부에서 부인의 생활을 가장 불편하게 하는 남성질환은 배뇨장애이고, 남자들 자신이 가장 심각하게 생각하는 남성질환은 성기능장애라고 한다. 40대 남성이라면 이 두 질환을 예방하기 위해서라도 금주와 금연을 하여야 할 것이다.

[심심풀이 땅콩과
정월대보름 부럼의 숨겨진 비밀]

"심심풀이 땅콩 있어요."

아주 오래전 영화관에 가거나 열차를 타게 되면 종종 들을 수 있던 소리이다. 영화관에서는 좌판을 맨 판매원이 "오징어 있어요."를 덧붙이고, 열차에서는 홍익회 판매원이 손수레를 밀면서 "삶은 계란 있어요."를 덧붙였다. 지루한 시간을 보내기 위한 간식거리로 팔았겠지만 왜 하필 땅콩이었을까? 당시에는 먹을거리가 다양하지 않아 들고 다니며 판매할 수 있었던 건 땅콩이나 오징어, 삶은 계란 밖에 없었기 때문일 것이다. 그런데 언제부터 '심심풀이'란 수식어가 땅콩 앞에 붙여졌는지는 알 수는 없지만 한 알씩 까먹는 재미로 시간 보내기에 좋은 간식거리라서 그렇게 불렀을 것으로 생각된다. 요즘도 지루할 때 특별히 중요하지 않은 그냥 시간 때우기란 의미로 '심심풀이 땅콩'이라고 한다. 그러다 보니 땅콩이 하찮은 간식거리로만 알려지게 되었는데, 사실은 대단히 좋은 효능을 가진 건강식품이다.

남미가 원산지인 땅콩은 이름에 '콩' 자가 들어있으니 당연히 콩류이다. 꽃이 지고 나면 꼬투리가 땅속으로 파고 들어가고 난 후에 열매가 열린다고 하여 한자로는 낙화생(落花生)이라 한다. 음식재료로 사용하기도 하지만 주로 볶아서 먹는데 대표적인 술안주이고 간식거리이다. 땅콩처럼 딱딱한 껍질 속에 들어있는 열매들을 견과류라고 하는데 땅콩 이외에 호두, 잣, 아몬드, 마카다미아 등이 있다. 이러한 견과류에는 필수 아미노산, 불포화지방, 지용성 비타민과 나이아신, 마그네슘 등이 풍부하여 건강에 많은 도움을 준다. 콜레스테롤이 혈관벽에 축적되는 것을 막아 동맥경화증을 예방하고, 심장과 혈관을 튼튼하게 해주며, 뇌기능 향상과 치매 예방, 피부 유지, 다이어트 등에 좋은 효과가 있다.

정력이란 주로 남성의 성능력으로 정의된다. 남성의 성능력은 성욕, 발기, 사정, 쾌감으로 분류되지만 흔히 정력과 발기력이 동일시된다. 발기는 음경을 구성하고 있는 혈관의 팽창에 의해서 이루어지므로, 구조상으로 음경은 남성 생식기계에 속하지만 발기하는 기전으로 봐서는 심혈관계로서 기능을 가지고 있다. 실제 심혈관계 이상이 있을 때 발기력이 감소하고, 발기력이 약해졌을 때는 심혈관계에 대한 이상 유무를 반드시 같이 확인해야 한다. 견과류는 콜레스테롤을 낮춰주고 혈액순환을 원활하게 하므로 결국 발기력 향상에 도움이 되는 천연 발기력 향상제이다.

'에이, 뻔한 얘기네, 그 정도는 상식 아닌가?' 하는 분들을 위해 하나 더 얘기해 보도록 하자.

남성의 정력에 있어 의학적으로 가장 중요한 것은 남성호르몬인 테스토스테론이다. 40대 이후 테스토스테론이 감소하면 발기력 감퇴와 함께 성욕은 떨어지고, 짜증이 자주 나고, 우울하고, 매사에 의욕이 없는 등의 갱년기 증상이 나타난다. 남성갱년기의 불편함을 해결하기 위해서는 테스토스테론을 보충하거나 분비가 증가되도록 하는 노력이 필요한데 견과류가 중요한 역할을 할 수 있다. 견과류에 많이 들어있는 지방산은 테스토스테론의 원료로 쓰이고, 비타민 E와 리노렌산은 고환의 혈류를 향상시켜 테스토스테론의 분비를 촉진한다. 또한 비타민 E는 성기능에 영향을 미치는 전립선의 건강에 도움을 주고, 견과류 중 아몬드는 트립토판이 풍부하여 행복호르몬인 세로토닌 분비를 증가시켜준다. 이렇듯 견과류는 단순히 발기력 강화뿐만이 아니라 근본적인 남성건강에 도움이 되는 식품이다.

그래서 우리의 선조들은 이런 견과류를 그냥 심심풀이 먹을거리로 놔두지 않았다. 세시 명절인 음력 정월대보름에는 오곡밥을 지어 먹고 부럼이라고 하여 밤, 잣, 호두 등의 껍질이 단단한 견과류를 깨물어서 먹는데 이렇게 하면 부스럼이 생기지 않는다고 일러주었다. 그런데 남성건강 기능식품인 견과류를 단지 부스럼에 좋다고 한 전통

풍습에는 또 다른 지혜가 숨겨져 있다. 견과류를 너무 많이 섭취할 경우 칼로리가 높아 비만의 원인 되고, 소화기관의 기능장애와 설사를 일으킬 수 있고, 또 정력제로 남발되지 않도록 하기 위함이 아닐까 생각한다.

땅콩은 심심풀이 간식거리가 아니고 견과류는 부스럼 방지만을 위한 풍습 먹거리가 아니라 남성건강을 위한 기능식이다. 하지만 견과류와 같은 정력음식을 많이 먹는다고 무조건 정력이 강해지는 것은 절대로 아니다. 테스토스테론 감소나 발기력 감퇴 등의 남성갱년기는 과음, 흡연, 비만, 스트레스 등의 잘못된 생활습관으로 인하여 위험도가 더 커지게 된다. 정력식품을 찾아다니느라 호들갑을 떨기보다는, 평소 자신의 건강상태를 정확히 파악하고 꾸준한 운동과 올바른 식습관 등을 통해 건강을 유지하는 것이 정력을 위해서도 중요하다. 이제부터 정월대보름이 아니더라도, 꼭 정력제로서가 아니라 건강을 위해 우리 선조들이 물려준 생활의 지혜, 견과류를 챙겨서 먹도록 하자.

[남성건강에 도움이 되는 음식과
해로운 음식]

　남성갱년기에 나타나는 증상들은 다양하고 복합적으로 나타나며 육체적, 정신적, 그리고 성적 증상 등이 있다. 그러나 대부분의 남성은 주로 성기능 장애를 우선으로 느끼고는 단순하게 '정력이 떨어졌다'고 말한다. 정력도 단순하게 발기력과 동일한 것으로 생각하지만 사실은 건강을 비롯한 남성으로서의 전반적인 활력이 정력이다. 갱년기의 남성건강을 위해서는 여러 요소들 중에서 남성호르몬인 테스토스테론의 회복이 가장 중요하다. 불편함을 가진 대부분의 남성은 운동을 통해서 저절로 남성건강이 회복되기를 기대하거나 남성에 좋다는 정력제를 찾게 된다. 하지만 운동만으로 테스토스테론이 상승되지 않고, 어떠한 정력제도 특별히 효과가 있는 것은 아니다. 일반식품들 중에서 테스토스테론 보충제로 작용하는 것은 아니지만, 건강상태를 좋게 해주고 고환의 환경을 개선해서 테스토스테론 분비를 촉진시켜주는 남성건강식품들이 있다.

근래 들어 기능식품으로 각광을 받고 있는 '항산화효과를 가진 식품'들은 노화와 갱년기, 암 예방을 비롯한 건강 전반에 걸쳐 좋은 효과를 나타내고 남성건강에도 도움이 된다. 발기는 음경의 혈관이 확장되는 것이기 때문에 '심혈관건강에 도움이 되는 식품'들이 성기능에 도움을 줄 수 있다. 하지만 이러한 식품들 역시 직접 음경의 혈관을 확장시켜 발기를 일으키는 작용을 하는 것은 아니다. 건강에 해롭다고 알려진 콜레스테롤, 탄수화물 등도 테스토스테론이나 정자를 생성하기 위한 재료로 쓰이기 때문에 반드시 필요하다. 그래서 과도한 다이어트를 하게 되면 남성력이 감소하게 되므로 적당량의 소고기나 닭고기, 계란 등의 섭취가 필요하다.

식품이 남성갱년기에 도움이 되려면 칼로리가 많지 않고, 테스토스테론 분비에 관여하는 영양소로 알려진 아연, 셀레늄, 마그네슘, 항산화물질, 비타민 E, 불포화지방산 등을 많이 함유여야 한다. 아연은 남성호르몬 분비와 정자 생성을 촉진하는 대표적인 영양소로, 굴, 게, 새우 등 해산물과 콩, 깨, 호박씨 등에 많이 들어 있다. 셀레늄은 남성호르몬 생성에 관여하고 노화를 막아 주는데, 고등어와 같은 등푸른생선, 마늘, 양파, 깨, 버섯 등에 많이 들어 있다. 마그네슘은 등푸른 생선, 견과류, 콩 등에 많이 들어 있는데, 혈당을 조절하고 혈류를 원활하게 해서 테스토스테론 생성에 도움을 주게 된다. 항산화물질로는 마늘의 매운맛을 내는 알리신, 토마토에 들어있는 베타카로틴과 라이코펜, 양배추와 브로콜리에 많은 파이토케미칼 (phyto-chemical) 등이 있다. 비타민 E와 불포화지방산은 땅콩, 잣, 호두 등 견과류에 다량 함유돼 있어 남성호르몬 생성과 근력 유지를 돕는다.

부추는 항산화효과를 가진 베타카로틴을 많이 함유하고 있고 비타민 C와 E가 많아 피로를 회복하여 남성의 활력을 돕는다. 또 혈액순환을 좋게 하여 음경의 혈관을 건강하게 유지하여 발기능력을 개선시켜준다.

호두에 풍부한 폴리페놀, 리놀렌산과 비타민 E는 항산화효과가 강하고 불포화지방산이 동맥경화를 비롯한 혈관건강에 도움이 되고 집중력을 향상시킨다. 지방산은 테스토스테론의 원료로 사용된다. 이러한 효과는 호두뿐만 아니라 땅콩, 잣, 아몬드 등 다른 견과류에도 비슷하게 들어 있다. 특히 아몬드에 들어있는 트립토판은 행복호르몬으로 알려진 세로토닌(serotonin) 분비를 촉진시켜준다. 견과류는 남성갱년기 증상 완화와 발기능력 강화에 도움이 되지만 칼로리가 높기 때문에 많이 섭취하지 않도록 주의를 하여야 한다.

굴은 정력식품으로 동서양에서 널리 알려진 식품인데 특히 카사노바가 즐겨 먹었다고 해서 유명해졌다. 굴에는 아연이 풍부하게 함유되어 있는데, 아연은 테스토스테론 분비를 촉진시키기도 하지만 아로마타제효소(aromatase)의 작용을 억제하여 테스토스테론이 에스트로겐으로 전환되는 것을 줄여서 테스토스테론의 기능을 강화한다. 굴 이외에 게, 새우, 콩, 호박씨 등에도 아연이 많이 들어 있다.

호박씨에는 아연과 올레인산(oleic acid) 등 불포화지방산이 풍부하고 비타민 E도 많이 함유되어 있어 혈액순환과 전립선 및 방광 건강에 도움이 되고 테스토스테론 분비에 도움이 되는 셀레늄과 아연도 풍부하다.

브로콜리나 양배추 같은 십자화과 채소에는 항산화작용을 하는 파이토케미컬이 풍부하여 테스토스테론 분비를 촉진하고 기능을 강화시켜 준다. 마늘 역시 알리신 성분이 강력한 항산화효과를 가지고 있고, 혈관을 건강하게 만들어 발기능력을 강화시키고, 또한 풍부한 셀레늄은 테스토스테론 생성을 촉진하고 노화를 예방하고 전립선 건강에 도움을 준다. 양파 역시 셀레늄이 풍부한 식품이다.

남성호르몬을 억제하는 식품의 성분으로는 포화지방산, 카페인, 알코올, 니코틴 등이 있다. 포화지방산은 육류, 버터, 치즈, 아이스크림, 마가린, 감자튀김 등 패스트푸드 등에 많이 들어있는데 테스토스테론 수치를 급격히 떨어뜨려 남성의 성욕감퇴를 유발하고 갱년기를 악화시킨다. 카페인 섭취도 주의해야 하는데 적당한 카페인은 중추신경계를 자극해 성욕을 증가시키고 정자의 운동성을 향상시키나 과도한 카페인은 이뇨, 부정맥, 불면증을 일으켜 남성을 더 지치게 한다. 술과 담배는 테스토스테론 수치를 급격히 떨어뜨려 남성 갱년기를 유발하고 성기능 장애를 가져올 수 있다.

누가 어떤 보신음식을 먹고 효과를 보았다는 얘기는 허구나 우연일 수 있다. 아직 의학적인 근거를 가진 확실한 정력식품은 없다. 한두 가지 음식에 의존하기 보다는 평소 건강관리를 열심히 하고 보다 규칙적인 운동과 함께 효과가 있다고 알려진 식품들을 골고루 꾸준히 먹어주는 것이 현명한 방법이다.

[남성건강을 위한 밥상의 신, 토마토]

남성의 건강을 위해서 가장 중요한 것은 생활습관이다. 술과 담배를 끊고 규칙적인 운동과 건전한 사고방식, 그리고 균형 잡힌 식사가 최선의 방법이다. 비타민, 아미노산 등의 영양소와 항산화 기능을 하는 성분이 풍부히 포함되어 있어 건강에 도움이 된다고 알려진 음식들은 많이 있다. 그런데 이러한 음식들은 특별히 찾아야만 하는게 아니라 일상에서 쉽게 먹을 수 있는 것들이 많다. 많은 남성건강 기능식품들 중에서 효과에 대한 의학적 근거가 있는 최고의 '밥상의 신'은 토마토다.

중세 유럽에서는 토마토를 최음제로 사용하였다고 하는데 요즘도 '사랑의 사과'라고 부르며 남성 정력식품의 최고로 여긴다. 토마토에 풍부한 베타카로틴, 비타민 A, 비타민 C는 남성호르몬 생산을 촉진시키고, 라이코펜(lycopene)과 셀레늄(selenium)은 항산화작용이 있어 암을 예방하고 노화를 방지하는 효과가 있다. 토마토는 어떻게 요리를 하거나, 소스, 케첩 등 어떤 가공식품이라도 효과를 보인다. 카로틴(carotin) 등의 영양성분들은 주로 붉은색을 띠는 껍질에 많기 때문에 빨갛게 잘 익은 토마토를 고르기만 하면 된다.

토마토는 열량이 100g당 14kcal 정도로 칼로리가 매우 낮고, 95%가 수분, 나머지는 단백질, 지방질, 당분과 비타민 A, B, C, K, 칼륨, 칼슘 등 미네랄로 구성되어 있는 알칼리성 식품으로 노화 방지, 피부 미용, 다이어트 등 다양한 효능이 있다. 비타민 A는 항암 및 항산화효과가 있고 변비 예방과 피부 미용에 도움을 준다. 비타민 B와 C는 피로 회복, 지방 분해 효과와 항산화작용을 한다. 비타민 K는 칼슘이 빠져나가는 것을 막아 골다공증을 예방한다. 칼륨은 나트륨 배출을 촉진하여 혈압을 낮추고 풍부한 식이섬유는 변비와 비만을 예방한다.

토마토의 빨간 색을 내는 카로테노이드(carotenoid)는 라이코펜 성분 때문인데 속 내용물보다는 껍질에 3~5배 정도 더 많이 들어있다. 라이코펜은 강력한 항산화효과와 몸에 좋은 LDL-콜레스테롤을 유지하여 동맥경화를 막고 면역력을 높인다. 토마토 관련 식품을 많이 섭취하면 전립선암의 발병률이 크게 감소한다는 연구도 있고, 토마토를 많이 먹는 사람은 먹지 않은 사람에 비해 전립선암에 발생

위험도가 절반에 불과하다고 한다. 토마토가 전립선암의 위험도를 낮추는 기전은 강력한 항산화효과, 암세포 증식 억제 및 파괴 촉진, 항염증효과 등이다. 또한 위암, 폐암, 췌장암, 유방암에 대한 예방 효과도 있다.

토마토의 영양소를 제대로 섭취하기 위해서는 날것으로 먹는 것이 가장 좋다. 설탕을 뿌리면 비타민 B의 흡수가 상대적으로 적어지고, 소금을 약간 뿌리면 토마토의 단맛을 살릴 수가 있고 소금의 나트륨과 토마토의 칼륨이 균형을 이루어 흡수를 촉진시킨다. 우유와 토마토를 같이 먹으면 우유의 유지방이 토마토 영양성분의 흡수율을 높여준다. 호두, 아몬드 등의 견과류도 불포화지방산이 풍부하여 토마토 영양성분의 흡수가 잘되도록 도와준다.

토마토에서 남성건강에 중요한 역할을 하는 라이코펜을 최대한 섭취하기 위한 몇 가지 방법이 있다. 보통의 토마토에도 영양분이 풍부하지만 방울토마토는 크기는 작아도 당도가 더 높고 필요한 영양소가 모두 들어 있다. 그리고 보통 토마토는 덜 익은 파란색일 때 수확해서 빨간색이 되도록 하는 숙성과정을 거치지만 방울토마토는 빨갛게 완전히 익은 다음에 수확하므로 더 많은 라이코펜을 함유하고 있다. 그래서 가능하면 붉게 익은 토마토를 고르거나, 방울토마토를 선택하는 것이 좋다.

살짝 익히거나 조리를 하면 열에 약한 비타민 C는 파괴되지만 라이코펜은 오히려 활성화되어 흡수율이 증가한다. 생토마토에 비해 열로 조리한 토마토의 라이코펜 체내 흡수율이 4배 정도 높다. 올리브유와 함께 섭취하면 라이코펜 흡수율이 4배 증가하고, 익힌 토마토를 올리브유를 곁들이면 9배 이상 흡수율을 높일 수 있다. 일반적으로 기름기가 많은 튀김이나 육류를 먹을 때 토마토를 함께 섭취하면 영양성분의 흡수율도 높이고 토마토에 풍부한 펙틴으로 소화도 잘된다.

가장 이상적인 조합은 토마토에 호두, 아몬드, 밤, 잣 등의 견과류를 섞어서 올리브유로 볶아서 섭취하면 라이코펜, 비타민, 불포화지방산, 섬유질 등의 영양소를 최대한 균형 있게 흡수할 수 있다.

[배가 아플 때 이렇게 해보세요]

응급실 찾는 환자들의 두 번째로 많은 증상이 복통이라고 할 정도로 복통은 우리가 흔히 겪는 질환이다. 같은 형태의 복통이라도 장기나 원인질환이 다르고, 같은 장기나 같은 질환에서도 복통의 양상이 다르게 나타날 수도 있다. 심지어는 특별한 질환이 없는 경우도 있는데 이렇게 복통의 기전이 복잡한 이유가 복강 내 장기가 많고 후복막(retroperitoneum)에는 요로계도 있어서다. 일상에서 배가 아픈 경우가 흔하기 때문인지 이렇게 하면 괜찮아진다는 많은 속설이 있다. 실제로 속설들이 의학적인 근거가 있는지를 확인해 보고 이런 민간요법을 생활에서 활용해보는 것도 좋을 것이다.

* 배가 아플 때 주의하여야 할 음식은?

위궤양이나 만성위염이 있는 경우 식이섬유가 풍부한 식품이 도움된다. 특히 양배추는 비타민 K가 풍부하여 손상된 위 점막을 위산으로부터 보호해준다. 오렌지주스 같은 과일주스는 점막에 자극을 주므로 피하는 것이 좋다. 역류성 식도염이 있으면, 위산의 역류를 억제해주는 아욱이나 감자가 좋다. 우유는 칼슘이 위산의 분비를 촉진시키기 때문에 피해야 한다.

* 보리차를 많이 마시는 것은?

오염된 식품의 세균이나 독소로 인해 급성위장염이 발생하면 설사, 복통, 발열이 일어난다. 설사를 하게 되면 전해질의 불균형과 탈수가 발생하여 신장 및 방광에도 나쁜 영향을 준다. 수분을 충분히 보충하여야 하는데, 전해질과 당분의 보충을 위해서 끓인 보리차에 소금이나 설탕을 약간 타서 먹는 것이 도움이 된다.

* 매실이나 매실차는 도움이 되나요?

매실의 구연산과 효소 성분이 일반적인 소화불량에 도움이 된다. 또 매실에는 비타민이 풍부하여 숙취개선이나 해독작용, 항산화작용을 한다. 그러나 완전히 익지 않은 매실은 아미그달린(amygdalin)이라는 독성물질이 들어있으므로 주의가 필요하다.

* 유산균 제재는?

유산균이 대장균 등 장내유해세균의 과다한 증식을 억제하여 장의 염증을 가라앉혀 복통을 완화시킬 수 있다. 유산균의 효소들은 장의 세포를 강화시키고 소화를 돕는다. 단지 우유에 민감한 반응이 있는 사람들은 유산균을 유제품으로 섭취할 경우 주의가 필요하다.

 * 예전에는 배가 아프다고 하면 사이다를 마셨다고 하는데 탄산음료는 어떤가요?

 과식이나 소화불량으로 음식물이 위장에 머물러있는 경우, 탄산가스에 의해서 위 유문이 확장되어 음식물이 밀려 내려가기도 하지만, 위에서 덜 부수어진 음식물이 십이지장으로 내려가 소장에 부담이 되거나 위산이 역류되어 증상이 악화되기도 한다.

 * 발효식품인 청국장은 도움이 되나요?

 청국장의 효소들이 소화를 돕는 것은 사실이지만 이런 효소들은 60도 이상 끓일 때 모두 파괴되어 별 도움이 되지 않는다. 또 콩에 민감성을 가진 사람들은 복통이 악화될 수 있으니 주의하여야 한다.

 * 아이들이 배가 아플 때 엄마가 배를 쓰다듬어 주면 좋아지는데 정말로 효과가 있나요?

 '엄마 손은 약손' 이라는 말은 일반적으로 널리 알려진 얘기이다. 통증이 있는 부위를 손바닥으로 지긋이 대고 가볍게 쓸어주면 마사지 효과와 온열 효과에 의해 병변부위의 경련과 부기가 가라앉아 통증이 완화된다. 단 너무 세게 문지르게 되면 오히려 자극이 되어 통증이 더 심해질 수 있기 때문에 부드럽게 하도록 주의하여 한다. 그런데 '엄마손'이라서 엄마들만이 할 수 있는 건 아니고 누나나 이모 손도 괜찮고 아쉬운 대로 아빠 손도 상관은 없다. 만약 아무도 없으면 혼자 스스로 해도 도움이 된다.

 * 배를 따뜻하게 해주며 복통 완화에 도움이 되나요?

 배에 따뜻한 찜질을 하는 것은 환자들에게도 권유하는 방법이다. 비뇨기나 복강의 장기에서 통증이 오는 기전이 장기의 경련과 주변 조직의 경직 때문인데 따뜻한 찜질로 이를 풀어주게 되면 통증이 완화된다. 요로결석에서 격렬한 측복통이 있을 때 따끈한 물수건을 아픈 쪽에 대고 있으면 통증이 어느 정도 완화된다. 방광염이나 전립선염에서 골반이나 하복부에 통증이나 불쾌감이 있는 경우, 따뜻한 찜질이 증상 완화와 치유에 도움이 된다. 그러나 복통과 함께 고열이 동반되는 급성신우신염 같은 경우에는 따뜻하게 해주면 열이 심해지고 염증이 확산될 수 있으므로 주의하여 한다.

 * 소화가 안 되거나 체했을 때 바늘로 손을 따는 방법은 정말로 효과가 있나요?

 결론부터 말하자면 별로 효과가 없다. 하나씩 더 따다 보면 결국 열 손가락 모두를 다 따버린 경우도 있다. 손이 복부장기와 연결되어 있다는 생각 때문인데 근거도 없고 효과도 없다. 오히려 손을 따게 되면 괜히 손가락까지 아프게 만들고, 손가락 묶어놓고 따는 과정에 긴장감으로 배가 더 아파질 위험성도 있다.

* 천천히 걸으면 가벼운 복통은 가라앉는다고 하는데 맞는가요?
복통이 장의 움직임이 둔해져 생기는 경우가 많은데 걸으면 장의 연동운동이 활발해져 가스 배출과 음식물 이동에 도움이 된다. 땀이 날 때까지 걸을 필요는 없고 10~15분이면 충분하다.

* 몸에 딱 붙는 옷을 자주 입으면 배가 아플 수 있나요?
몸에 딱 붙는 옷은 단순히 복통을 일으킬 뿐만 아니라 골반질환까지 유발할 수 있다. 스키니 진이나 거들처럼 하체에 꽉 끼는 옷을 입으면, 골반이나 하복부가 압박 되고 혈류의 흐름에 지장을 초래해 근육이 경직됨으로써 대장, 자궁, 방광이나 전립선 등의 골반장기에 이상을 초래한다. 또 통풍이 안 되니 세균이 자라날 위험이 커지는데, 특히 여성들은 해부학적 구조상 균의 증식이 잘되고 요도가 짧아 방광염에 잘 걸린다. 남성들은 만성전립선염의 위험요인이 된다. 어쩔 수 없이 입어야 한다면 가급적 짧게 입고, 그날 저녁에는 따끈한 온수좌욕으로 골반근육을 풀어주는 것이 좋다.

(본 칼럼은 2013년 4월 KBS 비타민 출연 대본을 바탕으로 작성하였습니다)

[맥주와 거품뇨]

맥주는 계절에 관계없이 상쾌함을 주지만, 특히 더운 날씨에 더욱 맛있게 느껴지는 시원한 맥주 한잔은 무더위를 단번에 날려준다. 밤 늦은 시간, 월드컵 응원에는 치킨과 함께 맥주가 빠질 수 없다. 고대 이집트에서 덜 구워진 빵을 떨어뜨린 물이 며칠 지나자 자연 발효되었는데 이것이 맥주의 유래라고 한다. 우리나라에서는 1934년 맥주가 처음으로 만들어졌고 현재는 국산 맥주와 함께 세계 각국의 맥주들이 수입 판매되고 있다. 맥주의 성분은 보리와 홉을 주원료로 해서 전분, 옥수수를 사용하며 산화방지용 항산화제와 효모활성제 등이 첨가된다.

최고의 맥주 맛을 즐기기 위해서는 계절별로 온도를 달리해 주는 것이 좋다는데, 더운 여름철에는 4~8℃, 봄과 가을에는 6~8℃, 추운 겨울철에는 8~10℃가 좋다. 생맥주는 가열과 살균과정을 거치지 않고 맥아즙을 발효 숙성시켜 여과만 한 것이기 때문에 효모가 살아 있어 보관할 때 항상 2~3℃를 유지해야 한다.

맥주의 가장 중요한 특징이 바로 맥주의 거품인데 적당한 거품이 있어야 신선한 맛을 유지한다. 맥주의 거품은 단순히 외형적인 모양만이 아니라 맥주 내에 녹아있는 탄산가스가 새어 나가는 것을 막아주고 외부 공기를 차단하여 산화를 억제하는 중요한 역할을 한다. 좋은 원료를 사용하여 충분히 숙성시킨 프리미엄 맥주일수록 거품의 입자가 작아 부드럽고 빨리 꺼지지 않는다. 맥주의 맛과 시원함을 충분히 즐기기 위해서는 거품이 잘 생기게 따라야 하는데, 차갑게 준비된 컵의 5cm 위에서 컵의 80% 정도까지만 따르고 윗부분에 거품이 3cm 정도 볼록하게 생기면 가장 좋다. 이때 컵에 기름기나 이물질이 묻어있으면 거품이 금방 꺼진다.

맥주에는 필수적인 거품이지만 어느 날 화장실에서 소변을 보다가 거품을 발견하고는 걱정을 하는 수가 있다. 보통 소변을 누게 되면 순간적으로 거품이 일지만 대부분은 금방 사라지는데, 거품이 지나치게 많이 생기거나 시간이 지나도 없어지지 않는 경우를 거품뇨라고 한다. 이런 병적인 거품뇨는 소변에 단백질이나 당이 섞여 나오기 때문인데 특정 질환이 없어도 소량의 단백뇨를 보일 수 있다. 심한 운동을 하고 난 직후나 열이 난 경우 혹은 육식을 한 후, 짜게 먹어서 갈증이 심한 경우에 일시적으로 거품뇨를 보일 수가 있지만 특별한 문제를 일으키는 것은 아니다. 또 서서 소변을 보는 남자의 경우에도 소변줄기가 변기에 부딪히는 각도에 따라 많은 거품이 생기기도 하는데 서서히 사라지는 거품이라면 크게 걱정하지 않아도 된다.

하지만 거품의 양이 많고 자주 거품뇨를 보인다면 반드시 소변검사로 단백뇨 유무를 확인하고 원인이 되는 질환이 있는지를 조사하여야 한다. 단백뇨가 없는 거품뇨의 경우에는 특별한 치료는 필요하지 않다. 병적인 단백뇨는 사구체신염에서 주로 나타나고, 당뇨병이나 고혈압의 신장 합병증에서 나타나고, 방광염과 같은 요로감염이 있을 때도 거품뇨를 보인다. 정상 소변에도 약간의 단백질이 포함될 수 있지만 성인에서 하루 500mg 이상의 단백질이 소변으로 빠져나올 때 단백뇨라고 정의된다. 심각한 병이 없어도 소량의 단백질이 나올 수 있는데 이러한 기능성 단백뇨는 일시적인 상태로 신장에 특별한 문제를 일으키지는 않는다. 단백뇨는 원인에 따라 치료가 달라지지만, 일반적으로 하루 단백량 섭취를 0.6g/kg까지 감소시키는 저단백 식이요법과 혈압 조절, 고지혈증에 대한 치료를 하는 것이다.

맥주의 거품은 필수적이지만 소변에서 보이는 거품은 일시적인 경우가 많고 맥주 거품을 마신 것과는 아무런 관계가 없다. 하지만 맥주를 과음하고 안주로 육류를 많이 먹을 경우 우리 몸의 탈수와 단백질 과다 섭취로 인해 소변에 거품을 보일 수가 있다. 맥주 거품을 마셔서 그런 건 아니니 맥주를 마실 때 일부러 걷어내고 마실 필요는 없고 적당히 마시는 습관을 가지도록 하자.

[맥주와 건강]

  운동을 하고 난 후나 더울 때 시원한 맥주 한잔으로 갈증을 해소한다. 그런데 실제로는 맥주의 이뇨작용으로 인하여 오히려 몸속의 수분이 빠져나가 갈증이 더 심해질 수 있다. 맥주는 가볍게 1~2잔 정도를 마셔서 상쾌한 기분으로 갈증이 해소되는 느낌을 가지는 것이 좋다.

  맥주는 칼로리가 낮고 비타민, 미네랄이 풍부하고 적당량의 단백질이 함유되어 있어 영양가가 높은 식품이다. 열량은 100mL당 40kcal 정도로 일반 탄수화물과는 달리 칼로리가 체내에 축적되지 않고, 혈액순환을 촉진시키고 체온을 상승시키는 데에 사용된다. 1~2병 정도의 맥주는 이뇨작용을 적당히 촉진시켜 여름철 질환인 요로결석 예방에도 도움이 된다. 맥주 성분 중 홉의 쓴맛은 식욕을 증진시키고 소화를 도우며, 진정작용으로 숙면에 도움을 준다. 하루

1~2잔의 맥주를 마시면 심장병 위험이 50% 줄어든다는 연구결과도 있고, 와인과 마찬가지로 적절히 마실 경우 인체에서의 염증반응을 줄여 심혈관질환의 위험성을 감소시킨다고 한다. 그러나 적당량 이상을 마실 경우 이러한 이점들은 전혀 없고 과도한 알코올로 인해 부작용만 발생하므로 과음은 삼가야 한다.

맥주를 따르면 자연스럽게 생기는 거품을 해로울 것으로 생각해서 걷어내고 마시기도 하는데, 사실 맥주 거품의 기체가 장을 자극하여 복부 팽만감을 일으킬 수도 있긴 하지만 건강에는 크게 문제가 되지 않는다. 거품이 생기는 이유는 맥주 속에 녹아있던 탄산가스가 기체로 변하면서 표면으로 올라와 거품이 된다. 탄산가스로 이루어진 하얀 거품은 작고 균일해야 좋은데 거품의 상태가 잘 유지되어야 맥주의 향과 맛을 유지할 수 있다. 그래서 맥주의 본고장 독일에서는 맥주 거품을 일컬어 꽃을 뜻하는 '블루멘(blumen)'이라고 부른다.

시원한 맥주를 즐기려면 탄산가스가 제대로 효과를 발휘하여 거품이 잘 생기고 상쾌한 청량감을 주게 되는 4~10℃ 정도의 온도가 좋다. 하지만 시원하다고 해서 맥주를 얼리게 되면 맥주 성분 중의 단백질이 응고되어 덩어리가 생겨 뿌옇게 된다. 정상온도가 되면 응고된 덩어리는 녹아버리지만 맥주의 맛을 잃게 된다. 맥주 안에 얼음을 넣으면, 얼음이 녹아 맛이 싱거워질 수 있지만 맛이 싱거워지기

전에 빨리 마셔버리면 된다. 최근에는 프로즌 비어(Frozen Beer)라고 차가운 아이스크림 모양의 거품을 컵 위에 얹은 맥주가 나와 인기를 끌고 있다. 영하 3도에서 영하 5도의 거품이 20분 넘게 맥주의 시원함을 지속시켜준다고 한다.

맥주를 마실 때 가장 많이 찾는 안주가 땅콩이다. 그런데 맥주에는 지방성분이 많은 땅콩보다는 단백질이 풍부하고 따뜻한 음식이 좋은데 닭고기, 쇠고기 등이 잘 어울린다. 육포나 생선포, 신선한 과일과 채소도 맥주의 안주로 좋다. 육포는 고단백이라 알코올 흡수를 지연시키며 칼로리 역시 그리 높지 않다. 오징어 역시 몸에 좋은 콜레스테롤과 간 해독 성분인 타우린(taurine)이 많아 맥주 안주로 적당하다.

발기유발제의
불편한 진실

발기유발제를 종종 사용하는 사람들을 대상으로 '복용하는 장소'가 주로 어디 인지를 물어보니... 자! 경험이 있는 분 들은 한번 정답을 맞춰보자

8. 알게 모르게 숨겨진 이야기들

의사들의 하얀 가운에 관한 비밀

인류의 역사를 바꾸었던 약물의 현재

엘리베이터 유감(有感)

가장 보편적인 건강함이란 잘 먹고 잘 자고 잘 싸는 것

냉찜질과 온찜질

우리 모두, 스트레스를 극복합시다.

부의 대물림, 그리고 건강의 대물림

테스토스테론은 억울하다

화학적 거세만이 해법은 아니다

발기유발제 유감

발기유발제에 관한 불편한 진실

[의사들의 하얀 가운에 관한 비밀]

임상실습을 나온 의과대학 학생들에게 의사가 되려는 동기를 물어보면 대개는 비슷한 대답들을 한다. 가족 중 어떤 질환을 앓은 사람이 있어 지원했다거나, 의사들의 진료나 봉사하는 모습을 보고 감명을 받았다거나, 혹은 집안에 의사가 있어 당연히 의사의 길을 택했다는 것이다. 대부분 교과서적인 대답을 하는데, 한번은 매우 독특한 답을 한 학생이 있었다. "의사의 하얀 가운이 너무나 멋있고, 저에게 잘 어울릴 것 같아서 지원했어요." 이 얘기는 아마도 의학드라마에서 볼 수 있는 스타들의 가운 입은 모습 때문일 거라는 생각이 들었다. "그렇다면 의사 말고도 이발사, 요리사 등 하얀 가운 입는 다른 직업이 있지 않느냐?"고 되물었더니 예상치 못했던 반문인지 당황해 하며 답을 못하였다.

하얀 가운을 입는 직업군은 다양하다. 이발사나 조리사를 비롯하여

과학자, 실험실 연구원, 미용관리사, 식품 취급 관련 직종도 모양은 달라도 다들 하얀 가운을 입는다. 병원에서도 의사들과 같은 형태의 하얀 가운을 입는 직종은 많다. 병원을 찾는 사람들은 하얀 가운만 입으면 모두 의사일 거라 생각하지만 실제로는 약사, 방사선사, 병리사, 영양사, 의무기록사, 그리고 진료지원 전문간호사(Physician Assistant)들도 하얀 가운을 입는다. 이러한 병원 전문직들이 가운을 입는 것은 진료 중에 발생하는 오염으로부터 자신을 보호하고, 가운의 색이 하얀 이유는 불결해졌을 때 바로 알 수 있도록 하기 위해서다.

의사들이 가운을 입게 된 것은 처음에는 의학적인 이유 때문이 아니었다. 중세 유럽에서는 수도사들이 질병의 치료를 맡았는데 의사 역할로 전문화되고 성직자용 가운이 의사의 가운으로 발전하게 된 것이다. 또한 이들은 진료와 함께 수도사들의 수염과 머리를 깎는 일도 함께 맡았다고 한다. 그래서 지금도 사용되는 이발소 표시인 삼색등의 빨강, 파랑, 하양은 동맥, 정맥, 붕대를 의미하고, 의사와 이발사의 가운도 원래는 같은 유래인 것이다. 이후 역할을 분담하면서 세력의 정도에 따라 의사는 긴 가운, 이발사는 짧은 가운으로 바뀌게 되었다.

이렇게 실용적인 이유로 시작된 하얀 가운이 오랜 세월이 지나면서

의사들의 권위와 신뢰의 상징으로 되어왔다. 그런데 최근 의사들의 복장이 바뀌고 있다. 긴 하얀 가운과 넥타이를 착용하는 전통적인 드레스코드 대신 짧은 재킷 가운으로 바뀌는 경향이고 긴 넥타이 대신 나비넥타이를 착용하는 의사들도 많다. 일부 개인의원에서는 색깔 있는 가운을 입거나 개량한복 형태의 가운을 입기도 한다. 이러한 이유는 과거와는 달리 의사들의 하얀 가운이 오히려 환자들에게 불편함과 불안감을 주기 때문이라고 한다. 실제 병원에서 의사가 하얀 가운을 입고 혈압을 재면 평소 정상이던 사람도 혈압이 올라가는 '하얀 가운 증후군(White coat syndrome)' 이란 현상도 있다.

재킷가운과 나비넥타이 착용은 단지 친밀감 때문만이 아니라 병원감염을 예방하기 위해서이다. 병원감염은 병원 환경에서 얻은 감염으로, 입원 당시에는 증상이 없고 잠복 상태도 아니었던 감염증이 입원 중에 혹은 퇴원 후에 발생하는 경우로 정의된다. 감염균은 환자 자신이 원래 가지고 있던 미생물이거나 병원 내에 존재하는 미생물이다. 병원감염을 유발하는 세균들은 항생제 내성을 가진 경우가 많으므로 치료가 어렵고 심각한 상태에 빠지기도 하는 위험한 질환이다. 병원감염균은 환자의 진료를 담당하는 의료진에 의해 전파될 수 있고 가운이나 넥타이가 위험요인으로 작용한다. 특히 무릎 아래까지 내려오는 긴 가운의 밑단과 소매 끝자락, 그리고 일반 넥타이 끄트머리에서 주로 많은 세균이 검출되고 있다.

여러 가지 이유로 짧은 재킷가운과 나비넥타이가 대세라고는 하지만 재킷가운은 배가 나오거나 키가 작으면 잘 어울리지 않고, 나비넥타이는 왠지 콧수염을 길러야 할 것 같아서 아직은 어색한 병원패션이다. 사실 병원감염을 예방하기 위해서는 가운의 형태나 길이도 문제가 되겠지만 얼마나 자주 갈아입는지가 더욱 중요하다. 환자의 안전을 위해서는 보여주기 위한 외형적인 모습이 중요한 것이 아니라 병원 위생에 대한 원칙을 철저하게 지키는 것이 필요하다.

[인류의 역사를 바꾸었던 약물의 현재]

　연말이면 10대 뉴스니 7대 인물이니 언론사마다 순위를 정해 발표한다. 이런 순위와 포함된 내용이 제각각이다 보니 공정한 과정을 거쳐서 선정한 것 같지는 않다. 비슷하게 세계 4대 요리라는 것이 있는데 이것 역시 발표자마다 모두 다르다. 이탈리아, 프랑스, 중국, 태국, 터키, 일본 등이 번갈아가면서 포함되는데 사실 대부분은 정확한 근거가 없는 개인적인 의견이다. 20세기 들어 인류의 삶을 발전시킨 많은 약물이 발명되었는데 기여도에 따라 약들의 순위를 매기는 것도 마찬가지이다. 대부분의 약물이 인간의 건강 증진과 수명 연장에 지대한 역할을 했지만, 인류의 문화와 역사에까지 영향을 끼친 특별한 약물들은 따로 있다. 항생제인 '페니실린(penicillin)'과 이제는 보통명사가 되다시피 한 발기유발제 '비아그라(Viagra)'이다.

　미생물의 존재는 17세기 중반 로버트 훅에 의해 밝혀졌지만, 세균을 처치할 수 있는 방법이 없었기 때문에 세균성 감염질환은 속수무책으로 저절로 낫기만을 기다리는 수밖에 없었다. 페니실린은 푸른곰팡이에서 만들어진 최초의 항생제로, 1928년 알렉산더 플레밍이 발견하였고 1942년 대량생산이 이루어져 2차 세계대전에서 본격적으로 사용되었다. 14세기의 페스트 이후 매독은 신의 저주라고 불릴 정도로 무서운 질병이었다. 효과적인 치료법이 없어 결국 뇌와 심장에까지 균이 침범하여 수백만 명이 사망하였다. 주로 사용된 치료법은 수은 훈증법으로 효과도 없었지만 피부궤양이나 신경손상 등 부작용이 매우 심각하였다. 1907년 에를리히가 비소화합물인 살바르산 606호를 만들어 화학요법의 가능성을 제시하였고, 1940년 페니실린의 등장으로 매독을 효과적으로 치료할 수 있게 되었다. 페니실린은 매독균이나 임질균과 포도상구균(staphylococcus), 연쇄상구균(streptococcus), 뇌수막염균(Neisseria meningitidis), 디프테리아균(diphtheria)에 효과가 컸다.

하지만 1년이 지나지 않아 페니실린에 파괴되지 않는 내성균이 출현하기 시작하여 1950년에는 포도상구균의 50% 정도가 페니실린 내성을 가지게 되었다. 이를 치료하기 위해 60년대 메치실린(methicillin)과 반코마이신(vancomycin)이 개발되었는데, 1996년 일본에서 반코마이신 내성을 가진 포도상구균이 발견되었다. 이 슈퍼박테리아는 항생제 혼합요법으로 치료하고 있지만 완치가 어렵고,

최근 급증하여 전체 장구균의 20% 정도를 차지한다. 페니실린 이후 많은 항생제가 개발되어 사용되어 왔지만 세균 역시 빠르게 내성을 획득하고 있다. 항생제 오남용의 결과인지 세균 생존능력의 진화인지 알 수는 없지만 슈퍼박테리아의 출현은 페니실린 이전 항생제 없는 시대로의 퇴보에 대한 경고일지 모른다.

1990년 후반까지 남성의 발기부전에 대한 치료법은 보철물과 진공발기기가 사용되었을 뿐 거의 없다시피 하였다. 최초의 발기유발제인 '구연산 실데나필(sildenafil citrate)'은 애초 협심증 치료제로 개발을 시작하였다. 임상시험 중 실데나필을 복용한 남성에서 음경이 발기되는 현상을 발견하고는 음경의 혈류를 증가시키는 연구로 변경하여, 1998년 미국 식품의약국(FDA)의 승인을 받아 발기부전 치료제 비아그라로 출시하게 되었다. 신이 준 20세기의 마지막 선물, 비아그라의 등장은 발기부전 치료뿐만 아니라 성문화 자체를 획기적으로 바꿔놓았다.

성욕은 인간의 가장 기본적인 욕구이고 삶의 질과도 밀접한 관련이 있지만 그동안 성에 대한 관심이나 논의는 은밀하게 이루어져 왔다. 비아그라는 전 세계 모든 남성에게 성에 대한 희망을 안겨줌과 동시에 성에 대한 문제를 사회 공론화하고 건강한 성생활에 대한 담론을 이끌어 냈다. 노화현상의 하나로 포기하였던 발기부전을 얼마든지 해결할 수 있어 노년기에도 당당하게 성생활을 즐길 수 있게 한 것이다. 이후 타다라필(tadalafil), 바데나필(vardenafil), 유데나필(udenafil), 미로데나필(mirodenafil), 아바나필(avanafil) 등이 추가로 개발되었고, 현재 비아그라는 특허기간이 만료되어 여러 복제약이 출시되고 있다. 최근 비아그라는 발기부전 치료뿐만 아니라 전립선비대증으로 인한 배뇨장애, 뇌졸중, 폐동맥고혈압, 파킨슨질환 등 다른 질환에 대한 효과가 연구되고 있고, 고도 2,500미터 이상을 등반하는 경우 고산증을 예방하기 위하여 사용되기도 한다.

비아그라는 발기부전의 해결에 지대한 공헌을 하고 성문화 전반에 혁신을 가져왔지만 성을 단지 육체적인 결합만으로 한정시키기도 하였다. 비아그라에 대한 과도한 기대가 발기만이 남성 성기능의 전부라고 착각하는 오해를 낳게 되었다. 발기유발제는 발기부전의 치료제가 아니라 일시적으로 발기하도록 도와주는 약이다. 또한 성적 흥분을 일으키거나 쾌감을 높여주는 최음제나 정력제가 아니다. 만족한 성생활을 위해서는 약물보다는 정신적, 육체적 건강이 우선되어야 한다.

[엘리베이터 유감(有感)]

요즘 대부분의 건물에서 엘리베이터는 필수 편의시설이고 전망 엘리베이터나 인공지능형 또는 초고속 엘리베이터 등도 흔히 볼 수 있다. 하지만 1980년대까지만 하더라도 백화점이나 병원의 엘리베이터에는 안내양이 있을 정도로 일반적인 시설물은 아니었다. 엘리베이터의 기본적인 원리인 도르래는 기원전 200년경 아르키메데스가 처음 고안하였고, 1853년 미국의 오티스가 추락방지 안전장치를 발명하여 엘리베이터를 실용화하였다. 이후 수력이나 수압을 이용하거나 증기기관에 의한 구동방식으로 발전하였으며, 전동기를 이용한 엘리베이터는 1880년 독일의 지멘스사가 처음 만들었다. 우리나라에는 1940년 서울 종로의 화신백화점에 처음으로 엘리베이터가 설치되었다고 한다. 현재처럼 높이에 구애받지 않고 고층빌딩을 건축할 수 있는 것은 엘리베이터의 역할 때문이라고 하더라도 과장이 아니다.

그런데 사람들이 붐비는 쇼핑몰이나 병원의 엘리베이터는 항상 복잡하고 오래 기다려야 하는 경우가 많다. 쇼핑몰에는 에스컬레이터가 따로 설치되어 있어 승객들을 분산시키지만, 움직임이 불편한 환자나 휠체어, 침상과 의료용품 이동에 함께 사용하여야 하는 병원의 엘리베이터는 이용하기가 만만치가 않다. 삐 소리와 함께 "정원이 초과되었습니다. 마지막 타신 분은 내려주시기 바랍니다."라는 민망한 소리를 종종 듣기도 한다. 이렇게 타야 할 순간을 놓치고 다음 엘리베이터를 기다리는 시간은 무척 길고 지루하기 짝이 없다.

흔히 병원의 엘리베이터 앞에는 다음과 같은 안내문이 붙어 있다.
'직원 〈계단 이용하기〉 캠페인'
'병원 안에서 특별히 시간 내지 않고, 건강에도 좋고, 고객 사랑을 실천하는 방법'
'바로 〈계단 이용하기〉입니다.'

엘리베이터를 추가로 설치하기 어렵기 때문에 병원은 주로 직원들에게 계단을 이용하도록 권유하는 방법을 쓴다. 그냥 고객을 위해서 양보하라고 하면 협조가 잘되지 않으니까 '직원의 건강을 위해서'라고 꼬시는 것이다.

계단 이용하기가 고객인 환자를 위하는 것이 될 수 있을까? 의사를 비롯한 의료진의 이동 경로를 고려한다면 전혀 그렇지가 않다. 병원 1, 2층에 위치한 외래진료실에서는 한 장소에서 진료를 하기 때문에 엘리베이터를 탈 필요가 없다. 의료진이 엘리베이터를 타는 경우는 대부분 4층 이상에 위치한 병실로 가기 위하여, 즉 입원환자에 대한 처치를 하거나 회진을 돌기 위한 경우이다.

그런데 더구나 요즘같이 30도가 넘는 날씨에 에어컨도 나오지 않는 계단을 걸어 올라가 환자를 진료하려면 숨이 차고 땀에 젖어 제대로 하기가 힘들다. 입원환자의 경우에는 임상검사결과와 영상진단 사진 등을 꼼꼼히 챙기고 환자의 상태를 직접 점검하여야 하는데 땀 냄새 풍기고 숨을 헐떡거리면서는 제대로 수행하기는 어렵다. 하루에도 수십 번씩 병실과 검사실, 수술실, 처치실을 오르내려야 하는 병실 담당 의료진이 계단을 오르면서 체력을 다 소모하게 되면 아무래도 진료업무에 지장이 있기 마련이다.

그리고 정말로 계단을 이용하는 것이 마냥 건강에 좋은 것일까?

계단 오르기는 좋은 운동으로, 열량 소모가 커서 다이어트에 효과적이고 근력과 심혈관을 강화시켜준다. 하지만 중장년층이나 무릎관절이 약한 사람들에게는 무릎에 큰 부담을 줄 수 있다. 올라갈 때는 자기 체중의 3~4배, 내려올 때는 7~10배의 하중을 받게 되어 연골이 손상되거나 무릎질환이 생길 수 있는데, 기온이 떨어져 근육이 위축되는 겨울철에 더 위험하다. 관절과 심장에 제일 좋은 운동은 수영이다. 또한 40대 이후 노안으로 인해 계단을 내려올 경우 초점이 맞지 않아 넘어질 위험이 있는데, 특히 다초점 안경을 착용하는 경우 계단이 움푹 파인 것 같은 착각이 일어나기도 한다.

최근 의료서비스라는 개념이 도입되긴 했지만 병원의 기본적인 역할은 환자의 치료와 국민 건강관리이고, 의료진은 적절한 컨디션과 환경하에서 최고의 진료를 할 수 있다.

[가장 보편적인 건강함이란
잘 먹고 잘 자고 잘 싸는 것]

한해가 시작되면 새로운 희망과 기대를 가지고 여러 가지 계획들을 세우게 된다. 다른 계획도 마찬가지겠지만 특히 건강계획이 작심삼일이 되지 않으려면, 금주나 금연과 같은 나쁜 습관 버리기, 주 5회 운동하기나 10kg 몸무게 줄이기 등 구체적으로 가능한 계획을 세우는 것이 좋다고 한다. 그런데 실제로 어떤 상태를 건강이라고 하기에 이런 몇 가지 방법만으로 건강할 수 있을까? 의외로 건강함이란 어렵거나 복잡하지 않고 단순하고 보편적으로 정의된다. 자기표현을 하지 못하는 신생아나 영아의 건강상태를 알아보는 척도는 잘 먹고 잘 자고 잘 싸는 것인데, 어른이라고 해서 크게 다르지 않다. 일상에서 잘 먹고, 잘 자고, 잘 싸면 건강한 사람이다. 그런데 잘 먹고, 잘 자고, 잘 싸는 것을, 보통은 몸에 좋은 것을 골라 먹고, 과학적으로 만들어진 침대에서 자고, 시원하게 싸는 것으로 생각한다.

먹는 음식이 약이 되게 하라고 히포크라테스가 말했지만, 사실은 좋은 것만 골라 먹는다고 건강에 도움이 되는 것은 아니고 적절하게 먹고, 먹지 말아야 할 때 안 먹는 것이 더 중요하다. 무엇을 먹느냐 보다는 제시간에 규칙적으로 식사하고 과식하지 않도록 하며, 특히 늦은 밤에 먹지 않아야 한다. 잠이 보약이라 하는데 실제 편안한 깊은 잠은 활력과 에너지를 준다. 그런데 식사와 마찬가지로 잠도 시간을 맞추어 제때 자는 것이 중요하다. 좋은 생체리듬을 유지하기 위해서는 자정에서 새벽 4시 사이에는 잠들어 있는 것이 좋다. 이 시간에는 장기들의 휴식과 세포의 재생이 이루어지며 성장호르몬과 성호르몬이 집중적으로 분비되기 때문이다. 숙면을 취하기 위해서는 빛과 소음을 완전히 차단하고 자기 전에는 TV 시청이나 스마트폰 사용을 피해야 한다. 또 잠깐의 낮잠은 괜찮지만 30분 이상 혹은 오후 3시 이후의 낮잠은 숙면을 방해한다.

노폐물을 몸 밖으로 내보내는 행위에는 신체의 대사과정에서 발생한 결과물인 소변을 싸는 '배설'과 소화되고 남은 음식물 찌꺼기인 대변을 싸는 '배출'이 있다. 하루에 대변은 한번 200그램 정도로 1회 배출하고, 소변은 한번에 300cc 정도를 6~8회 배설한다. 소변은 대부분이 물이고 대변의 70%도 수분이지만, 가장 큰 차이는 소변에는 세균이 없고 대변에는 음식물 분해에 필요한 수많은 장내세균이 포함되어 있다. 이러한 장내세균이 요로에 침입하게 되면 방광염,

신우신염 같은 요로감염을 일으키게 된다. 배변이나 배뇨는 일정량이 차게 되면 자율신경에 의해서 직장과 방광의 수축이 반사적으로 일어나는데, 대뇌에서 이를 제어하여 화장실에 갈 때까지 참게 한다. 아침에 일어나면 습관적으로 화장실에 가지만, 중요한 것은 특정시간에 맞춰 가는 것이 아니라 규칙적으로 배뇨와 배변을 하는 것이다.

흔히들 먹고 자는 데에는 많은 신경을 쓰지만 싸는 데에는 소홀하기 쉽다. 그런데 먹고 자고 싸는 기본적인 생체활동은 각각 독립적인 기능이 아니라 함께 연관되어 있다. 밤늦게 음식을 먹게 되면 소화기관이 이를 처리하기 위하여 계속 움직이게 되어 수면을 방해하게 된다. 신장도 밤에는 활동량을 줄여 밤새 300cc 정도의 소변만을 만들게 되어 깨지 않는데, 야식을 먹게 되면 결국 만들어지는 소변량이 늘어 화장실을 가기 위해 깨어나게 된다. 이런 야간빈뇨는 숙면을 방해하게 되고 밤새도록 쉬지 못하는 신장은 피로가 누적된다. 잘 싸기 위해서는 규칙적으로 식사하고 평소 물을 조금씩 자주, 충분히 마시되 자기 전에는 삼가야 한다.

뉴욕시장을 12년 동안 역임하고 퇴임한 블룸버그는 작년 여름 라디오에서 '일을 하기 위해, 웬만하면 화장실 가는 것도 참는다.' 라고 얘기했다가 비난을 받았다. 아마도 화장실 가는 시간까지도 아끼라는 의미였겠지만 비뇨기계 건강 면에서는 커다란 실언이다. 많이 마렵지 않으면서 화장실에 가서 앉아 있는 것도 분명히 좋지 않다. 하지만 대변이든 소변이든 억지로 참게 되면 방광, 전립선 등의 골반근육이 경직되고 긴장되어 골반건강에 좋지 않다. 꼭 새해가 아니더라도 뭐든 시작이 중요하니 오늘부터 건강에 있어 가장 기본이 되는 시간 맞춰 '적절하게 먹고' '편안하게 자고' '제대로 싸는' 습관을 가지도록 노력해 보자.

[냉찜질과 온찜질]

"경기 중간에 아이싱을 많이 해야 되겠네요."

여자프로배구 2013~2014시즌 GS칼텍스와 흥국생명과의 경기가 평택 이충체육관에서 열렸다. 3세트에서 GS칼텍스의 베띠 선수가 스파이크한 공을 흥국생명이 수비하다가 정시영 선수가 바실레바 선수와 부딪히는 바람에 목과 왼쪽 어깨를 다쳐 코트에 쓰러졌다. 다행히 큰 부상은 없었는지 정시영 선수는 찡그린 표정이기는 했지만 일어나서 시합을 계속하였다. 이어 교체된 후 벤치에서 정시영 선수의 뒷목에 얼음주머니를 대는 이른바 '아이싱' 하는 모습이 중계 화면에 잡힐 때마다 캐스터가 몇 번에 걸쳐 이를 언급했다.

'아이싱(icing)' 이란 80년대 후반 프로야구에 도입된 후 다른 많은 스포츠 종목에서도 사용하고 있는 신체관리법이다. 원래 용어는 얼음찜질인 'ice-up' 이지만 우리나라에서는 '아이싱' 이라고 하는데 냉찜질 혹은 얼음찜질과 같은 의미이다. 프로야구 초기에는 경기가 끝난 후 더운 목욕으로 몸을 풀었지만, 아이싱이 투수들의 어깨와 팔꿈치 근육의 피로회복과 근섬유 손상의 빠른 회복을 위해서 효과적이라 하여 보편화되었다. 일반적으로 투구 수가 100개 이상이면 20분 정도, 50개 정도에서는 10분 정도 아이싱을 한다. 아이싱을 하면 근육이 경직되고 혈관이 수축되기 때문에 운동 종료 후 해야 하고, 다시 운동하는 경우에는 6시간이 지나서 하는 것이 좋다.

이외에도 냉찜질은 부상에 대한 응급처치로 타박상, 염좌, 근육좌상, 출혈 등의 경우에도 시행한다. 냉찜질의 효과는 통증 경감, 염증 억제, 발열 억제, 부종 감소, 출혈 방지, 근육피로 회복이다. 투수들의 어깨에 대한 냉찜질도 무리가 간 근육에 부기를 빼주고 통증 완화를 위한 일시적인 조치이지 손상된 근육을 정상으로 만들어주는 치료는 아니다. 최근에는 미국 메이저리그나 우리 프로야구에서도 아이싱을 하지 않는 투수들이 늘고 있다고 한다. 특히 시즌 중간에는 아이싱보다는 스트레칭 등을 통해 근육을 강화시키는 방법을 사용하기도 한다.

일상생활 중에도 운동이나 사고로 인하여 통증이나 부기가 생겼을 때 찜질을 한다. 그런데 프로야구 투수들처럼 모두 아이싱을 하는 것은 아니고 경우에 따라 냉찜질 혹은 온찜질을 해야 한다. 냉찜질이 급성손상의 빠른 회복에 효과적이므로 경기 직후에는 아이싱을 많이 사용하기 때문에 아이싱이 유일한 방법으로 알려진 것뿐이다. 일반적으로 근육이나 조직의 급성손상으로 인한 부기, 염증, 통증이 있을 때는 냉찜질이 도움이 되고, 근육이나 관절이 굳어 있거나 만성통증이 있을 때는 온찜질이 도움이 된다. 혈관을 수축시키고 열을 낮추는 냉찜질과는 달리, 온찜질은 혈관과 림프관들을 확장시켜 순환을 원활하게 만들고 땀을 증가시켜 손상 부위에 축적된 노폐물을 배설시킨다. 냉찜질처럼 온찜질도 감각신경의 감수성을 낮추어 통증을 완화시키는 효과가 있고 산소와 영양공급을 늘려 세포의 재생을 돕는다. 그러나 손상을 받은 후 바로 온찜질을 하게 되면 손상부위의 혈관을 확장시켜 부기와 출혈을 더 심하게 하여 상태를 악화시킬 수 있다. 따라서 급성기에는 냉찜질을 하여 염증과 부기를 감소시키고 24~48시간 정도 지난 후에는 온찜질을 하는 것이 파괴된 조직의 회복에 도움이 된다.

일상생활에서도 삐거나 멍이 들었을 때와 같은 급성통증에는 우선 냉찜질하면 혈관이 수축되고 염증반응이 감소되어 통증이 경감된다. 같은 통증이라도 근육이 긴장하고 경직되어 발생하는 만성통증에는 온찜질이 도움된다. 온찜질은 하루 2차례, 한번에 20분 정도로 전기패드보다는 40℃ 정도의 뜨거운 물수건이나 물주머니를 사용하는 것이 효과적이다. 전립선질환이나 배뇨장애, 만성골반통의 경우에는 따뜻한 온수좌욕으로 골반 전체를 풀어주는 것이 좋다. 관절이나 근육을 심하게 다쳐 열이 나고 붓기 시작할 때는 바로 냉찜질을 시작해서 1~2일 계속한다. 냉찜질은 한번에 5~15분씩 수시로 하는데 수건에 얼음을 싸서 대거나 16℃ 이하의 물을 수건에 적셔서 다친 부위에 갖다 대면 된다.

냉찜질이든 온찜질이든 잘못하면 상태가 악화될 수 있으므로 적절하게 하여야 한다. 정시영 선수의 경우처럼 경기 중 아이싱을 하여 통증을 줄이는 데는 효과가 있을지 몰라도 계속 경기를 할 경우 근육을 경직시켜 오히려 경기력 저하와 근육 손상의 위험성이 더 커질 수 있다.

[우리 모두,
스트레스를 극복합시다]

"스트레스를 피하세요."

성인병 환자들에게 의사들이 얘기하는 가장 흔한 권고사항이다. 그러나 복잡한 현대사회를 살아가면서 크고 작은 스트레스를 받지 않을 수 없고 말이 쉽지 스트레스를 피할 수 있는 별 뾰족한 방법이 있는 것도 아니다. 특히 세월호 참사와 같은 큰 사건이 발생하면 온 국민과 우리 사회 전체가 침통함과 무력감에 젖어 집단적으로 스트레스를 받는다. 스트레스는 많은 성인질환과 연관이 있는데 심장병, 고혈압, 당뇨병, 천식, 소화기질환, 비만, 우울증, 수면장애, 피부질환, 각종 암 등에서 중요한 위험인자로 작용한다.

보통은 스트레스를 만병의 근원으로 나쁘게 생각하지만 원래는 인체를 보호하기 위한 하나의 방어 수단으로, 나쁜 환경에 처했을 때나 외부자극을 받았을 때 발생하는 심리적 및 신체적 긴장 상태다.

자극에 의해 잠시 동안만 긴장되고 바로 원상태로 복구되는 경우에는 면역력을 높이고 성취감과 자신감을 주고 집중력과 기억력을 높여줌으로써 우리 삶과 생활에 활력을 부여하는 좋은 스트레스이기도 하다.

1936년 캐나다의 한스 셀리가 인체에 영향을 주는 외적, 내적 자극을 스트레스라고 처음 정의하였는데 이는 긴장을 의미하는 라틴어 'stringer'에서 유래된 용어이다. 스트레스는 육체적 스트레스와 더욱 심각한 문제를 일으키는 내면의 정신적 스트레스로 나뉜다. 육체적 스트레스는 외부환경으로부터 생기는 것으로 과로, 손상, 영양부족, 흡연, 약물이나 독성 물질에 노출되는 것이고, 정신적 스트레스는 내부 감정의 변화로 인한 불안, 초조, 슬픔, 걱정, 시기, 질투, 증오, 분노 등이다.

스트레스에 대한 인체의 반응은 교감신경계와 시상하부-뇌하수체-부신 연결축을 통해서 이루어지는데, 주작용 물질은 부신에서 분비되는 스트레스호르몬인 코티솔, 에피네프린, 노르에피네프린 등이다. 스트레스호르몬이 교감신경계를 활성화시키면 심장박동수가 증가하고 혈압이 높아지며, 호흡이 빨라지고, 체온 상승과 함께 땀이 많이 나며, 정신적으로는 불안하고 초조해지게 된다. 또한 두통이나 근육통이 생기고 각종 욕구가 억제되고 근육들이 경직된다.

지속적으로 스트레스를 받게 되면 근육은 감소하고, 지방이 증가하며 뼈가 약해지고, 신경계, 면역계 및 내분비계에 나쁜 영향을 주어 각종 질환이 발생하게 된다.

스트레스호르몬인 코티솔은 스테로이드호르몬으로 당과 단백질의 대사, 면역기능 유지, 혈압을 조절하며, 스트레스를 받았을 때 신체 생리 상태를 유지하는 중요한 역할을 한다. 혈중 코티솔의 분비는 스트레스, 질병, 수면, 식사 형태에 따라 다양하게 변화한다. 밤에 잠을 자기 시작할 때 떨어졌다가 새벽에 증가하는데, 이는 스트레스가 많은 새로운 하루의 시작에 대비하기 위해서이다. 성호르몬의 차이 때문에 남녀에서 스트레스에 대한 반응이 다르게 나타난다. 코티솔과 반대작용을 하는 호르몬인 옥시토신은 남성호르몬에 의해서는 억제되지만 여성호르몬에 의해서는 강화되기 때문에 남성보다 여성이 스트레스에 대해 더 잘 견디는 것이다.

스트레스는 비뇨생식기계에도 나쁜 영향을 준다. 스트레스를 받으면 혈중 카테콜아민과 도파민이 증가하고 생식기관의 혈류량이 감소하여 난소와 고환에서 성호르몬의 분비가 억제된다. 그 결과 정자 생성이 감소하고 생리불순과 함께 성기능장애와 불임이 발생한다. 특히 여성은 성기능에 있어 단순한 육체적 자극보다 심리적인 요인이 더욱 중요한 역할을 하므로 정신적 스트레스의 영향을 더 많이 받게 된다.

가벼운 스트레스는 달리기나 에어로빅 같은 유산소운동과 객관적이고 긍정적인 사고방식, 심리조절로 치유될 수 있다. 또한 규칙적인 생활과 올바른 식습관, 그리고 자신만의 스트레스 해소법을 가지는 것이 중요하고, 생활환경의 변화가 도움되기도 한다. 스트레스를 해소하기 위해서 술을 마시는 경우가 많은데 알코올은 아드레날린과 코티솔을 증가시켜 오히려 스트레스를 더 악화시키게 된다. 만성적이거나 심한 스트레스는 원인을 밝혀내고 전문적인 심리치료가 필요하다. 현재 우리 모두가 함께 겪고 있는 스트레스를 이겨내기 위해서는 균형 잡힌 식사, 충분한 휴식, 규칙적인 운동, 그리고 더 열심히 사는 것이다.

[부의 대물림, 그리고 건강의 대물림]

 민족 최대의 명절인 한가위의 풍습은 시대별로 조금씩 달라져 왔지만 예나 지금이나 큰 변함이 없다. 대부분 흩어진 가족들이 함께 고향에 모여 조상께 차례를 드리고 햇곡식으로 만든 음식을 나눠 먹으며 즐거운 시간을 보낸다. 명절 후유증으로 고생을 하기도 하는데 가족들이 좋아하는 음식의 종류와 즐기는 습관에 따라 차이가 난다. 명절음식에는 식이섬유가 풍부한 채소들도 많지만 대부분은 기름지고 칼로리가 높다. 밤늦게 가족들과 이야기를 나누며 하는 주전부리나 술 한 잔도 고칼로리이다.

 유행인 TV의 가족 예능프로그램을 함께 보는 것도 즐거움이다. 이런 프로그램이 과거에는 연예인의 가족을 소개하는 정도였으나, 최근에는 연예인의 배우자나 자녀뿐만 아니라 친척들까지 등장하고 있다. 자녀 출연 프로그램인 '붕어빵', '아빠 어디가?', '유자식

상팔자' 등을 통해서 연예인들의 진솔한 자녀 사랑, 재미있고 귀여운 연예인 2세의 모습을 볼 수 있다. 하지만 인기를 얻은 몇몇 2세들이 본격 연예인 진출을 모색하고 있다는 소식을 들으면 씁쓸하기도 하다. 청소년들의 희망 직업에 연예인이 들어 있은 지 오래이며, 방송국의 오디션에 수십만 명이 몰려들고 기획사에는 연예인 지망생들이 넘쳐나지만 몇 년을 고생하고도 기회조차 잡지 못하는 사람들이 많다. 이들에 비하면 가족 예능프로그램의 출연은 행운이고 이를 연예인이 되는 계기로 삼는다면 연예의 대물림이라 할 수 있다.

현 정부에서 얘기되는 경제정책의 화두는 창조경제와 경제민주화이다. 이중 경제민주화는 경제 분야에서의 공정성과 형평성을 의미하며, 자유시장경제 원칙으로 인한 부의 편중을 막기 위해 헌법에 보장된 내용이다. 대체로 빈부격차와 경제 양극화의 해소를 의미하며 여기에는 가업승계가 아닌, 부의 대물림에 대한 억제도 포함된다. 부의 획득에 있어 중요한 역할을 하는 교육도 요즘은 사교육의 영향력이 커져 교육이 새로운 기회를 주는 것이 아니라 부의 대물림을 위한 수단이 되기도 한다.

그런데 건강이나 질병에도 이런 정당치 못한 대물림이 있다. 과거 성인병이라 불렸던 '생활습관병'이 바로 그것인데, 질병의 발생과 진행에 식습관, 활동습성, 스트레스, 흡연, 음주, 수면 등 전반적인 생활습관이 영향을 미치는 질환을 말한다. 대표적인 질환에는 고혈압, 당뇨병, 고지혈증, 동맥경화증, 협심증, 뇌졸중 등과 유방암, 대장암, 폐암 등 악성종양이 있다. 전립선질환이나 요로결석 등의 비뇨기과 질환도 생활습관과 밀접한 관련이 있다.

가족 구성원들끼리는 생활습성, 식생활, 주거환경, 사고방식이 비슷하기 때문에 특정질환에 대한 위험요인을 공유하게 된다. 취향이 다른 가족마다 명절 후유증의 차이가 나듯 생활습관병도 가족마다 차이가 있는데 이를 가족력 질병이라 한다. 가족력은 어떤 질병이 3대에 걸친 직계가족 중에서 2명 이상 발병할 경우로 정의된다. 염색체의 변이에 의한 선천적 요인으로 발생하는 유전병과는 달리 이러한 특정질병에 대한 가족력은 후천적 환경에 의해 발생한다. 유전병은 본인의 의지와는 상관없지만, 체질과 환경을 개선함으로써 예방이 가능한 생활습관병은 건강 혹은 질병의 대물림인 것이다. 보통 생활습관병은 어느 정도 나이가 들어야 발생한다고 생각하는데, 실제로 어릴 때부터의 식생활, 생활습성 등이 영향을 미친다.

생활습관병의 예방을 위해서는 어릴 때부터 올바른 생활습관을 가져야 하는데 식생활로는 튀긴 음식이나 염장식품, 포화지방, 콜레스테롤의 섭취를 줄인다. 신선한 야채와 과일, 콩과 견과류를 적절히 먹어주고 과음과 흡연은 절대적으로 피한다. 스트레스를 줄이고 규칙적으로 운동하며 충분한 휴식을 취한다. 비만을 예방하고 적절한 체중을 유지하도록 노력하여야 한다. 하지만 건강에 영향을 미치는 많은 사회적 요인들이 있고 건강을 위한 개인적인 능력에는 한계와 개개인의 차이가 있기 때문에 경제민주화처럼 생활습관의 개선을 위해 건강 약자에 대한 사회적 배려와 제도적 지원을 하는 건강민주화가 필요한 것이다.

[테스토스테론은 억울하다]

"이제 그만 하고 싶은데요." 57세 남성인 K 씨는 남성갱년기 증상으로 테스토스테론 보충요법을 받아 오던 분이다. 그동안 효과가 있다고 좋아하셨는데 부인과 함께 내원하더니 갑자기 남성호르몬 치료를 그만두겠다신다. "테스토스테론, 그거 나쁜 거 아닌가요? 요즘 뉴스 보니까 좀 민망해서요." 옆에 있던 부인도 한마디 거든다.

2010년 국회에서 통과된 '성폭력범죄자의 성충동 약물치료에 관한 법률'에 의거 지난 1월 서울남부지법이 한 성범죄자에게 첫 약물치료 판결을 내렸다. 이 약물치료라는 것이 결국 화학적 거세로 테스토스테론의 억제가 핵심이다. 화학적 거세를 성범죄자들에 대한 추가적인 징벌로 바라보는 여론을 접하면서, 테스토스테론의 실상이 왜곡된 것 같아 남성갱년기를 다루는 비뇨기과 전문의로서 안타깝기만 하다.

테스토스테론이란 스테로이드 계열의 유기화합물로 주로 남성의 고환에서 분비되며 남자다움을 부여하므로 남성호르몬이라고도 한다. 성 활동과 정자 생성에 관여하는 성호르몬으로만 알려져 있지만, 사실은 뼈와 근육 등 신체의 전반적인 건강, 욕망, 의식과 정신 상태를 조절하는 중요한 물질이다. 테스토스테론의 분비는 시상하부–뇌하수체–고환(hypothalmus–pituitary–gonad)으로 구성되는 축에 의해 조절된다. 우선 시상하부에서 황체형성호르몬분비호르몬(LHRH)을 분비하여 뇌하수체로 하여금 황체형성호르몬(LH)을 합성하여 분비하게 한다. 이 LH의 영향에 의해 고환의 라이디히세포(Leydig cell)에서 테스토스테론을 생산하게 되는데, 화학적 거세는 시상하부나 뇌하수체의 활동을 차단하여 고환의 테스토스테론 분비를 억제함으로써 인위적으로 남성갱년기 상태를 만드는 것이다.

폐경기 이후 급격하게 변화하는 여성호르몬과는 달리, 남성에서의 테스토스테론 감소는 노화에 따른 고환 기능의 저하로 인하여 40대 이후 점진적으로 시작된다. 최근에는 스트레스, 음주, 흡연 등의 영향으로 30대에서부터 테스토스테론이 감소하기도 한다. 남성갱년기의 증상은 사람에 따라 다양하게 나타나는데 성욕저하나 발기부전 등 성기능장애가 대표적이다. 또한 여성갱년기와 마찬가지로 안면홍조, 식은땀, 가슴 두근거림과 함께 만성피로나 집중력 저하 등의 정신적 증상과 근육량 저하, 체지방 증가, 빈혈, 골다공증 등의 신체적 증상이 나타난다.

그렇다면 테스토스테론은 과연 위험한 물질인가? 의외로 테스토
스테론의 중요성보다는 잘못 알려진 부정적인 측면들이 많다. 범죄
자들이 일반인들에 비해 테스토스테론이 높다거나 남성이 여성에 비
해 더 폭력적인 이유가 테스토스테론 때문이라고 알려진 것이 그것
이다. 테스토스테론이 폭력성이나 범죄와 연관이 있다는 증거는 없
다. 의학적으로 테스토스테론을 사용하더라도 어떠한 종류의 폭력적
인 행동이나 기괴한 욕망이 보고된 바 없다. 오히려 남성갱년기에서
테스토스테론 치료는 기분을 향상시키고 정신적인 안정감을 준다.

남성갱년기에서도 실제로는 성과 관련이 없는 다른 증상들, 특히
정신적인 문제 때문에 고통을 많이 받는다. 즐거움의 정도가 줄고
웃음이나 재미를 잃어버리며, 기분이 저하되거나 우울하고 항상 짜
증이 나고 아무런 이유도 없이 화를 잘 내게 되는, 나쁜 남편, 나쁜
아빠, 나쁜 상사가 되는 것이다. 테스토스테론이 정신에 미치는 효
과들은 이렇게 실제적이므로 성적인 면이 아니라 전체적인 관점에
서 균형 있게 바라보아야 한다.

K 씨와 부인의 걱정 역시 테스토스테론의 보충으로 성욕을 조절하
기가 힘들어지고 혹시 어리석은 행동을 하지 않을까 하는 것이었다.

하지만 테스토스테론이 성을 광적이고 폭력적으로 만드는 것은 아니다. 테스토스테론 치료를 통해서 부부 두 사람 모두에게 성생활의 향상과 함께 활기차고 만족스러운 삶을 즐길 수 있게 하는 것이다.

화학적 거세의 목적은 테스토스테론 분비를 차단함으로써 성욕을 억제하는 것인데 테스토스테론이 억제된다고 하더라도 성기능은 유지될 수 있다. 고환을 수술로 제거한 조선시대 궁중의 내시들 사이에도 문란한 성생활로 성병이 창궐하였다고 한다. 오히려 테스토스테론 감소로 인해 성격이 더 포악해져서 더 심각한 범죄를 저지를 수도 있는데, 강제적 거세는 분노를 불러일으키고 분노는 또 다른 범죄로 이어질 가능성이 크다. 성범죄자 상당수에서 단순히 성욕의 해소만을 위하여 성범죄를 저지르는 것이 아니라 폭력의 한 수단으로 성을 이용하는 것이기 때문이다.

테스토스테론이 주된 작용을 하지만 성은 욕구, 발기, 사정 등으로 이루어지는 복잡한 과정이다. 잘못된 성행위는 테스토스테론의 문제가 아니며 왜곡된 성의식이나 정신상태가 문제이다. 그래서 성범죄의 재발 예방에는 정신심리적인 치료와 이들을 관리할 수 있는 철저한 사회적 체계의 정립이 우선되어야 한다.

[화학적 거세만이 해법은 아니다]

말쑥한 차림을 한 20대 초반의 건장한 청년이 진료실로 들어서서는 무턱대고 잘라 달라고 한다.

"잘라주세요.."

"예!? 무슨 얘기인지???"

"시도 때도 없이 성욕이 일어나 공부에 방해가 돼서요. 그러니 '거세'해 주세요."

몇 년 전 방영되었던 '제중원'이라는 드라마에서는 근대 의료에 대해 다루었는데, 여기에 보면 주인공 황정(박용우 분)이 당시 내시들 사이에 광범위하게 퍼져있던 성병인 임질과 매독을 치료하는 이야기가 나온다. 조선시대의 내시(內侍)는 환관(宦官)과 동일한 용어로, 고환을 제거하여 남성으로서 성기능을 하지 못하도록 '거세'당한 사람을 말한다. 원래는 사고로 거세된 남성들을 선발하였으나 일부러 거세를 하는 경우도 많았는데 궁녀들과의 성적인 문제를 방지하기 위한 것이었다. 하지만 드라마 제중원에서 내시들의 문란한 성생활로 성병에 걸렸다는 내용은 실제 거세를 하더라도 성욕이나 성기능은 남아 있을 수 있다는 사실을 간접적으로 표현한 것이다.

의학적으로 멀쩡한 고환을 제거하는 유일한 경우는 섹스에 대한 문제 때문이 아니라 전이된 전립선암을 치료하기 위해서이다. 고환에서 분비되는 테스토스테론이 전립선암의 진행을 악화시키기 때문에 이를 차단하기 위함인데, 제거방법으로는 음낭을 절개하여 고환을 제거하는 '수술적 거세'와 약물로 고환의 테스토스테론 분비기능을 억제하는 '약물적 거세'가 있다. 이렇게 테스토스테론을 억제하는 항남성호르몬요법의 부작용 중의 하나가 성기능장애인데 이를 이용하여 성범죄의 재발을 막자는 것이 화학적 거세이다.

국회에서 '성폭력 범죄자의 성충동 약물치료에 관한 법률안'이 통과됨으로써 2011년 7월부터 '화학적 거세(去勢)'가 법적으로 시행되고 있다. 주목적은 아동 성폭행 재발 방지를 위해서라고 하는데, 상습 성폭력 범죄자뿐 아니라 초범자도 거세 대상이 될 수 있고 대상 범죄자의 나이는 만 19세 이상으로 정하였다. 아동 성범죄자들은 성충동의 해결이 어려워 재발률이 높기 때문에 화학적 거세를 통해 성범죄의 재발을 막는 제도라고 한다.

그런데 과연 이 제도만으로 재발률을 극적으로 낮출 수 있을까? 또 아동 성범죄가 단순히 성적 충동만으로 일어나는 것일까?

물론 거세를 하여 남성호르몬인 테스토스테론을 정상 이하로 낮춤으로써 성욕 감퇴를 유도하여 성범죄를 막을 수는 있다. 하지만 실제 성인에서 고환이 제거되면 성욕의 감퇴는 나타나지만 성적 자극을 유발하는 비디오 검사에서는 상당수 발기가 이뤄짐을 확인할 수 있어 거세가 성기능을 완전히 마비시키는 방법은 아닌 것으로 보인다.

더구나 '아동 성폭력'은 아동 성도착증(pedophiles)에서 기인한 것으로 보통 18세 이전에 발병하며 본인이 문제에 대해 인식을 못하는 경우가 많다. 성인여성을 대상으로 한 성폭력과는 달리 자기보다 약한 아동에게 저지르는 성을 매개로 한 잔인한 폭력이므로 근본적인 치유방안이 강구되어야 한다. 소아 성도착증을 가진 성범죄자들에게는 화학적 거세보다는 정신의학적인 접근이 우선되어야 한다.

그렇다면 테스토스테론은 우리 몸에서 어떤 역할을 하는 것일까?

테스토스테론은 고환의 라이디히세포(Leydig cell)에서 생산되어 일부는 고환에 남아 정자의 생성과 성숙에 작용하지만, 대부분은 혈류로 분비되어 뇌를 비롯한 뼈, 근육, 혈액 등 신체 각 부위에서 매우 다양하고 광범위한 효과를 나타낸다. 즉 단순히 성기능에만 작용하는 호르몬이 아니라 신체 유지에 필수적이라는 것이다.

테스토스테론에 관한 잘못된 이야기 중 하나는 테스토스테론이 남성의 폭력적인 행동을 유발한다는 것인데 의학연구에서 이러한 종류의 폭력적인 행동과의 관계가 증명된 적이 없다. 따라서 성범죄자들이 단지 테스토스테론 수치가 높아 성폭력을 저지르는 것은 아니다. 물론 극소수에서 남성호르몬이 성폭력과 관련이 있을 수 있는데 이 극소수를 정확하게 진단할 수 있는 의학적 방법이 현재로서는 없다.

이번 법안에 따르면 본인의 동의 없이 법원의 판결만으로도 집행할 수 있다고 한다. 그렇다면 화학적 거세로 인한 또 다른 부작용도 심각하게 생각하여야 한다. 여성형 유방, 얼굴 홍조, 피로감, 체중 증가, 골밀도 감소, 고지혈증, 당뇨병, 우울증 등이 있는데, 전립선암의 치료적 목적이 아닌 징벌적 성격의 화학적 거세에서 과연 이러한 부작용까지 감수하여야 할 것인가에 대해서도 논의가 필요하다.

성행위 자체를 완전히 제어할 수 없는 화학적 거세를 일방적으로 시행하였을 때 당사자들은 반감으로 더 폭력적이 될 수 있고 재범의 가능성 또한 여전히 남아 있을 수 있다. 화학적 거세를 집행하기 전에 정신의학자, 심리학자, 비뇨기과 전문의들에 의한 철저한 평가가 필요하며, 정신치료와 심리상담이 함께 시행되어야 효과를 극대화할 수 있다. 현재 화학적 거세를 시행하는 대부분의 국가에서는 범죄자를 설득해 동의를 구한 뒤에 잘못된 성적 욕구를 치료하는 보조적 수단으로 시행하고 있다.

아동 성폭력에 대한 문제를 해결하기 위해서는 비인간적이고 비효율적인 화학적 거세보다는 장기적인 정신심리 치료와 철저한 감시가 재범 방지에 훨씬 효과적이다. 일시적인 감정적인 대응보다는 근본적인 문제 해결을 위한 사회적 공감대와 정책이 수립되어야 할 것이다.

[발기유발제 유감]

지금은 사라진 우리의 소리에는 어떠한 것이 있는지 한번 찾아보도록 하자.

"이리 오너라~" ("계세요?"로 바뀌었다.)

"게 섯거라~" ("꼼짝 마!"로 바뀌었다.)

"일어서[그라]~" (음~ 이건 '비아[그라]'로 바뀌었다.)

1998년 발매된 세계 최초의 발기유발제인 비아그라는 발기부전 치료와 섹스 전반에 걸친 혁신적인 사건이었고 전 세계적으로 엄청난 관심을 받았다. 이후 비아그라는 특정 약품 명칭이 아니라 발기유발제를 지칭하는 보통명사처럼 사용돼 왔다. 또한 대부분 정력제 관련 제품에 사용되었긴 하지만, [OO그라]라는 이름이 유행을 하기도 하였다. 그런데 발기유발제가 그 이전에 전혀 속수무책이던 발기부전의 해결에 지대한 공헌을 한 것은 사실이지만 섹스를 단지 육체적인 결합만으로 간주해버리고 발기유발제에 대한 막연한 기대가 발기만이 남성 섹스의 전부라고 착각하게 만들었다. 즉, 발기유발제가 성욕, 발기, 사정, 쾌감 등 남성 성기능의 모든 문제를 한꺼번에 해결해주는 만병통치약으로 오해하게 된 것이다.

"도대체 효과가 없어요. 약 먹고 암만 기다려도 서질 않던데~~"

환자들로부터 종종 듣는 하소연이다. 이런 착각은 다른 약들처럼 먹고 기다리면 효과가 나타나리라 생각하기 때문인데 발기유발제는 기다린다고 저절로 작용하는 약이 아니다. 음경의 발기에는 GMP와 PDE5라는 2가지 효소가 관여한다. 성적으로 흥분하면 GMP가 분비되어 발기를 일으키고 성적자극이 사라지면 PDE5가 GMP를 분해해서 발기를 풀리게 한다. 발기유발제는 분해효소인 PDE5의 작용을 억제하여 GMP가 계속해서 발기를 일으키도록 한다. 즉 발기유발제 자체가 음경에 직접 작용하여 발기를 일으키는 것이 아니라 발기가 풀리지 않도록 유지하는 약이다. (그래서 발기유발제의 의학적 용어는 'PDE5 억제제'이다.) 따라서 발기유발제 복용 후 가만히 기다려서는 아무런 소용이 없고, 정상적인 성행위 과정을 통해 성적흥분이 있어야 비로소 작동하여 효과를 나타내게 된다. 즉 본인의 절박한(?) 노력 없이는 약효를 보지 못하는 약이 발기유발제인 것이다.

"도대체 소용이 없어요. 흥분이 되지도 않던데~~"

"도대체 좋아지지 않아요. 약 먹을 때뿐이던데~~"

환자들의 또 다른 하소연인데 이는 발기유발제에 대한 과도한 기대 때문이다. 발기유발제는 정확하게 말하면 발기부전의 치료제가 아니라 일시적으로 발기하도록 도와주는 약이다. 또한 성적 흥분을 일으키거나 쾌감을 높여주는 최음제나 정력제가 아니다. 혹시라도 발기유발제 복용 후 정력이 세진 것 같다고 생각하는 분들은 잘 될 거라는 기대감(?)에 성욕이 일시적으로 상승된 것뿐이다.

만족한 성생활을 위해서는 정신적, 육체적 건강이 우선되어야 한다. 발기부전을 초래할 수 있는 고혈압, 당뇨병, 고지혈증 등의 만성 질환들이 있는지 점검해보고, 40대 이후라면 갱년기로 인해 남성호르몬인 테스토스테론이 저하되어 성기능 장애를 일으킬 수 있으니 반드시 남성호르몬의 측정이 필요하다. 지나친 음주와 흡연, 그리고 스트레스를 삼가고 적절한 운동과 식생활 등 일반적 건강관리를 철저히 하는 것이 행복한 성생활을 유지하는 비결이다. 이렇게 하면서 발기에 문제가 있으면 발기유발제를 보조적으로 사용해야 제대로 효과를 볼 수가 있다.

"금요일 저녁 복용하면, 주말 내내 즐거워집니다."

비아그라 이후 레비트라, 시알리스, 자이데나, 엠빅스 등 새로운 발기유발제들이 개발되어 경쟁하고 있지만, 사실 효과 면에서는 우열을 가리기가 힘들다. 그러다 보니 빠른 효과, 강직도, 적은 부작용 등 각기 장점을 내세우는데 ○○ 발기유발제는 효과의 장시간 지속성을 장점으로 강조하여 '주말을 ○○와 함께'라는 선전을 하였다.

과연 이것이 발기유발제가 필요한 중년남성들에게 호응을 받을 거라고 생각한 것일까?
정말 이 광고대로 중년부부가 금, 토, 일 3일간 연속적으로 사랑을 나누는 것이 가능하다고 생각하는 걸까?

물론 약의 효과를 고마워하며 주말을 즐기기 위해 발기유발제의 도움을 받는 부부들도 있겠지만, 이런 의문도 가져 보자.

발기유발제를 필요로 하는 중년 부부가 과연 3일을 그렇게 보낼 수 있을까?
대부분 가정에서 함께 있는 아이들은 어떻게 하는지?

다른 할 일이나 걱정거리도 많을 텐데 어떻게 하려는지 정말 궁금하다.

[발기유발제에 관한 불편한 진실]

우리가 일상생활에서 쉽게 마주치는 많은 불편한 진실들이 있는데 발기유발제에서도 역시 불편한 진실을 찾아볼 수 있다.

발기부전에 대한 치료방법은 1990년 후반까지는 음경보철물과 진공음경발기기가 사용되었을 뿐 거의 없다시피 하였다. 드디어 등장한 발기유발제는 발기부전 치료에서 혁명을 일으켰고 성문화 자체를 바꿔놓을 정도로 커다란 변화를 가져왔다. 최초의 발기유발제인 비아그라, 정확한 성분명을 얘기하자면, '구연산 실데나필'은 현재 특허기간이 만료되어 여러 복제약이 출시를 기다리고 있는 상황이다. 그런데 시판을 준비 중인 30여 개 복제약들의 이름이 민망할 정도로 가관이다.

'팔팔', '자하자', '헤라그라', '유니그라', '쎄지그라', '오르그라',

'오르맥스', '불티스' 등등...

약명을 왜 이런 요상한 이름으로 지었을까?

어차피 비아그라와 같은 성분인 실데나필로 만들었을 텐데 이런 이름을 붙이면 효과가 더 나을 거라고 생각하는 걸까?

제약회사 관계자에게 직접 답변을 들어보도록 하자.

"자극적인 제품명이 아무래도 관심을 더 끌지 않겠냐는 생각에서 그런 이름을 고안했다."

하지만 제약회사들이 미처 생각지 못한 게 있다. 발기유발제는 전문의약품으로 환자들이 골라 선택하는 것이 아니라 의사들의 처방이 있어야 구입 할 수 있다. 의사들이 과연 이런 요상한 이름의 약을 쉽게 처방할 수 있을까? 물론 환자들이 먼저 "[벌떡서그라] 좀 줘 봐요" 할 수도 있겠지만 불행히도 현재 우리나라에서는 전문의약품의 광고가 허용되지 않기 때문에 [벌떡서그라]를 일반인들에게 직접 알릴 방법은 별로 없을 것이다.

"언제 어디서든 편히 복용할 수 있습니다."

최근에는 복용법을 개선한 제품들도 등장하기 시작했는데 이러한 발기유발제의 형태와 용법에도 또 다른 불편한 진실이 숨어있다. 물 없이 입안에서 녹는 구강분해정을 비롯하여 필름 형태로써 지갑에 넣어 보관하기 편리한 제품들까지 속속 등장하고 있다.

다른 약과 마찬가지로 그냥 복용하면 되는데, 왜 이런 제품들이 등장한 것일까? 약의 크기가 너무 커서 삼키기가 힘들어서? 비싼 약이라 주머니에 넣고 다니면 잃어버릴까봐 지갑에 넣게 만든 것일까?

발기유발제를 종종 사용하는 사람들을 대상으로 '복용하는 장소'가 주로 어디인지에 대한 조사 자료가 있다. (자! 경험이 있는 분들은 한번 정답을 맞춰보자.)

의외로 가장 많은 장소는 '자동차 안'이다. 아마도 주차장에 차를 대고 난 후에 복용한다는 것 같은데, 어디에 있는 주차장이라는 설명은 없으니 어딘지는 상상하기로 하자.^^;;;
두 번째로 많은 장소는 많은 분의 예상(?)대로 '화장실'이다. 발기유발제를 꼭 이렇게 숨어서 먹어야 하는 이유는 파트너에게 보여주고 싶지 않은 남자의 자존심 때문이라고 좋게 해석을 하자. (물론 다른 이유가 있을 것이라고 짐작을 하는 분들도 있겠지만, 일단은 믿자.)

이런 장소에서 복용할 때, 화장실에서는 급한 대로 수돗물을 이용하여 복용하면 되지만 차에서는 미리 음료수를 준비하지 않는 한 물 없이 약을 삼켜야 하므로 많이 불편하였을 것이다. 아마도 이러한 분들을 위해 만들어진 것이 물 없이 먹는 발기유발제인 것 같다. 이러한 발기유발제들은 정말로 순수하게 편리한 복용을 위해 개발된 것일지도 모른다. 그러면 하루도 빠지지 않고 언제 어디서나 먹어야 하는 고혈압이나 당뇨병, 고지혈증 약은 왜 이렇게 나오지 않는 걸까? 모든 약을 다 이렇게 만들면 정말 편할 텐데...

그런데 왜 발기유발제는 이렇게 몰래 먹어야 하는 걸까?

그냥 당당하게 물 달라고 해서 약을 먹으면 안 되는 걸까?

발기유발제가 워낙 일반인들의 관심을 끌다 보니까 친구들을 만나면 종종 질문을 받는다.

"넌 몰래 편하게 먹도록 만들어놓은 발기유발제, 필요 없나?"

"아~~ 뭐~~ 필요는 없지만... 먹으려면 당당하게 먹지... 왜 숨어서 먹어?"

"정말이야? 확인해 봐도 돼?"

"아니... 뭐~ 확인할 거까지야...뭐~;;;"

성문화의 혁명을 가져온 발기유발제에도 이렇게 많은 불편한 진실이 숨겨져 있고, 어떻게 생각하고 어떻게 활용할지는 여러분들 자신에게 달려 있는 것이다.

의학드라마의
리얼리티

의학드라마에서 긴급함을 표현하기 위해 의사들이 침상을 밀면서 급하게 뛰어가는 장면이 자주 등장한다. 만약 환자 때문에 의사들이 수시로 뛰어다녀야 하는 병원이라면 제대로 된 시스템이 갖추어져 있지 않다는 의미이다.

9. 다른 세계를 엿보다

[스마트폰 생태계의 소수자들,
윈도우폰 사용자들의 항변]

현대의 IT 기술은 빠르게 세상을 변화시키고 우리를 바꾸고 있다. 특히 우리나라는 휴대폰과 초고속인터넷 보급률이 세계 최고 수준이다. 3G 통신 이후 대중화된 스마트폰은 현재 이용자가 1,000만 명 이상이고 생활의 한 부분이 되어 남녀노소와 때와 장소를 가리지 않고 스마트폰이 우리의 삶과 함께하고 있다. 이제 휴대폰은 원래 목적인 통화나 문자 교신보다는 메신저로 소통하고 스마트폰의 앱으로 생활하는 시대가 된 것이다. 인터넷의 실시간 사용이 가능해짐으로써 업무수행만 아니라 SNS를 통한 사회적 네트워킹과 사교가 필수적이 되었다.

이러한 디지털 세상은 생활의 편리함뿐만이 아니라 다른 사람들과 함께 즐기는 메신저 게임이라는 또 다른 즐거움도 준다. 작년에 시작된 카카오톡 게임 애니팡은 전국적인 열풍을 일으켰다. 같은 모양의 동물 그림을 3개씩 모아 제거하는 단순게임이지만 어린 학생들은 물론이고 중년층도 온종일 매달릴 정도로 중독성이 강한 게임이었다. 이후 등장한 캔디팡, 드래곤플라이트, 아이러브커피, 다함께 차차차 등 다른 메신저 게임들도 친구들과의 점수 경쟁, 게임 초대, 자랑하기 등의 비슷한 사회적 요소를 가지고 있다.

정보통신기기가 PC에서 스마트폰, 태블릿PC로 발전되면서 '상호작용하는 유기생물체와 서로 영향을 주고받는 주변의 환경'을 의미하는 생태계라는 용어가 IT 분야에서도 사용되고 있다. IT 분야의 생태계는 모바일 OS를 중심으로, 애플 iOS를 기반으로 하는 애플 앱스토어, 구글 안드로이드를 기반으로 하는 안드로이드마켓이나 구글플레이마켓 등이 있는데, 안드로이드 스마트폰 사용자가 많기 때문에 앱의 숫자도 안드로이드마켓이 가장 많다. 그리고 마이크로소프트의 윈도우 8 폰을 위한 윈도우폰 마켓플레이스가 있긴 하지만 윈도우 8 스마트폰은 출시되지 않고 윈도우폰 사용자가 많지 않은 우리나라에서는 아직 낯선 생태계이다.

필자는 국민 게임이었던 애니팡을 해보지 못했다. 따라서 하트도 받거나 주어본 적도 없는데 이는 카카오톡을 할 수 없는 스마트폰인 윈도우폰을 가지고 있기 때문이다. 애니팡이 실행되지 않는 윈도우폰을 본 주변 사람들의 반응은 다양하다. "윈도우폰이 뭐야?"

"카톡도 안 되는 그런 폰도 있어?" "요즘 좋은 폰도 많던데, 왜 그런 거 써?" 윈도우폰으로 PC와 동기화도 되고 PC용 파일을 그냥 쓸 수 있다는 말에 신기하다는 반응을 보이기도 하지만 대부분은 이해를 못하거나 (혹은 않거나) 심지어는 불쌍하다는 표정을 짓는다. 이 글을 쓸 당시 필자가 쓰고 있었던 스마트폰은 HTC사의 HD2인데, OS가 삼성전자의 갤럭시 시리즈 이전 스마트폰인 옴니아2에도 사용되었던 윈도우 모바일 6.5이다.

현재 스마트폰이라고 하면 대부분은 아이폰과 안드로이드폰을 먼저 생각할 것이다. 그런데 스마트폰의 전신인 PDA폰은 일정이나 개인정보를 관리하고 간단한 사무작업을 하는 PDA(Personal Digital Assistant)에 이동통신 모듈을 탑재하여 휴대폰 및 무선통신 기능을 할 수 있게 만든 것인데, 이 PDA폰에는 PC용 OS인 윈도우와 비슷한 형태의 '윈도우 CE'를 OS로 사용하였다. 이후 개량되어 '윈도우 모바일'로 이름이 바뀌고 6.5 버전을 끝으로 2010년에는 메트로 UI를 가진 '윈도우폰 7'로 바뀌었다. 2012년에는 PC에 새로운 개념을 도입한 윈도우 8과 함께 '윈도우폰 8'이 발표되었는데, 윈도우폰 8의 특징은 생동감 넘치는 타일 형태의 아이콘으로, 실시간으로 외부정보를 받아와 역동적으로 타일의 모양이 바뀌는 기능이 생겼다.

윈도우폰의 가장 큰 장점은 PC의 윈도우에서 사용하던 기능 및 일반 파일을 윈도우폰에서 그대로 사용할 수 있고, PC에서 사용하고 있는 아웃룩의 일정, 주소, 메모, 파일 등을 동기화할 수 있으며, PC와 비슷하기 때문에 금방 익숙해질 수 있다는 점이다. 하지만 가장 큰 문제점은 현재까지 출시된 윈도우폰 8 스마트폰이 별로 없다. 더구나 국내시장이 안드로이드폰 중심이 되면서 이동통신사나 제조사 모두 윈도우폰의 출시 계획이 없다고 한다. 또 윈도우폰용 앱은 애플이나 안드로이드에 비해 무척 적고, 은행업무 등 일상생활에 필요한 앱도 거의 없는 편이다. 많이 사용하고 있는 모바일 메신저인 카카오톡은 사용할 수 있지만 관련 앱이나 게임도 없어 제대로 된 생태계가 구축되지 못하고 있다. 아마도 국내에 윈도우폰 8이 정식으로 출시되지 않았으니 윈도우폰 8용 앱의 개발에 관심이 없는 것 같다.

현재 윈도우폰을 개인적으로 외국에서 구매하여 개통할 수는 있지만 제대로 활용하기에는 충분한 생태계 환경이 갖춰져 있지 않다. 비록 소수이긴 하지만 많은 장점을 가진 윈도우폰을 기다리는 사람들이 있으니 조만간 윈도우폰이 국내에 출시되고 앱도 지원되기를 기대해본다.

(윈도우폰 국내 출시가 되지 않아 2014년 현재는 안드로이드폰을 사용하고 있습니다.)

[성소외자에게도 관심을]

'성적소수자'와 '성소외자'는 종종 같은 의미로 착각하지만, 엄연히 다른 사람들을 지칭하는 단어다. 최근 우리나라도 '성적소수자'에 대해 많이 너그러워지고 이해하는 사회가 된 것 같다. 원래 남성이었던 연예인 하리수와 모델 최한빛은 성전환 수술로 여성이 되고 법적으로도 인정을 받았다. 수년 전 동성애자임을 커밍아웃한 후 한동안 보이지 않던 탤런트 홍석천은 이제는 각종 드라마와 공중파 인기 예능프로그램에서 자주 얼굴을 볼 수 있게 되었다.

성적소수자란 이성애자인 성적다수자와 반대되는 개념으로 레즈비언, 게이, 양성애자, 성전환자 등을 일컫는다. 아직도 종교적으로는 성적소수자를 인정하지 않지만, 이러한 소수의 성적 취향이 본인의 의지와는 상관없는 유전, 환경, 생물 등의 요소들이 복합적으로 작용하였기 때문이라는 개념이 받아들여짐으로써 이들에 대한 도덕적 비난이 줄어들게 되었다.

성적소수자들이 용인받는 사회적 문화적 분위기가 될 정도로 관대해졌지만, 성에 대해 차별을 받고 제대로 된 성생활을 하지 못하고 있는 '성소외자'에 대한 관심은 그렇게 크지 않다. 성소외자들 자신마저도 먹고살기 바빠서 그런지 그들 삶에 있어서 성욕은 사치일 뿐이고 성생활은 배제된 경우가 많다.

그렇다면 성소외자는 어떤 사람들일까?

임상실습을 나온 대학원생들과 성적소수자 및 성소외자를 주제로 얘기를 나누었던 적이 있다.

"성생활을 제대로 하지 못하는 성소외자들은 주로 어떤 사람들이라 생각하나요?"

민감한 주제라서인지 아니면 잘 몰라서인지 서로 머뭇거리다가 한 학생이 대답했다.

"못... 생긴.... 사람들이요..."

요즘처럼 성에 대해 개방적인 시대에서는 그렇게 생각할 수도 있겠지만 이는 정답이 아니다.

성소외자란 단순히 성 파트너를 구하기 어려운 사람이 아니라 '육체적 제약과 사회적 편견으로 인해 정상적인 성생활을 하기 어려운 사람'을 말하며 남녀 구분 없이 장애인이나 배우자가 없는 노년층이 이에 해당한다.

종족 번식만이 목적인 동물들의 성과는 달리 인간의 성은 쾌락과 함께 소통, 교감, 행복을 추구하는 우리 삶의 한 부분이다. 나이가 들거나 신체적 기능이 떨어짐과 관계없이 정서적인 성 욕구는 지속된다. 사람들의 삶에 있어 가장 중요한 것은 정신적인 안정감이고 행복한 성생활은 이를 이루게 해주는 중요한 요인이다.

성생활은 정서적 친밀감을 주고 신체를 유지하여 노화를 막아 건강한 삶을 살 수 있게 한다. 따라서 성생활이 제대로 되지 않거나 불만족스러우면 우울증이나 신경증을 일으키고 신체적 건강에도 나쁜 영향을 주게 되는 것이다. 성생활은 심폐기능을 강화시켜 주고, 유익한 고밀도지단백-콜레스테롤의 농도를 높이고 통증 및 스트레스를 해소하는 효과가 있다. 또한 삶의 만족감을 높이고 정신적 안정을 주기 때문에 성과 건강은 필수적인 관계이다.

현대의학과 생명공학의 눈부신 발전은 평균수명을 연장시켜 주었고 장애인들도 일상생활을 유감없이 할 수 있게 해주었다. 하지만 아직도 신체적으로 불편한 장애인이나 노인들의 성은 주책으로 치부되어 부정되고 있는 실정이다. 이러한 성소외자들의 성에 대한 열정을 자연스럽게 받아들여 관심을 갖는 사회적 변화가 필요하다. 성은 그들의 삶에 있어 의미를 부여해 줄 수 있는 원동력이다. 노인들이나 장애인들이 겪고 있는 성적인 문제는 그들만의 특별한 문제가 아니라 다른 사람들도 가지고 있는 문제라는 것을 인식해야 한다. 성소외자들의 성 문제가 일반적인 사회적 현실로 받아들여져야 한다.

영화 〈세션: 이 남자가 사랑하는 법〉에서는 중증장애인인 주인공이 가지고 있던 성에 대한 불안감과 두려움을 극복하는 과정을 유쾌하게 보여준다. 노인들의 성도 마찬가지다. 영화 〈죽어도 좋아〉에서는 70대 노인들의 사랑과 성을 적나라하게 표현했다. 이 주인공들처럼 성소외자들도 삶의 자연스러운 한 부분으로 사랑과 성을 원하고 또 필요로 한다.

정부는 사회적 약자와 소외계층을 우선으로 배려하겠다고 약속했다. 우리의 생활에는 단순히 의식주 등 생계수단만이 아니라 삶의 행복추구권도 있으므로 이를 함께 보살피는 포괄적인 민생정부가 되기를 바란다.

[사회공동체를 위한 역할 :
페이스메이커(pacemaker)]

　사실주의적 연기로 유명한 배우 김명민이 주인공을 맡은 영화 〈페이스메이커〉는 누군가의 승리를 위해 30km까지만 달려주는 마라톤 선수가 '오로지 나를 위해 달리고 싶다' 며 반란을 시도하는 내용이다. 페이스메이커란 중거리 이상의 경주 경기에서 기준이 되는 속도를 만들어 주는 선수로 본인의 기록이나 우승보다는 전략적으로 다른 선수를 위해 달리는 역할을 한다. 이 영화의 줄거리는 단순하고 결말은 뻔하다. 주인공이 꿈을 잃지 않고 끊임없이 노력하여 마침내 자신과의 싸움에서 승리를 이끌어내는 이야기로 감동과 웃음을 주고자 하였다. 그런데 현실에서 이런 페이스메이커를 맡은 사람들이 자기 역할을 하지 않고 스스로를 앞세우면 어떻게 될까?

　의학에서 페이스메이커는 심장이 불규칙하게 뛰는 부정맥의 치료를 위해 체내에 삽입하여 사용되는 '인공 박동조율기'를 말한다.

부정맥(arrhythmia)은 선천적으로, 혹은 고혈압이나 흡연 등에 의해 발생하여 가슴 두근거림이나 통증, 현기증을 유발하며 심하면 심장마비로 돌연사한다. 체내에 설치된 페이스메이커는 심장의 상태를 체크하여 이상이 감지될 때 전기자극에 의해 심장박동을 조절하게 된다. 소형의 대용량 리튬배터리에 의해 작동되며 수명은 7년 정도다. 최초의 페이스메이커는 외장형으로 1958년 미국에서 개발되었고 스웨덴에서 체내 페이스메이커를 처음으로 시술하였다. 세계적으로 약 300만 명의 환자들이 사용하고 있으며 국내에서도 연간 3,000건 정도 시술되고 있다. 우리나라에서는 1980년대 초부터 심장박동기 시술이 시작되었다.

그런데 심장에는 이러한 인공적인 심장박동기가 아니더라도 심장의 수축을 조절하는 페이스메이커가 정상적으로 존재한다. 우심방벽에 위치하고 있는 심근세포로 구성된 동방결절이 바로 그것인데, 이 결절의 근세포가 수축함으로써 심장박동이 시작되고 조절되기 때문에 페이스메이커라고 한다. 하지만 심장이 정상적으로 기능하기 위해 페이스메이커만으로는 충분하지 않으며, 동방결절에서 발생한 신호가 전도체계를 통해 심장의 다른 부위로 올바르게 전달되어 조화를 이루며 함께 작동해야 한다.

이러한 페이스메이커와 작동체계는 심장 이외에 신체 다른 장기에도 존재하고 있다. 식도, 위, 소장, 대장으로 이루어진 위장관은 섭취된 음식물을 소화하고 배설하기 위하여 수축과 이완이라는 연동운동을 한다. 위장관의 연동운동에서 페이스메이커는 카할 간질세포(interstitial cell of Cajal)로 음식물의 소화 정도에 따라 시간을 조절해서 위와 장의 근육을 차례대로 움직이게 한다. 심장은 1분에 60~100회 박동하는데, 위는 1분에 3회, 소장은 10회 정도 연동운동을 한다. 시간과 관계없이 규칙적으로 박동해야 하는 심장과는 달리, 위장관의 연동운동은 음식물의 섭취 정도나 종류에 따라 달라진다. 위장관의 페이스메이커에 이상이 생기면 연동운동의 부조화로 인해 소화불량, 변비, 과민성장증후군 등의 위장관 기능장애가 일어난다.

신장에서 만들어진 소변을 방광으로 전달하는 장기인 요관도 연동운동에 의해서 소변을 이동시킨다. 이 연동운동은 신장의 실질에서 만들어진 소변의 전달통로 시작점인 신배에서 근육성 박동조정기인 페이스메이커에 의해서 조절된다. 요관 파동은 신장에서 방광 방향으로 진행되어 소변이 반대로 흐르지 않도록 하고, 연동운동의 횟수는 1분에 3~5회로 강도와 빈도는 만들어지는 소변의 양에 의해 조절된다. 페이스메이커가 제대로 작동하지 않거나 연동운동이 요관의 중간에서 끊기게 되면 소변의 흐름이 막혀 수신증이 발생하게 된다. 또한 요로결석이 요관을 막아 흐름의 장애가 생기면 연동운동의 빈도가 심해져 요관에 경련을 일으킴으로써 옆구리에 격렬한 통증이 발생하게 된다.

　이렇듯 신체의 정상기능을 유지하기 위해서는 많은 페이스메이커가 제 역할을 해야만 하고 제대로 된 전달체계와 함께 일하는 장기들이 있어야 한다. 영화에서 김명민처럼 페이스메이커가 제 역할을 벗어나 반란을 일으키거나 각 장기가 페이스메이커의 신호를 믿고 따르지 않게 되면 심각한 문제가 발생하게 된다. 신체와 마찬가지로 우리 사회에도 페이스메이커 역할을 하는 사람들이 많다. 아니 어쩌면 우리 모두는 서로에 대해, 이 사회에 대해 페이스메이커일지도 모른다. 페이스메이커의 역할을 벗어나는 것이 바람이 아니라 존중받고 자긍심을 가질 수 있게 하는 문화가 필요하다.

[명주실 진맥과 원격의료]

사극드라마에서 어의가 왕비를 진찰하는 장면에는 왕비의 손목에 묶어서 방 바깥까지 늘려놓은 실을 이용하는 이른바 '명주실 진맥'이 등장한다. 멀리 떨어진 곳에서 실 한 가닥으로 왕비의 상태 파악이 가능할 리도 없었겠지만 실제로 그렇게 했다면 이는 명주실이라는 원시적 통신수단을 이용한 원격의료라고 할 수 있다.

원격의료란 정보통신기술을 활용하여 의사가 다른 장소에 있는 환자에게 의료서비스를 제공하거나 의사들 간에 의료에 관련된 정보를 교환하는 것이다. 여기에는 진료서비스뿐만 아니라, 환자나 노인들의 상태 체크나 일반인에 대한 건강관리인 e-헬스 혹은 U-헬스도 포함된다. 일차적 단계의 원격의료가 전화나 이메일을 통한 의사와 환자의 진료상담이나 인터넷 건강상담이고, 의료영상전송시스템인 PACS(picture archiving communication system)는 근거리

원격의료이다. 로봇수술의 경우도 수술대와 떨어져 따로 위치한 콘솔박스에서 집도 하기 때문에 원격의료의 일종인 원격수술이다.

일반적으로 의료행위의 형태는 의사가 병원 등의 장소에서 환자를 직접 진료하는 대면진료이다. 과정은 문진, 시진, 촉진 등의 진찰로 시작하여 검사기기를 이용하는 진단, 투약이나 처치 등의 치료와 추적관찰로 이루어진다. 원격의료에서 진료도 이러한 통상적인 의료행위 과정을 모두 포함하게 된다. 원격진료에서 시진은 화상통신으로, 문진은 화상통신이나 온라인 설문지로, 촉진이나 청진은 개인용 혈압기나 청진기로 가능하다. 하지만 진단을 위한 의료기기는 높은 가격, 전문성과 유지관리 문제로 아직은 환자의 직접적인 원격진료에는 활용이 어렵다.

영토가 넓어서 병원에 가기 어려운 지역이 많은 미국에서 원격의료가 처음 시작되었다. 1959년, 미국 네브라스카주의 오마하시 정신병원과 112마일 떨어진 주립정신병원 사이를 마이크로웨이브로 연결하여 상호작용적 시스템을 가동한 것이 현대 원격의료의 효시이다. 1960년대에는 NASA가 우주인의 생체신호를 통신위성을 통해 중앙통제본부에서 감시하는 기술을 개발, 초창기 원격의료 발전에 공헌하였다. 이후에는 군 병원, 해외 및 오지 거주민에 대한 의료서비스에 역점을 두고 개발되어 왔다. 국내에서는 1988년 3차 종합병원과

의료 취약지역의 보건의료원 간에 공중전화망을 이용한 원격의료 영상진단 및 문진을 시범적으로 실시한 이래 20년 동안 약 70여 개의 원격의료에 관련한 연구개발 사업이 진행되었다.

원격의료에서 전달되는 전자정보는 단순 문자나 캠 화상을 비롯하여 생체신호, 동영상 등 멀티미디어 데이터인데, 인간의 생명과 건강에 관한 정보는 세밀한 부분까지 전달되어야 하므로 해상도가 높아 용량이 방대하다. 이를 보기 위해서는 2,048×2,560픽셀 이상의 고해상도 모니터가 필요하다. 의료정보를 전달하는 통신기술은 자료를 보관하기 위한 저장전송방식과 진료를 위해서 실시간으로 이루어지는 상호작용 동기화 방식이 사용된다.

환자의 상태를 파악하기 위해서는 바이오센서를 이용한 원격진단 단말기가 필요한데, 현재 개인용 의료기기로 측정할 수 있는 생체신호는 키, 몸무게, 체온, 혈압, 혈당, 맥박, 동맥혈산소포화도, 심전도 정도뿐이다. 그런데 이런 수치만으로는 환자의 상태를 세밀하게 판단하기 어렵고, 장기질환자를 대상으로 화상통신을 이용한다고 하지만 '명주실 진맥'이나 마찬가지로 감에 의해 진단하는 수밖에 없다. 세계의사회에서도 원격의료는, 지리적으로 고립되어 있거나 열악한 환경에 처해 있어 지역 의사에게 치료받을 수 없는 환자에 대한 보조수단으로, 혹은 환자의 의학정보를 의사에게 전달함으로써 상태를 정기적으로 관리할 수 있도록 하는 원격감시 수단으로 사용하기를 권고하고 있다.

오늘날의 정보통신기술 발전, 통신 환경의 개선, 고령화와 건강한 삶에 대한 요구 등으로 원격의료에 대한 필요성은 점차 커지고 시장 규모도 더 성장할 전망이다. 그래서 원격의료의 발전과 함께 관련 산업의 활성화와 새로운 일자리 창출도 기대된다고 한다. 미래에 대한 준비로 원격의료를 추진하는 것은 맞지만, 막대한 시설과 세밀한 전문기기가 요구되는 환경을 제대로 갖추지 못한다면 원격의료는 만성질환의 관리나 벽지, 오지와 같은 특수한 상황에서 제한적으로만 쓰일 수밖에 없다.

21세기 의료는 공급자가 아니라 소비자인 환자 중심의 패러다임으로 양질의 삶에 대한 추구, 질병예방과 건강관리의 개념으로 바뀌고 있다. 개인 건강을 상시로 감시, 질병을 조기 발견해 치료하고 고령자들이 독립적인 생활을 영위할 수 있는 의료체계가 필요하다. 의료는 인간의 생명을 다루는 분야로 신뢰성과 안정성이 뒷받침되어야 하기 때문에 원격의료도 단순한 경제적 논리나 편리성을 위한 목적보다는 이러한 변화와 현실적인 환경, 그리고 의료현장의 목소리에 맞추어 추진되어야 할 것이다.

[훔쳐보기에 열광하는 사회]

북핵 위기, 북한 도발 가능성, 금융사와 방송사의 해킹. 대단한 뉴스들이었지만 정작 사람들의 관심을 끄는 화젯거리는 따로 있었다. '강원도 호화별장 성접대'에 관련된 동영상의 실체가 대중의 가장 큰 궁금증이었다. 심지어 모 종편은 뉴스 시간에 비디오 장면을 재연해 시청률 때문에 시청자들의 훔쳐보기 본능을 이용한다는 비난을 받기도 했다. 얼마 전 모 남성 국회의원은 본회의장에서 스마트폰으로 여자 나체사진을 검색하는 바람에, 그리고 한 여성 기상캐스터는 블라우스 단추 사이가 벌어진 옆모습에서 신체 내부가 노출되는 바람에 곤욕을 치렀다. 즉 한 분은 은밀한 훔쳐보기를 했고, 한 분은 은밀한 훔쳐보기를 당했다.

남들의 모습을 훔쳐보는 것은 인간의 본성으로 사람들이 가진 쾌락과 공격적 성향이 눈을 통해 나타나는 것이다. 그러나 훔쳐보기에 너무 몰입하게 되면 충동적 성격과 우울증 등 정신장애가 발생한다. 습관적으로 타인의 특정 신체부위나 성행위를 엿보거나 이를 통해 쾌락을 추구하고 있다면, 이는 단순한 본능 때문이 아니고 성도착증의 하나인 관음증으로 치료가 필요한 상태다. 훔쳐보기에서 무엇보다도 중요한 문제는 개인의 은밀한 사생활이 노출된다는 점이다.

현실적으로 훔쳐보기의 본능적 욕구를 대신해 주는 것이 영화다. 사람들은 영화를 보면서 감동과 만족을 얻기도 하지만, 한편 자신의 눈을 대신하는 카메라를 통해 은밀한 훔쳐보기를 즐기는 것이다. 그런데 훔쳐보기의 욕망을 충족해주는 영화라는 수단이 있음에도 불구하고 사람들은 충분히 만족하지 못하고 또 다른 훔쳐보기를 원한다. 이는 영화가 훔쳐보기의 형식을 이용해 설정된 가상이라서 표현의 한계가 있기 때문이다. 그래서 일반인들의 몰래카메라 동영상을 찾고 적나라하게 성애를 표현하는 포르노를 찾는 것이다. 이러한 인간들의 훔쳐보기를 주제로 만든 몇 편의 영화들이 있다.

1998년 개봉한 피터 위어 감독의 〈트루먼 쇼〉는 자신도 모르게 훔쳐보기를 당하는 한 남자의 이야기다. 트루먼 쇼는 한 남자의 일상생활을 몰래 엿보는 TV 프로그램의 이름인데 표정 연기가 일품인 코미디 전문배우 짐 캐리가 주인공인 트루먼으로 연기하여 훔쳐보기 피해자의 고뇌를 진지하게 잘 표현한 영화다. 트루먼은 마을로

꾸며진 스튜디오에서 태어나 평범한 은행원으로 살아가는데 그의 생활 전부가 24시간 생방송 된다. 정작 본인은 아무것도 모르고 있다가 우연히 진실을 알고는 진정한 자유를 찾아 탈출하게 된다. 이 영화에서 재미있는 사실은 같이 사는 모든 사람이 사실은 배우로 트루먼을 이해하는 동료가 아니라 역시 훔쳐보는 사람들이라는 것이다.

트루먼 쇼 다음 해에 개봉한 론 하워드 감독의 〈생방송 에드 TV〉는 한 남자가 스스로 훔쳐보기의 대상이 된 경우다. 정해진 각본이 없이 하루 종일 카메라가 따라다니면서 평범한 한 남자의 일상을 생방송 하는 것이다. 몰래 카메라 성격인 트루먼 쇼와는 달리 에드 TV는 일종의 리얼리티 프로그램이다. 에드는 평범한 비디오가게 점원으로 본인이 출연을 원하였고 방송이 시작되자 높은 시청률로 벼락스타가 된다. 에드의 가족과 친구들도 처음에는 TV 출연을 함께 즐겼지만 점차 자신들의 노출에 대해 부담을 느끼고 에드를 떠난다. 더구나 방송을 보는 모든 사람이 에드의 사생활을 간섭하고, 있는 그대로를 보여준다는 취지와 달리 에드는 자신의 의지와 상관없이 시청자와 제작사의 요구에 의해 만들어진 삶을 살게 된다.

이 두 편의 영화는 훔쳐보기를 즐기려는 사람들의 욕망과 이를 이용하는 방송, 그리고 자신이 원하든 원치 않든 훔쳐보기에 희생당하고 있는 사람의 모습을 잘 보여주고 있다. 최근에는 인터넷과 스마트폰으로 인해 연예인이나 정치인뿐만 아니라 일반인들의 사생활까지 낱낱이 파헤쳐지기도 하는데 그 반응은 집단적이고 폭력적인 경향을 나타낸다. 훔쳐보기 문화의 범람은 개인의 정신건강까지 해칠 수 있는 잘못된 사회적 병리현상이고 누구라도 피해자가 될 수 있다는 사실을 명심해야 한다.

[다문화가정에 대한 의학적 담론]

굴화위지(橘化爲枳)란 기후와 풍토가 달라지면 귤도 탱자가 되듯이 사람도 주위 환경에 따라 달라진다는 의미의 고사성어다. 건강도 마찬가지로, 질환의 발생에는 유전, 환경 그리고 생활습관 요인이 작용하는데 주로 생태계 환경과 식이습관을 비롯한 생활형태가 영향을 미친다. 암의 발생에서도 유전적 원인은 15% 정도에 불과하다.

한국인은 서구인에 비해 유방암이나 대장암, 전립선암의 발병률이 낮은데, 서구로 이주한 한국인 1.5 혹은 2세대들은 식습관과 생활환경의 변화로 서구인과 비슷한 발병률을 나타내게 된다. 한국인의 건강 유전자를 가진 사람이 달라진 환경과 문화적 생태계의 영향을 받아 질병 감수성이 바뀌게 된 것이다. 최근 우리나라의 생활환경도 서구화되면서 서구형 암의 발생이 증가하는 등 질병의 양상이 바뀌고 있다. 이런 환경 혹은 생활습관 요인에 발생되는 질병은 원인이 다양하고, 발생까지의 기간이 길며, 시점이 불분명해 그 요인을 명확하게 규명하기가 힘들다.

　다문화가정은 한민족과 다른 민족 또는 다른 문화적 배경을 가진 사람들이 포함된 가정을 총칭하는 말로, 2000년대에 들어 타민족과의 결혼 빈도가 높아지고 혼혈가정에 대한 부정적인 시각과 정서를 해소하기 위해 제정된 새로운 용어다. 다문화가정은 2013년 현재 75만 명 정도이며 2020년에는 100만 명 이상이 될 것으로 예상하고 있다. 다문화가정의 결혼이주여성은 전에는 중국계 여성이 다수였으나 최근에는 베트남을 비롯한 동남아시아 여성들이 많아지고 있다. 현재 다문화가정의 자녀 수는 19만 명을 넘어서서 5년 전인 2008년의 5만여 명보다 3배 이상 증가했다. 이중 재학 중인 자녀는 5만여 명이고 아직은 초등학생이 70% 정도로 다수를 차지하고 있지만 중고등학생의 증가가 두드러지고 2020년엔 국내 청소년의 20%가 다문화가정 출신으로 전망된다.

　하지만 아직 결혼이주여성과 다문화가정의 자녀들에 대한 사회적 편견과 선입견, 언어 문제, 문화적 차이 등으로 인해 정체성의 혼란과 갈등을 겪고 있다. 우선은 다문화가정을 긍정적으로 받아들이는 정서 및 문화적 융화가 필요하겠지만 이들의 건강에 대한 관심 역시 시급한 문제다. 대부분이 가임기인 결혼이주여성들의 건강은 자녀 출산 및 양육으로 이어져 우리나라 인구의 양적 질적 구조에 영향을 미치게 된다. 다문화가정의 자녀들도 자라서 성인이 되면 국방, 납세 등 대한민국 국민의 역할을 할 미래의 인적 자원이다. 따라서 다문화가정에 대한 건강 문제가 대단히 중요하다. 다문화가정의 구성원들은 개인이 가진 유전적 특성과 생활환경의 영향으로 사회에 적응하는 과정에서 많은 스트레스를 받게 된다. 건강과 질병은 이러한 모든 요인의 영향을 받기 때문에 이들에 대한 건강관리가 더욱 필요하다.

이화의대 정혜원 교수가 지난 8년간 베트남 출신 다문화가정을 대상으로 시행한 질병관리본부의 국내이주자 코호트연구에 의하면 결혼이주여성들은 건강상 문제들을 가지고 있는 것으로 나타났다. 빈혈 유병률과 기생충 감염률, B형간염 위험률이 높으며, 간 질환, 고지혈증의 위험도가 높다고 한다. 빈혈은 동남아시아 출신들에게 많은데 임신부의 빈혈은 모성 사망률을 높이고 저체중아, 미숙아, 영아사망률의 위험을 증가시킨다. 또한 스트레스와 우울증의 위험도가 높고, 식생활에 있어서도 같은 거주지역의 한국인 여성들보다 영양소 평균 섭취량이 낮았다. 다행히도 다문화가정 아이들의 영양 상태는 점차 향상되고 있다고 한다. 최근에는 이주여성의 나이가 증가하고 자녀의 성장, 남편의 고령화로 인해 다문화가정의 건강도 이전과는 다른 새로운 변화를 보이고 있다. 현재 중앙정부 및 자치단체

별로 다문화가정에 대한 의료지원사업이 진행되고 있지만 대부분은 단회성 검진이나 진료 차원이 많다. 앞으로는 국가의 미래를 위해 결혼이주여성과 다문화가정 자녀들의 건강실태에 대한 지속적인 관심, 이들이 처해진 의학적 상황에 대한 세심한 배려, 그리고 체계적인 관리와 적절한 지원정책이 마련되어야 할 것이다.

[화장실 이야기]

화장실의 용도가 정확하게 대변과 소변으로 나뉘어서 기록되지는 않았지만 화장실의 역사는 인류문명과 함께 시작되었다. 하루에 대변은 한 번, 소변은 다섯 번 이상이니까 횟수로만 봐서 화장실의 목적은 소변 위주로 만들어졌어야 할 것 같다. 하지만 대변 배출이 시간이 더 걸리고, 마무리에 손이 더 가고 또 배출된 대변의 처리에 힘이 들기 때문에 대변 위주의 화장실 역사가 만들어진 것 같다.

원시시대에는 장소에 구애받지 않고 배변을 했고 땅에 버려진 배설물은 자연적으로 처리되었다. 정착하여 농경을 시작하면서 배설물을 처리해야 할 필요성으로 분뇨를 농경에 이용하기 시작했다. 중국의 은나라, 페르시아, 멕시코, 페루에서 사람이나 가축의 분뇨를 비료로 사용했다고 한다. 가장 오래된 화장실은 기원전 3000년, 그리스 미노스 문명의 발생지인 그리스 크레타섬의 크노소스궁전에서 발견되었다. 도기 변기와 나무 변좌로 되어 있고 아래에는 수로가 있어 물로 세척할 수 있는 일종의 비데를 갖춘 수세식 화장실이었다.

로마시대는 상하수도 시설이 잘 갖추어져 있어 목욕문화가 발달했다. 화장실은 아래에 항상 물이 흐르도록 해 배설물을 씻어 내리는 자연 수세식이었다. 공중화장실은 칸막이가 없어 사람들은 변기에 앉아 담소를 나누며 시간을 보냈다고 한다. 로마 멸망 후 목욕탕과 화장실 문화는 쇠퇴하였다. 중세 유럽에 널리 퍼졌던, 목욕을 위해 몸을 드러내는 것은 죄악이며 목욕은 건강을 해친다는 속설은 종교적 및 의학적 이유 때문이었다고 한다. 이런 생각은 기독교의 전파와 더불어 유럽에 퍼졌고 사람들은 거의 목욕을 하지 않아 몸에서 심한 악취를 풍겼다. 대신 향수가 발달했지만 화장실을 만들지 않았기 때문에 야외에서 용변을 보고 실내에서는 요강을 사용하였다.

당시 유럽의 도시에서는 길거리에 분뇨와 쓰레기를 버리고 용변을 보는 것이 일상이어서 온 도시가 악취와 오물로 가득했다. 여성들이 거리를 걸을 때 오물 때문에 치마가 더럽혀지는 것을 막으려고 나무로 높은 굽을 만들어서 신기 시작한 게 하이힐의 유래다. 오물이 많이 쌓여 있을수록 굽을 높게 만들었는데 60cm나 되는 굽도 있었다고 한다. 프랑스 루이 14세가 살던 베르사유 궁전에도 왕의 개인 화장실밖에 없어서 나머지 사람들은 건물의 구석이나 정원의 으슥한

나무 밑을 이용했다고 한다. 17세기경에는 도자기로 된 야간 침실용 변기인 요강이 개발되어 일반 가정에서 널리 사용되었다. 아침이면 밤새 요강에 담겼던 분뇨를 창문으로 길거리에 뿌려 버렸다고 한다.

현대 화장실의 필수인 수세식 변기는 영국의 엘리자베스 여왕 시대에 존 헤링턴이 여왕을 위해 고안했다. 이후 영국의 수학자 알렉산더 커밍이 헤링턴의 변기를 개선해, 물이 고이게 함으로써 밑에서 올라오는 악취를 차단하는 장치를 부착하여 수세식 변기로 세계 최초로 특허를 받았다. 19세기 말부터 수세식 화장실을 침실 옆에 설치하기 시작하면서 욕조와 세면기를 함께 설치했는데 요즘 형태의 현대식 화장실은 1852년 미국의 한 호텔에 처음으로 설치되었다.

안타깝게도 우리나라에서는 고대 화장실의 유적이나 화장실 역사에 대한 기록이 별로 없다. 농경이 정착되면서 퇴비로 이용하기 위해 분뇨를 보관하면서부터 되도록 후미진 곳에 화장실을 마련하였다. 땅에 커다란 항아리를 묻고 그 위에 두 개의 나무판을 걸쳐 가운데에 변을 눌 수 있도록 하였다. 야간에는 요강이라는 간이식 변기를 사용하여 소변 등을 처리했는데 바닥이 넓적한 둥근 모양으로 유기, 청동, 청자, 백자, 도기, 자기, 오동나무 등 다양한 재료로 만들었다. 용변 후에는 짚이나 나뭇잎, 채소, 옥수수수염 등으로 뒤처리를 하고 버려서 분뇨와 함께 퇴비로 사용했다.

예전에는 화장실을 '뒷간'이라고 했는데 '뒤를 보다'에서 유래되었다고 한다. 그밖에 칙간, 정낭, 통숫간, 통싯간, 똥구당이란 용어도 사용되었다. 궁궐에는 화장실이 따로 없었다고 한다. 왕은 매우틀이라는 휴대용 변기를 이용했는데 매(梅)는 '큰 것'을 우(雨)는 '작은 것'을 이르는 말이었다. 매우틀은 나무로 만들어졌고, 안에 사기나 놋그릇을 두어 넣고 뺄 수 있도록 했다. 소변은 요강을 사용한 것으로 보이지만, 궁궐에서 지내야 했던 궁녀나 다른 사람들이 용변을 어떻게 해결했는지에 대한 기록도 없다.

수세식 변기가 우리나라에 들어온 것은 일제 강점기였다. 당시 특급호텔이었던 반도호텔, 조선호텔에 수세식 변기가 설치되었다고 한다. 좌식 양변기는 1945년 이후 호텔, 백화점, 빌딩 등에 설치되었고, 우리나라 최초로 수세식 변기가 설치된 아파트는 1958년 서울 성북구의 종암아파트로 해방 이후 최초로 건축된 아파트였다. 수세식 화장실이 본격적으로 보급되기 시작한 것은 경제개발이 한창이었던 70년대 중반부터였다.

공중화장실에서 좌식변기만 설치된 여성용과 달리 남성용에서는 좌식 대변기와 소변기가 따로 설치되어 있는데 언제부터 어떤 이유로 이렇게 했는지는 명확하지 않다. 대변이야 남녀 모두 앉아서 보아왔지만, 소변은 '남자는 서서', '여자는 앉아서' 보기 때문이라고 생각되지만 이런 관습도 언제부터인지 확실치 않다. 예전에는 남자뿐만 아니라 여자들도 서서 소변을 보았다는 기록이 있고, 중세유럽에서 여성들의 치마폭이 넓은 이유도 길거리에 서서 소변을 보기 위해서라는 속설도 있다. 비뇨기과적으로 자세에 대해 해석을 하자면 현대식 의복, 특히 속옷을 입게 되면서부터 방광과 요도의 구조와 생리의 차이에 따라 남녀의 자세가 달라진 것으로 생각된다.

요즘 일부 여성단체 등에서 남자들도 앉아서 소변을 봐야 한다고 주장하고 또 실제 유럽이나 일본의 남성들 상당수가 앉아서 소변을 본다고 한다. 이슬람권에서는 남성도 성기를 남에게 보이는 것을 금하는 율법 때문에 남자들도 앉아서 소변보는 관습이 있다. 그래서 남성용 소변기가 따로 없는 공중화장실이 많다고 한다. 남자들이 앉아서 소변을 보는 게 전립선 건강이나 성기능에 도움이 된다는 주장이 있는데 아직 이를 일관되게 증명한 연구결과는 없다. 다만 전립선비대증이 심해 방광기능이 약해졌을 때 앉아서 소변을 보면 소변 시작하기가 용이하고 배뇨속도가 증가하여 잔뇨를 줄일 수는 있다.

[화장실과 화장지]

화장실은 우리 생활과 밀접하고 건강에 중요한 역할을 하는 장소
지만 평소에는 생각도 않고 지내다가 문제가 생겨야 비로써 그 중요
성을 알게 되는데 요즘 유행하는 노랫말과도 흡사하다.

가끔씩 나도 모르게 짜증이 나
화장실을 가고 싶은 맘은 변하지 않았는데
혹시 내가 이상한 걸까, 혼자 힘들게 지내고 있었어
요즘 따라 마려운 듯, 마렵지 않은 듯, 마려운 거 같은 화장실

통계에 의하면 평생 남자는 291일, 여자는 376일을 화장실에서 보
낸다. 요즘에야 대부분 수세식 화장실이고 어딜 가나 깨끗한 화장실
을 찾을 수 있지만, 가끔은 화장실이 어디에 있는지 모르거나 필요
한 화장실 용품이 제대로 갖춰져 있지 않아 낭패를 당하기도 한다.

화장실에는 두루마리 화장지가 당연히 있어야 할 것으로 생각하지만, 이전에는 알아서 들고 가야 했고 가정에서도 신문지를 오려서 사용했다. 종이가 화장실에 사용되기 전에는 용변 후 보통사람들은 짚이나 마른풀, 채소 등으로 뒤처리를 하고 부자들은 부드러운 천이나 말린 꽃잎을 사용했다고 한다. 우리나라에서는 주로 등나무, 무화과나무, 감나무, 떡갈나무 등의 넓은 잎을 사용했는데 무화과나무의 잎이 치질에 효능이 있다고 하여 많이 이용되었다.

화장지 대용으로 다양한 방법이 사용되었는데, 물로 씻는 방법을 가장 많이 사용했다. 주로 동남아시아 국가에서는 왼손에 물을 묻혀 뒤처리를 하였고, 중동지방에서는 입자가 작은 부드러운 모래를 손가락에 묻혀 항문을 문질러서 닦았다. 이집트 등의 아프리카에서는 작은 돌을 가지고 다니면서 용변 후 뒤를 닦았다. 파키스탄에서는 흙판을 사용하였고, 미국의 옥수수 재배지역 농가에서는 1950년대까지 옥수수 수염으로 뒤를 닦았다. 중국이나 일본에서는 대나무 조각을 이용하였고, 지중해의 섬과 로마에서는 해조류를 사용하였다고 한다.

종이는 2세기경 중국에서 최초로 발명되었지만 종이를 화장지로 사용한 것은 훨씬 시간이 지나서다. 19세기에 수세식 화장실이 만들어져 사용하던 서양에서 종이로 만든 화장지는 1857년 미국의 조셉 가예티가 꾸러미로 묶은 화장지를 처음 선보였다. 하지만 당시에는 신문이나 잡지, 광고지를 화장실에 두고 사용하였기 때문에, 이 화장지는 관심을 끌지 못해 시장에서 사라지고 말았다. 오늘날과 유사한 형태의 두루마리 화장지는 1879년 영국의 월터 알콕이 처음으로 만들었다. 영국보다는 미국에서 스코티 형제에 의해 판매된 두루마리 화장지가 인기를 끌어 상업적으로 성공했다. 우리나라에서는 1961년 최초로 무궁화 화장지가 만들어졌다.

"빨간 휴지 줄까? 파란 휴지 줄까?"

우리나라 화장실 귀신 이야기에 등장하는 말이지만 실제로 화장지의 색깔은 청결을 유지하기 위해 대부분 흰색으로 되어 있다. 그런데 태국에서는 요일마다 정한 색깔에 맞춰 색깔을 넣은 화장지를 애용하고, 독일에서는 만화를 그려 넣은 화장지를, 이태리에서는 여체 그림을 넣은 화장지가 애용되기도 한다. 우리나라와 일본에서는 꽃무늬를 넣은 화장지가 사용되기도 했다. 또 학생을 위해 영어단어나 한자를 넣어 공부할 수 있게 하는 아이디어 화장지가 나오기도 했다.

수세식 변기의 1회 물 소비량은 8~15리터라고 하는데 여성들은 소변 누는 소리를 감추기 위하여 물을 먼저 내리는 경향이 있다. 여성들은 요도가 3~4cm 정도로 짧고 직선 형태로 되어 있어 소변이 시작되면 한꺼번에 왈칵 내보내게 되어 남자들에 비해 소리가 크게 울리게 된다. 소리의 크기는 교통량이 많은 교차로의 소음인 80dB과 비슷한 75dB 정도라도 하는데 밀폐된 화장실 좌변기에서는 더 크게 느껴지게 된다. 최근에는 쓸데없는 물 소비를 줄이기 위해 스위치를 누르면 물 흐르는 소리가 나는 화장실도 있다고 한다.

화장실을 영어 약자로 'WC'라고 하는데 영국의 존 헤링턴이 최초로 수세식 변기를 고안하고 'Water Closet(WC)'이라고 부른 것이 유래다. 요즘은 남자와 여자 그림으로 화장실을 표시하는 경향이고 글자로는 Toilet 혹은 Restroom이라고 한다. 용변이 우리 생활의 많은 부분을 차지하지만 용변을 보는 동상은 찾아보기 힘들다. 그렇지만 벨기에의 브뤼셀 시내에는 발가벗은 사내아이가 고추를 내놓고 힘차게 소변을 누고 있는 오줌싸개 동상이 있다. 옛날 벨기에에 침입한 프랑스 병사가 마을에 불을 질렀을 때 한 소년이 오줌을 싸서 그 불을 껐다는 무용담을 기념하기 위해 세워졌다. 원래 14세기 돌로 만들어진 오줌싸개 동상은 1691년에 구리로 다시 제작되었다고 한다. 워낙 유명한 동상이긴 하지만 크기가 55cm밖에 되지 않아 실제로 보면 의외로 작아 보인다.

대변을 보고 난 후 처리하는 방법은 남녀가 마찬가지이지만 소변을 보고 난 후 남자들과 달리 여자들은 마무리할 때 화장지가 필요하다. 그런데 화장지가 없던 예전에는 어떻게 했을까? 대변보고 난 후와 마찬가지로 짚이나 나뭇잎? 아니면 아무것도 사용치 않았을까?

사실 소변도 제대로 마무리를 해야 하는데 남자는 소변이 끝나고 난 후 일차로 1~2번 털고 다시 5초 정도 기다려서 후부요도에 있는 오줌이 앞으로 나오게 한 후 털어야 깔끔하게 된다. 여자는 요도가 짧아서 요도에 남겨진 오줌으로 인한 불편함은 생기지 않지만, 요도 입구 바깥쪽으로 주름진 음순에 소변이 묻게 되므로 소변보고 난 후에는 잘 닦아야 한다. 닦는 방법은 문지르지 말고 가볍게 두드리듯이 앞에서 뒤쪽으로 닦아야 방광염의 위험을 줄이고 깨끗하게 처리할 수 있다.

[의학드라마의 리얼리티]

　의사들이 환자 침상을 밀면서 급하게 뛰어가는 장면은 의학드라마에서 긴급함을 표현하기 위해서 흔히 등장한다. 그런데 실제 병원에서는 이렇게 의사들이 뛰어다니는 경우는 없다. 지각한 학생들이나 컨퍼런스에 늦은 전공의들이 뛰긴 하지만 환자 때문에 뛰는 것은 아니다. 응급상황이 벌어진다 해도 의료진이 현장에 마련되어 있는 의료기구를 이용해서 즉각적인 처치를 하기 때문이다. 만약에 환자들 때문에 의사들이 수시로 뛰어다녀야 하는 병원이라면 제대로 된 시스템이 갖추어져 있지 않다는 의미이다.

　의학드라마는 시대를 막론하고 항상 인기가 있었지만 의사와 병원의 사실감을 제대로 그려낸 의학드라마는 2007년의 '하얀 거탑'이었다. 일본작가 야마자키 도요코의 동명 소설을 원작으로 수술장면 등 병원에서의 모습을 리얼리티 있게 그려낸 드라마였다. 우리와는 다른 일본식 체계이긴 했지만 병원의 권력 암투 과정과 주인공의 의료사고, 암에 걸려 사망한다는 구성이 꽤 사실적이었다. 단지 김명민과 차인표의 수술 경쟁 장면은 현실에서는 절대로 있을 수 없는 것으로 옥에 티라고 할 수 있다.

하얀 거탑 외에도 외과의사 봉달이, 브레인, 그리고 최근의 닥터이방인에 이르기까지 대부분 의학드라마의 주인공은 모두 외과계열의사이다. 외과가 드라마의 긴장감을 만들어내기 좋고, 수술장면의사실감과 볼만한 화면을 만들 수 있기 때문이겠지만, 사실 분초를 다투는 위급환자는 심장마비나 협심증, 쇼크 등 내과계열 질환이 더많다. 수술장면도 실제로 병원의 수술장을 이용하고 특수효과를 이용해 사실적으로 묘사되지만, 외과의들의 몸에 저절로 배어있는 몸짓 등에 있어서는 엉성한 모습이 많다. 수술대에 선 의사가 마스크나 모자를 만지는 행동은 불결 때문에 절대로 하지 않는다. 수술모자나 마스크, 수술복이 같은 색깔이어서 모두 소독이 되어 있으리라는 생각에서 나오는 세심치 못한 연기인데, 의과대학 학생들이 수술장 실습에서 잘못하여 야단맞는 행위이기도 하다.

의학드라마가 보통 1~2개과만을 대상으로 하다 보니 진료에 필수적인 다른 과들에 대한 배려가 전혀 없이 구성되는 경우가 많다. 병원, 특히 종합병원에는 환자의 진료를 위해 수많은 부서가 존재하고,

드라마에서는 등장하지도 않는 진단검사의학과, 영상의학과, 병리과, 핵의학과 등의 역할도 대단히 중요하다. 환자의 치료를 위해서는 의사와 간호사 이외에도 전문기사, 영양사, 약사, 원무직원, 행정직 등 많은 분야의 전문가들이 함께 조화를 이루어야 하는 곳이 종합병원인 것이다.

상당수의 의사는 의학드라마가 현실감이 없고 단지 의사가 주인공이고 병원이 무대일 뿐인, 야망이나 정치, 애정을 다룬 드라마로 생각하고 잘 보지 않는다. 병원도 하나의 사회로 정치적, 인간적 갈등과 애정 관계가 있을 수 있다. 하지만 그것이 주가 되는 것은 아니고 환자와 질병이 본질이므로 병원에서의 일상에는 많은 사연이 일어난다. "이런 사례는 해외논문에서만 봤어.", "10년에 한 번 볼까 하는 환자야"라는 이야기가 오가고, 드라마 이상으로 긴장감이 넘쳐나는 곳이 병원이다. "위험합니다. 빨리빨리 수술해야 합니다."라고 외치는 주온이라는 전공의만이 있는 것이 아니라 병원에서 모든 의사는 위급성이 판단되면 누구보다 서둘러 수술을 진행하는 굿닥터가 된다.

실제와는 다른 점이 더 많은 의학드라마이긴 하지만 가장 흡사한 상황이 있다. 어떠한 이유에서든 환자가 사망하게 되면 개최되는 '사망환자 증례보고회'이다. 물론 드라마에서처럼 병원장이나 전혀 관계가 없는 간부가 참석하여 윽박지르거나 하지는 않고 관련이 있는 모든 의료진이 참석한다. 이 회의에서는 환자가 사망에 이르는 요인을 있는 그대로 정확하게 분석하고 설사 불가피한 상황이었다 하더라도 다시는 그런 일이 벌어지지 않게끔 논의를 하는 자리이다. 우리 국민 모두를 침통에 빠뜨린 세월호 참사에 대한 마무리가 아직도 되지 않고 있다. 사망환자 증례보고회와 마찬가지로 사고 발생에 대한 문제점과 구조 실패 요인을 사실 그대로 정확하게 분석하고 다시는 일어나지 않도록 대책을 마련해야 한다.

[의학드라마 단상(斷想)]

병원에서 의료인들이 환자를 진료하는 모습을 중심으로 여러 가지 이야기를 풀어가는 의학드라마는 언제나 인기를 끈다. 드라마를 통해서 의학적 전문지식을 쉽게 이해하게 되고 일반인들이 보기 힘든 진료현장의 긴장감을 사실적으로 표현함으로써 많은 재미와 감동을 느낄 수 있게 한다. 병원에서 사람들의 삶, 갈등과 우정, 사랑도 빠지지 않아 재미를 더해준다.

우리나라의 의학드라마는 80년대에 방속극화의 새로운 한 분야로 자리를 잡았다. 최초의 의학드라마는 1981년 9월 방영되기 시작한 KBS의 일요 아침 드라마 '소망' 인데 병원에서 일어나는 일상의 에피소드들을 통해 의료인들의 따뜻한 인간미를 보여주었다. 최상현 감독, 이은교 극본이었고, 요즘 '꽃보다 할배' 로 인기를 끌고 있는 신구가 병원장으로 출연했다. 1984년 MBC에서 방영된 '당신' 이란 드라마는 정신과라는 당시로는 생소한 분야를 배경으로 의학적 전문성을 표방했다.

90년대 들어와서는 종합병원을 배경으로 생명의 존귀함과 전문적 의학지식을 담은 본격적인 의학드라마들이 방영되기 시작했다. 1994년 4월부터 방송된 MBC의 '종합병원'은 아직도 기억되는 명품 의학드라마다. 병원에서 의사들의 생활, 특히 젊은 의사들인 전공의들의 일상과 애환을 그렸는데 당시 최고의 시청률을 기록했다고 한다. 92년 MBC의 '의가형제'는 흉부외과를 배경으로 한 의학드라마였지만 연인들의 사랑, 출생의 비밀, 형제간의 갈등 등이 주된 소재였다. 98년 MBC의 '해바라기'는 종합병원 신경외과에서 사람들의 우정과 사랑, 인간애를 그린 드라마였다. 이후 '하얀거탑', '브레인', '싸인', '외과의사 봉달희', '닥터진', '골든타임', '메디컬탑팀', '굿닥터' 그리고 최근에 방영되고 있는 '닥터 이방인'에 이르기까지 공중파와 케이블방송을 통하여 수많은 의학드라마가 인기리에 방영되었다.

그동안 방영된 대부분의 의학드라마에서 배경은 외과계열이었다. '하얀거탑', '외과의사 봉달이'는 일반외과, '의가형제'는 흉부외과, '해바라기', '브레인'은 신경외과였다. 외과계열이 드라마의 구성상 극적인 효과를 만들어내기 가장 좋은 소재이고, 수술 장면에서는 사실적인 묘사와 긴장감을 극대화할 수 있기 때문이었다. 더구나 병원의 협조를 얻어 실제 수술장에서의 촬영과 특수효과를 통해서 연출되는 의사들의 수술장면은 실제로 이런 모습을 보기 어려운 시청자들에게는 더욱 흥미로운 장면이 될 수 있었다.

드라마의 인기와 사실성에도 불구하고 외과의사들의 입장에서는 화면에 보이는 의사들의 화려한 모습이 그리 반갑지만은 않고 리얼리티도 많이 떨어진다고 느끼고 있다. 드라마의 주인공들은 하나같이 미남이나 미녀들이고 항상 깔끔한 차림으로 가운을 펄럭이면서 병원을 누빈다. 하지만 이렇게 잘생긴 탤런트들도 전공의 생활을 단 1주일만 하면 절대로 멋있게 보이지 않을 것이다. 시간 맞춰 식사도 못하고, 쪽잠을 자고, 옷도 자주 갈아입지 못하고, 제대로 세수도 못하고, 머리도 제대로 빗지 못해 부스스한 모습으로 병원을 다니면 속된말로 어떤 미남이라도 화면에서처럼 좋은 그림을 절대로 만들 수 없다. 수련과정이 너무 힘들고 어렵기 때문에 비록 드라마에서는 항상 멋있게 그려지는 외과계열이지만 이제는 의료계에서 3D 업종으로 전락해 전공의들이 지원을 기피하는 과목이 되어버렸다.

2012년 MBC의 '골든타임'은 사회적으로 큰 관심을 받았던 아덴만작전에서의 외상환자 치료 과정을 모티브로, 부산의 한 신설 대학병원 응급실에서 촬영된 의학드라마였다. 비교적 의료인들의 진정한 인간애와 응급실에서의 의학적 에피소드에 충실했다. 이 드라마가 인기를 끈 이유 중의 하나는 극의 전개에서 사랑 이야기가 거의 없었다는 것이었다. 사실 대부분의 의학드라마에서 의료인들 간의 사랑 얘기는 많은 비중을 차지했다. 청춘기의 남녀 전공의들이 밖으로 나가지도 못하고 병원 내에서 힘든 시간을 함께 하다 보면 자연적으로 사랑이 싹틀 거라는 생각을 했을 것이다. 물론 그렇게 사랑을 이루는 의사들도 더러 있지만, 그보다는 전공의들 대부분은 병원 밖에서 개인적인 삶을 찾는 경향이 더 많다. 그리고 무엇보다도 과중한 업무와 스트레스 때문에 서로에게 연애의 감정을 느낄 만큼 시간적, 심적, 체력적 여유가 없는 경우가 많다. 생사를 넘나드는 긴박한 전쟁터에서 남자군인과 여자군인이 사랑에 빠지지 못하는 것과 마찬가지다.

의학드라마는 현실을 반영하기도 하지만 병원에 대한 이상이나 사회적 요구를 그리기도 한다. 그래서 아예 제목을 이상적인 '좋은 의사'로 정한 드라마가 2013년 KBS에서 방영된 '굿닥터'이다. 자폐 3급과 서번트증후군이라는 희귀한 질병을 가진 외과 전공의 1년차가 주인공으로, 장애를 극복하고 전문의가 되어가는 성장기와 의사로서의 인간애를 그린 드라마였다. 이 드라마에서는 불합리한 의료체계, 어려운 병원경영, 열악한 진료환경 등을 보여주면서도 의료인들의 궁극적인 목표가 환자 치유라는 이상적인 병원과 모범적인 의사의 모습을 제시했다. 사실 '굿닥터'가 그렸던 모습의 병원은 우리나라의 의료체제하에서는 거의 불가능하지만, 의료인의 입장에서는 의사의 본질에 대해 다시 생각하게 만든 드라마였다.

권력 다툼, 갈등, 암투, 비리 등은 의학드라마에서도 빠지지 않는 소재다. 병원도 사회의 다른 분야와 마찬가지로 이러한 일들은 얼마든지 있을 수 있다. 다만 드라마에서처럼 노골적이지도 않을뿐 아니라 병원에서의 삶은 그럴 수도 없는 환경이다. 드라마의 극적인 효과를 위해 과장되게 표현할 수밖에 없었겠지만 병원 의료진들에게 가장 기본이 되는 것은 환자의 진료다. 환자와 진료를 소홀히 하면서 권력만을 쫓아다니거나 정치에만 관심을 갖는 의사들은 드물다. 이제는 병원에도 비즈니스 개념이 도입되었고 의사들 역시 수익에 신경을 써야 하는 가슴 아픈 현실이지만, 아직도 많은 의사는 제대로 된 실력을 갖추고 환자에게 양심껏 헌신하며 생명을 구하는 역할에 자부심을 가지고 있다. 현실에서 이런 역할에 보람을 찾지 못하는 사회라면 아무리 좋은 의학드라마도 허구에 불과할 뿐일 것이다.

의학드라마가 인기가 있는 이유는 '생명과 인간애'를 소재로 하기 때문이다. 그래서 모든 의학드라마는 '생명을 위하는 일은 무엇보다도 소중하다.'라고 얘기한다. 의과대학을 졸업하고 의사면허증을 받은 후 의사 생활을 시작하면서 의사들이 하는 히포크라테스 선서는 환자에 대한 책임과 의무, 신뢰 등에 대해 진료현장에서 지켜야 하는 기본원칙이다. 이 선서는 고대 그리스의 의학자 히포크라테스가 만든 것으로 알고 있으나 사실은 1948년 제네바에서 세계의사협회가 만든 '제네바 의사 선언'이다. 이 선언에 들어있는 '환자의 건강과 생명을 최우선으로 생각하고 모든 생명을 소중히 여기겠다.'는 역할을 충실히 할 수 있도록, 의학드라마에서처럼 이상적인 의료체제와 의료 환경, 그리고 사회적 분위가가 갖추어져야 할 것이다.

[강력한 방어 수단, 콘돔]

식당문화가 발달한 태국에는 독특한 레스토랑이 많다. 유명한 휴양지인 파타야에 위치한 '양배추와 콘돔(Cabbages & Condoms)' 레스토랑은 멋진 바다와 야경, 저렴하면서도 맛있는 음식과 이국적인 추억을 안겨주는, 꼭 들려야 할 장소로 유명하다. 그런데 콘돔으로 인테리어를 해놓은 이 레스토랑의 진짜 정체는 태국 인구공동사회개발협회 후원으로 안전한 섹스와 산아제한 운동을 벌이는 테마 레스토랑이다. 입구에는 '안전제일(Safety First)'이라는 포스터가 붙어있고 수백 개의 콘돔으로 만든 마네킹들이 전시되어 있다. 식당의 이름은 양배추처럼 콘돔도 일상적으로 사용되길 바란다는 의미이며 방콕, 치앙마이, 치앙라이 등에도 체인점이 있고 식사 후 손님들에게 콘돔을 하나씩 나눠준다.

성병 예방과 피임을 위해 가장 애용되는 피임기구가 콘돔이다.

콘돔이 언제부터 사용되었는지는 확실치 않지만 기원전 3000년경 이집트 초기로 추정되고 있다. 이때의 콘돔은 돼지나 염소의 소장이나 방광을 이용해서 만들었고 장식용으로 혹은 남자의 음경을 보호하기 위해 착용했다고 한다. 오늘날과 비슷한 목적을 가진 콘돔은 16세기 중반 이탈리아 파도바대학의 팔로피우스 교수가 최초로 개발했다. 중세 유럽에 만연했던 매독을 예방하기 위해 풀로 짜서 음경을 감싸는 주머니를 만들었는데 매독 예방 효과도 없었고 무엇보다 사용하기가 불편해서 사람들의 관심을 끌지 못했다.

이후 17세기 중반 영국 찰스 2세의 주치의인 콘돔(Condom)박사가 양의 충수돌기를 이용하여 피임기구를 만들고 자신의 이름을 따서 '콘돔'이라고 불렀다고 한다. 이 콘돔은 양 1마리에서 1~2개밖에 만들지 못하고 제조기간도 오래 걸려 가격이 고가였다. 콘돔을 구매하기 위해서는 자신의 음경 길이를 재서 맞는 크기를 구매해야 했고 한번 사용한 콘돔은 씻어서 몇 번이고 다시 사용하였다. 18세기부터는 전문 생산업체가 생겨났고 바람둥이로 유명한 카사노바도 콘돔을 즐겨 사용했다고 한다.

19세기 중반에서야 마침내 고무로 만든 풍선형 콘돔이 만들어졌고 1870년 영국에서 콘돔을 대량으로 생산하는 공장이 건설되었다. 1928년에는 독일 프롬스라는 회사가 최초로 콘돔 자판기를 선보였는데 이때 콘돔 광고의 모델로 미키마우스를 등장시켰다고 한다. 1930년대에 신소재인 라텍스 콘돔이 발명되어 오늘날까지 콘돔 문화를 이어오게 되었다. 우리나라에서는 1971년 성병예방과 가족계획사업의 일환으로 콘돔 판매가 자유화되었고, 1973년에 국내 생산이 시작되면서 콘돔 자판기가 처음 설치되었다.

우리나라에서 콘돔은 의료기구로 분류되어 있지만 예외 규정에 의해 자유롭게 판매하고 구매할 수 있다. 하지만 외국과는 달리 콘돔에 대한 광고는 방송통신위원회, 한국간행물윤리위원회 그리고 식품의약품안전청의 사전심의를 받아야 하는데 실제로 거의 불가능하다. 그런데 2004년 11월 질병관리본부와 한국에이즈퇴치연맹, MBC 공동캠페인으로 에이즈 예방을 위한 콘돔 사용 촉진 광고가 지상파에서 방송되었다. 이후 성병이나 에이즈 예방을 위한 콘돔 광고는 없었는데 외국에서는 '안전한 섹스'를 주제로 한 계몽광고를 지속적으로 하고 있다.

콘돔은 원하지 않는 임신과 성병을 막는 본래의 목적 이외에 최근에는 기능성 콘돔들이 등장하여 성생활에 즐거움을 더해주기도 한다. 분홍, 초록 노랑, 검정 등 색깔 콘돔, 돌기 콘돔, 딸기, 레몬, 포도, 메론 향을 첨가한 향기 콘돔, 어두운 곳에서 빛을 내는 야광 콘돔, 착용감이 전혀 없는 초박형 콘돔 등 다양한 콘돔들이 판매되고 있다. 여담으로, 콘돔은 세균도 통과하지 못하는 철저한 방수기능 때문에 조난 시에 물통으로 대신 사용되기도 한다. 최대 5리터 가까이 담을 수 있는데 이를 아는 사람들이 가끔 술자리에서 콘돔 폭탄주를 만들어 마시기도 한다.

콘돔을 잘 사용하기 위해서 요령이 필요하다. 본인에게 맞는 사이즈의 콘돔을 남자가 스스로 착용해야 하고, 여성의 분비물이 적을 경우 마찰에 의해 찢어질 수 있으므로 수용성 윤활제를 사용하는 것이 좋다. 사정 후에 음경이 축소되면 틈이 생겨 정액이 누출될 수 있으니, 사정 후 바로 음경과 콘돔을 손으로 잡고 빼서 마무리해야 한다. 콘돔을 두 개 착용한다고 해서 방어 효과가 더 커지는 것은 아니고, 콘돔이 찢어지지 않는 한 성행위 중간에 콘돔을 바꿔 끼우는 것은 좋지 않다.

남자는 털고 여자는 닦고, 마칩니다

gasse•헬스

gasse •헬스

gasse•헬스